共同交流探讨
提升专业能力

Shantanu Warhadpande / Alex Lionberg / Kyle J. Cooper

Pocketbook of Clinical IR

A Concise Guide to Interventional Radiology

临床介入放射学指导手册

山塔努·瓦哈潘德
主 编 〔美〕亚里克斯·莱恩博格
卡尔·J. 库柏
主 审 肖越勇
主 译 魏颖恬

天津出版传媒集团
天津科技翻译出版有限公司

著作权合同登记号：图字：02-2021-082

图书在版编目(CIP)数据

临床介入放射学指导手册/(美)山塔努·瓦哈潘德(Shantanu Warhadpande)，(美)亚里克斯·莱恩博格(Alex Lionberg)，(美)卡尔·J. 库柏(Kyle J. Cooper)主编；魏颖恬主译. —天津：天津科技翻译出版有限公司，2025.5

书名原文：Pocketbook of Clinical IR: A Concise Guide to Interventional Radiology

ISBN 978-7-5433-4452-5

Ⅰ.①临… Ⅱ.①山… ②亚… ③卡… ④魏… Ⅲ.①介入性放射学-手册 Ⅳ.①R81-62

中国国家版本馆 CIP 数据核字(2024)第 064801 号

授权单位：Thieme Medical Publishers, Inc.
出　　版：天津科技翻译出版有限公司
出 版 人：方　艳
地　　址：天津市和平区西康路 35 号
邮政编码：300051
电　　话：022-87894896
传　　真：022-87893237
网　　址：www.tsttpc.com
印　　刷：天津海顺印业包装有限公司
发　　行：全国新华书店
版本记录：889mm×1194mm　32 开本　10 印张　380 千字
2025 年 5 月第 1 版　2025 年 5 月第 1 次印刷
定价：88.00 元

(如发现印装问题，可与出版社调换)

译者名单

主　审　肖越勇　中国人民解放军总医院第一医学中心

主　译　魏颖恬　中国人民解放军总医院第一医学中心

译　者　(按姓氏汉语拼音排序)

单鹊声　东部战区总医院

杜　鹏　中国人民解放军总医院第六医学中心

何晓锋　中国人民解放军总医院第一医学中心

侯中会　中国人民解放军空军特色医学中心

黄世明　中国人民武装警察部队特色医学中心

贾海鹏　山东大学齐鲁医院

李　竞　中国人民武装警察部队特色医学中心

李　倩　中国人民解放军总医院第四医学中心

马　丽　中国人民解放军总医院第一医学中心

马旭阳　中国人民解放军总医院第一医学中心

满文玲　哈尔滨医科大学附属第四医院

孟亮亮　中国人民武装警察部队北京市总队医院

秦博宇　中国人民解放军总医院第五医学中心

史洪建　中国人民武装警察部队江西总队医院

孙　惠　中国人民解放军总医院第一医学中心

王振军　中国人民解放军总医院第一医学中心

魏颖恬　中国人民解放军总医院第一医学中心

武　玫　中国人民解放军总医院海南医院
薛晓东　中国人民解放军总医院第一医学中心
张　肖　中国人民解放军总医院第一医学中心
张　欣　中国人民解放军总医院第一医学中心
张啸波　中国人民解放军总医院第一医学中心
张忠亮　中国人民解放军总医院第一医学中心

编者名单

Ashley Altman, MD
Resident
Department of Radiology
University of Chicago
Chicago, IL, USA

Victor Nicholas Becerra, MD
Resident Physician
Department of Radiology
Abany Medical Center
Albany, NY, USA

Rajat Chand, MD
Resident
Department of Radiology
John H. Stroger Jr. Hospital of Cook County
Chicago, IL, USA

Orrie Close, MD
Fellow
Department of Interventional Radiology
Northwestern Memorial Hospital
Chicago, IL, USA

Kyle J. Cooper, MD, RPVI
Assistant Professor
Department of Radiology
Division of Interventional Radiology
Loma Linda University
Loma Linda, CA, USA

John Do, MD
Interventional Radiology Resident
Department of Radiology
UC San Diego Medical Center
La Jolla, CA, USA

Alexander Maad El-Ali, MD
Chief Resident
Department of Radiology
University of Pittsburgh Medical Center
Pittsburgh, PA, USA

Aaron M. Fischman, MD, FSIR, FCIRSE
Associate Professor
Department of Radiology and Surgery
Icahn School of Medicine at Mount Sinai
New York, NY, USA

Joseph J. Gemmete, MD, FACR, FSIR, FAHA
Professor
Departments of Radiology, Neurosurgery, Neurology, and Otolaryngology
University of Michigan Hospitals
Ann Arbor, MI, USA

Patrick Grierson, MD, PhD
Clinical Fellow
Department of Internal Medicine
Washington University School of Medicine
Saint Louis, MO, USA

Gregory E. Guy, MD
Interventional Radiology Specialist
Department of Radiology
Ohio State University Wexner Medical Center
Columbus, OH, USA

Trilochan Hiremath, MD
Resident (PGY-5)
Department of Radiology
University of Pittsburgh Medical Center
Pittsburgh, PA, USA

Junjian Huang, MD
Resident Physician
Department of Radiology
Pennsylvania Hospital of the University of Pennsylvania Health System
Pittsburgh, PA, USA

Alexandria S. Jo, MD
Resident Physician
Department of Radiology
University of Michigan
Ann Arbor, MI, USA

Andrew Klobuka, MD
Chief Resident
Department of Radiology
University of Pittsburgh Medical Center
Pittsburgh, PA, USA

Matthew Evan Krosin, MD
Resident
Department of Radiology
University of Pittsburgh Medical Center
Pittsburgh, PA, USA

Alex Lionberg, MD
Resident Physician
Department of Radiology
University of Chicago Medicine
Chicago, IL, USA

Lisa Liu, MD
Medical Student
Rush University
Calabasas, CA, USA

Juan Domingo Ly Liu, MD
Resident
Department of Radiology
University of Pittsburgh Medical Center
Pittsburgh, PA, USA

Bill Saliba Majdalany, MD
Assistant Professor
Department of Radiology
University of Michigan
Ann Arbor, MI, USA

David J. Maldow, MD
Resident Physician (PGY-4)
IR/DR Integrated Residency Program
University of Rochester Medical Center
Rochester, NY, USA

Jonathan G. Martin, MD
Assistant Professor
Department of Radiology
Duke University
Durham, NC, USA

Jason W. Mitchell, MD, MPH, MBA
Assistant Professor
Department of Radiology and Imaging Sciences
Emory University School of Medicine
Atlanta, GA, USA

Rakesh Navuluri, MD
Associate Professor
Department of Radiology
University of Chicago
Chicago, IL, USA

Andrew Niekamp, MD
Radiology Resident (PGY-5)
Department of Diagnostic and Interventional Imaging
McGovern School of Medicine
University of Texas
Houston, TX, USA

Zachary Nuffer, MD
Resident
Department of Imaging Sciences
University of Rochester
Rochester, NY, USA

James K. Park, MD, PhD
Assistant Professor
Division of Interventional Radiology
University of Pittsburgh Medical Center
Pittsburgh, PA, USA

Mangaladevi Patil, MD
Integrated Interventional Radiology Resident
Department of Radiology
Emory University School of Medicine
Atlanta, GA, USA

Joshua Pinter, MD
Radiologist
Department of Interventional Radiology
University of Pittsburgh
Pittsburgh, PA, USA

Suraj Prakash, MD, MBA
Resident
Department of Interventional Radiology
Medical College of Wisconsin
Milwaukee, WI, USA

Carl Schmidt, MD
Professor of Surgery
Chief
Division of Surgical Oncology
Department of Surgery
West Virginia University School of Medicine
Morgantown, WV, USA

L. C. Alexander Skidmore, MD
Resident
Department of Radiology
University of Pittsburgh Medical Center
Pittsburgh, PA, USA

Kurt Stahlfeld, MD
Surgeon
Department of Surgery
UPMC Mercy
Pittsburgh, PA, USA

Deepak Sudheendra, MD, FSIR, RPVI
Assistant Professor of Clinical Radiology and Surgery
Department of Radiology
University of Pennsylvania Perelman School of Medicine
Philadelphia, PA, USA

Devdutta Warhadpande, MD, MS
Clinical Assistant IV
Department of Medical Imaging
University of Arizona
Tucson, AZ, USA

Shantanu Warhadpande, MD
Resident Physician
Department of Radiology
University of Pittsburgh Medical Center
Pittsburgh, PA, USA

Gregory J. Woodhead, MD, PhD
IR Physician
Assistant Professor
Section of Vascular and Interventional Radiology
Department of Medical Imaging
University of Arizona College of Medicine
Banner University Medical Center
Tucson, AZ, USA

Geogy Vatakencherry, MD, FSIR
Chief
Department of Vascular and Interventional Radiology
Kaiser Permanente Los Angeles Medical Center
Los Angeles, CA, USA

Nicholas Zerona, MS, MD
Resident
Department of Radiology
Cleveland Clinic
Cleveland, OH, USA

中文版前言

介入放射学作为一门新兴学科，在临床诊疗工作中发挥着不可替代的作用。近年来，随着介入放射学科的不断进步与发展,介入放射专业逐渐成为医学生们学习和选择的热门专业。不同于内科和外科专业，将医学影像学基础与临床相结合是每一名介入放射科医师所要具备的基本素质。正因如此,对于医学生而言,介入放射专业本身具有其特殊性,他们更迫切地需要一本专业性极强的工具书。《临床介入放射学指导手册》涵盖了从基础到复杂的理论知识,包括医学影像学基础、具体介入技术的原理,以及详尽的病例展示,从初学者的视角收集、总结了在临床工作中可能遇到的问题并提出解决方案。无论是影像学专业还是临床专业的医学生，都能够从本书中获益。对于青年医师而言，本书对这些知识的系统整理和归纳有助于他们从基础理论入手,逐步掌握复杂的介入放射学技术,提高专业能力。

介入放射学是一门操作性极强的学科，本书对各类常见和复杂的介入操作进行规范、详细的步骤讲解,对指导青年医师的临床实践至关重要。通过阅读和学习本书内容,青年医师能够了解如何进行规范化操作，减少操作失误，提高临床效率和安全性。此外,本书还对介入放射学操作中可能遇到的并发症、风险管理和术后监护措施进行详细的描述，有助于青年医师学习对患者的全程化管理，帮助他们在紧急情况下进行科学的判断和处理,确保患者安全。

在翻译《临床介入放射学指导手册》的过程中,本人深深体会到此书为青年医师提供了一个从理论到实践、从基础到高级的全面指导工具，不仅可以帮助他们提高操作技能和临床判断力，还可以帮助他们学会在高效治疗患者的同时保证医疗安全，使青年医师在临床实践中不断成长与进步。

序 言

“救死扶伤的秘密,就是付诸行动!”

——Francis Peabody

近些年,介入放射学领域一直在不断地更新与发展,其发展速度远远超出想象。随着影像学引导的经皮介入技术不断更新,对于接受介入治疗患者的临床管理也越发重要。施行手术的介入放射医师更加了解如何悉心管理患者。目前,介入放射学已经成为一个主流专业,因为介入放射医师具有专业的影像学诊断基础,能够在医学影像技术引导下进行专业的介入操作,并且能够为接受介入治疗的患者提供专业的临床保障。也正是因为如此,更应该重视对未来介入放射医师的培养。目前介入放射医师培养模式正在完成一个革新性的转型,一年的介入专业培养模式将转变为五年的临床培养模式,因为对接受介入治疗患者的临床管理同样是培养重点。

在意识到介入放射学的重要性后,医学生们在实习专业的选择上也越来越倾向于介入放射学领域,而不是像早年一样进入外科科室。正如人们所说,我们不会一直在同一个池塘里钓鱼。医学生们对介入放射学充满了好奇,也很感兴趣。这些充满活力的年轻医师不仅仅满足于为患者诊断疾病,而是更希望为患者寻求一种创伤小、痛苦小、恢复快并且更加经济的治疗方式。这将成为未来医学的发展方向。为了进一步了解介入放射学,或者说为了将来能够从事介入放射工作,很多医学生选择到介入放射科进行实地学习,或者将自己的见习和实习阶段选在介入放射科。介入放射专业并不局限于培养临床专业的医学生，因为很多放射诊断专业的学生在后期会想要向介入放射医师转型。因此，这些学生需要一本针对性很强的介入放射专业工具书。本书正是以介绍临床诊疗为主的介入放射基础工具书。参与编写的作者均是来自介入放射学领域的年轻医师，他们比任何人都清楚这一阶段医师们最需要的内容是什么。

十分感谢 Shantanu、Alex 和 Kyle，他们为介入放射医师的培养做出了巨大贡献。本书内容由基础到专业，有序且通俗易懂，非常适合高年级医学生和初级实习医师阅读，可以帮助他们深入了解介入放射学领域。最后，我想对所有介入放射医师说的是："真正学好介入放射学的秘诀就是学会如何在临床上治疗患者"。

Parag J. Patel

放射科与外科副教授

威斯康星医学院

美国，威斯康星州，密尔沃基

前　言

我们决定写这本书的时候,正在介入放射科进行临床轮转。早期的实习经验让我们清楚认识到介入放射医师的培养模式面临着一个重要转变。虽然目前有很多重要的师资力量和学习资源可供医学生学习和使用，但大多侧重于对介入手术操作的讲解。我们所阅读到的专业书籍大多不能全面地介绍介入放射医师真正的工作内容。虽然我们可以学习到如何规范地操作一台栓塞手术,但是并不知道患者在手术前是如何被确诊的,以及为什么要选择这样的治疗方案。

相反,当我们在肿瘤外科门诊学习时,我们的指导教师(也是未来导师，来自俄亥俄州立大学)Carl Schmidt 教授彻底改变了我们的思维模式。他是一位非常优秀的外科医师,对学生十分耐心且乐于施教。当他知道我们想要在介入放射领域深造时,便教导我们要从真正的医师的角度去对待患者，并且要认识到无论是内科、外科还是介入放射科,在治疗患者方面都是互通的。

后来,当我们分享彼此的实习经验时,我们的想法碰撞出了火花！我们同时意识到,介入放射学操作技术固然重要,但在钻研介入技术前学会如何系统管理介入患者也同样重要。

因此,我们决定将这一重大共识付诸行动,写一本关于这方面的书。同时,作为实习生,我们知道这本书应当足够简洁,让实习医师在开始轮转前或轮转时能够迅速掌握这些知识。

本书的内容重点在于对介入患者的临床管理。对于一些重要技术的操作要点,我们专门在书中加入了“介入操作”部分,直观的操作描述可以帮助年轻的介入医师，让他们在正式轮转前通过案例了解详细操作步骤,在后面的实际应用中,他们可以更流畅地进行操作。即便是最好的教材也不如有一位带教老师或者学长在手术时直接进行指导,但是就目前而言,对于年轻且充满活力的介入医师来说,最主要的是要熟悉介入器材、了解专业术语并且熟记手术操作步骤。

为了帮助读者掌握上述内容,本书前3章主要介绍了在介入放射手术室的工作流程,以及常用的手术器材和操作设备。

编写本书的主要目的是帮助介入放射医师掌握一定的临床技术,并且了解介入放射科常见的病变及诊治过程。本书更注重内容的简洁性和可读性,而不是罗列大量专业内容。本书的主要读者对象是正在介入放射科轮转的医师,通过阅读本书,他们可以了解介入放射领域的基础知识,在此之上可以通过阅读更专业的书籍来进一步提升自己。

本书值得读者们从头到尾认真阅读,因为每一章的内容都与前一章具有相关性。我们有意这样设计章节内容,就是为了让读者能够循序渐进地掌握书中知识。此外,我们也尽可能将引证内容直观地呈现在书中,使其更加实用。

希望此书能够给读者带来更多帮助。

Shantanu Warhadpande
Alex Lionberg
Kyle J. Cooper

致 谢

经过无数个日日夜夜的努力，虽然实习生活异常忙碌，并且我们三人还分处三个不同城市，在只能靠电话会议一次次沟通的情况下，我们最终还是克服了种种困难，在尽可能短的时间内完成了本书的编写。这本书的出版，离不开最初 Carl Schmidt 医师对我们的启发，他的热情、耐心教导，以及对我们的支持给了我们编写的动力。Sarah White 医师在本书的编写理念上给了我们专业的指导，她也是最先阅读本书并给予反馈的人之一。

感谢 Joy Gornal 从编写之初给予我们的支持，在她不断的帮助下，我们能够把这本书从设想变为现实。我们的朋友 Celia Bucci 也是一位作家，在本书出版前夕给了我们重要的建议和经验，十分感谢她的帮助。

Paul Rochon 医师帮助我们联系指导专家，并且也参与了本书的编写。Geogy Vatakencherry 是我们的导师，实习期间我们深深地被他的热情所感染，他总是在我们最需要的时候出现，给予我们支持与鼓励。Rakesh Navuluri 医师是一位乐于助人的主治医师，在我们编写这本书时，帮我们解决了很多关键问题。

我们要感谢参与编写本书的所有人员，感谢他们为本书的编写付出了宝贵的时间和精力。

最后，还要感谢我们的家人和朋友三年来对我们的鼓励与支持。没有爱人、父母、兄弟姐妹和朋友们的支持，我们不会坚持到今天。感谢所有人对我们的支持与信任。

Shantanu Warhadpande

Alex Lionberg

Kyle J. Cooper

目录

第 1 章　介入放射学基础 ······ 1

第 2 章　常用器械与耗材 ······ 25

第 3 章　血管通路 ······ 48

第 4 章　中心静脉通路的建立、置管和引流 ······ 57

第 5 章　急诊介入放射学 ······ 78

第 6 章　肝胆系统疾病 ······ 110

第 7 章　肿瘤 ······ 147

第 8 章　动脉疾病 ······ 170

第 9 章　静脉疾病 ······ 205

第 10 章　透析血管通路的介入治疗 ······ 237

第 11 章　泌尿生殖系统疾病 ······ 256

第 12 章　神经介入放射学 ······ 271

第 13 章　儿科介入放射学 ······ 294

索引 ······ 303

第 1 章

介入放射学基础

Alex Lionberg, Shantanu Warhadpande, Joshua Pinter

在介入放射科实习压力较大，实习生不但要具备良好的病理学基础，还要学习上百种手术操作。此外，实习生还需要花费大量时间去了解扫描设备和相关影像学技术。不过，以上这些困难在实践中是可以克服的，借助本书中所介绍的基础知识和要点，介入放射科的实习生可以轻松应对第一轮介入放射实习。

想要学会介入放射学手术是没有任何捷径可循的，必须通过实践才能领会操作要点。虽然手术操作非常重要，但是作为介入放射学的实习生，还应注重临床工作的学习和实践，例如，接打电话、处理会诊，以及与其他临床科室协同处理医疗问题。实习生应学习系统管理手术患者，以及如何及时处理每天的会诊。

实习生们每天早上应首先回顾患者资料，包括了解患者病情变化及当天的手术安排，准备术前资料并记录病程。实习生应认识到，介入放射是快节奏的专业，提早计划会使一天的工作事半功倍。

此外，在介入放射科实习可能随时会接到会诊通知，甚至有一些紧急情况需要立即处理。只有养成良好的习惯，按部就班处理这些会诊，才不会有所遗漏(表 1.1)。

表 1.1 会诊须知清单

会诊的原因是什么?
是否需要立即处理?
除介入治疗外,是否还有更好的方法? 是否已经实施?
如果需要手术,技术上是否可行?
是否有其他安全问题需要注意?

1.1 介入放射科会诊

会诊的原因是什么?

会诊主要是为了帮助各科室解决临床问题。科室之间相互沟通存在的临床难题、目前的治疗方案,以及一些需要紧急处理的问题。介入放射医师必须了解其他科室会诊的主要目的。良好的沟通能够确保介入放射科医师及时为其他科室提供正确帮助。

是否需要立即处理?

如果实习生接到紧急会诊邀请，应立刻查看患者基本信息（病史、血流动力学情况、实验室指标,以及影像学资料等),并第一时间向上级医师报告，由上级医师决定是否需要立刻对患者进行介入手术。如果接到的不是紧急会诊,那么实习生应为患者安排更进一步的检查。一个合格的实习生应能够做到及时了解患者病史及影像学检查异常,准确预测问题所在并提出合适的解决方案。

除介入治疗外,是否还有更好的方法?是否已经实施?

实习生应对介入放射科常见的疾病有基本的了解，并且能够判断患者是否适合进行介入手术和手术时机。实际上,介入干预并无固定模式,是否需要实施介入手术要依据患者情况而定。医师要根据翔实的临床证据决定是否需要，以及何时通过介入手段干预。

如果需要手术，技术上是否可行?

如果需要对患者进行介入治疗，医师应尽快浏览患者相关影像学检查资料。放射科医师具有专业优势：在见到患者之前，通过影像资料即可了解患者病情。可以通过影像资料提前计划手术路径、熟悉患者身体解剖结构变异、规避潜在风险。但是作为实习生，可能没有特别丰富的影像阅片经验，此时应及时通知高年资的医师来进行处理。

是否有其他安全问题需要注意?

当患者满足介入治疗条件时，应做好充足的术前准备。虽然准备工作需要消耗大量时间，但不同于技术人员，医师只有术前做好充足的准备才不至于在临时接到手术通知时手忙脚乱。

出血风险

对于所有需要介入治疗的患者，均应进行术前出血风险评估。介入放射学会（SIR）指南将介入手术划分为低、中、高三个出血风险等级。低出血风险手术所使用的介入器械比较精细，手术创伤小且治疗区域出血容易控制。例如，穿刺抽液、引流导管置管、表浅部位穿刺活检、经外周置入中心静脉导管（PICC），以及下腔静脉（IVC）滤器置入等。中等出血风险手术包括大多数介入手术，例如，大多数血管介入治疗手术、隧道式导管植埋等。高出血风险手术操作时需要经过实质性脏器，例如，经颈静脉肝内门体分流术（TIPS）、胆道介入手术和肾造瘘等。

血小板计数及国际标准化比值（INR）是两个评估患者出血风险非常重要的指标。血小板应至少>50 000 才可以进行介入手术，对于一些低风险的手术，INR 应<2，而对于中、高风险手术，INR 应<1.5（表 1.2）。

表 1.2 介入放射手术出血风险等级评估

风险等级	手术类型	凝血检测阈值
低风险	PICC、动静脉瘘、IVC 滤器置入、穿刺术、表浅部位活检手术	INR<2 血小板计数>50 000
中风险	需要使用 7F 或以上的器械进行动脉血管穿刺、静脉介入治疗手术、隧道式中心导管置入、输液港置入、经皮胆囊造瘘、肝脏活检、脓肿引流、肺活检、椎体手术	INR<1.5 血小板计数>50 000
高风险	TIPS、PTC/PTBD、经皮肾脏介入手术(肾造瘘、活检)	INR<1.5 血小板计数>50 000

PICC,经外周置入中心静脉导管;PTBD,经皮肝穿刺胆管引流;PTC,经皮肝穿刺胆管造影;TIPS,经颈静脉肝内门体分流术;INR,国际标准化比值。

近些年,长期服用抗凝药物的患者逐渐增多,抗凝药的种类也逐渐增加(详见第 9 章)。术前评估时应注意患者是否有凝血功能障碍,以及是否使用华法林、肝素或其他抗凝药物。实验室筛查项目包括 INR、部分凝血活酶时间(PTT)、血小板(±抗 Xa 因子)。需要注意的是,PTT 或 INR 只能反映整个凝血过程中的某一部分改变。

血栓弹力图(TEG)是一项能够快速监测患者整体凝血功能(血小板功能、血栓质量、纤维蛋白功能等)的检查。TEG 将血栓形成及纤维蛋白溶解情况通过图示形式呈现,TEG 测量参数代表整个凝血反应中的不同过程。在介入放射科,需要进行 TEG 检查的包括两类患者:一类是有活动性出血或者有出血倾向的患者(外伤患者或者产妇);另一类是肝硬化患者。对于外伤患者,死亡三联征(低体温、代谢性酸中毒、凝血功能障碍)的其中一项便是凝血功能障碍。肝硬化患者肝脏合成凝血因子减少,易导致出血。在这些患者中,PTT 或 INR 异常只能反映出部分凝血功能异常。如果想要找到更确切的出血原因,就需要进行 TEG 检测,指导输血。实习生不需要能够精准读懂 TEG,但是必须知道应何时及如何进行 TEG 检测。

对于使用过抗凝药的患者，为了不影响手术进程，医生常会应用拮抗药物。例如，用鱼精蛋白拮抗肝素作用，艾达赛珠单抗拮抗达比加群酯，以及维生素 K 拮抗华法林。有的医师习惯在使用拮抗剂的同时联合血液制品的输注，以达到更好的作用效果。常用的血制品包括新鲜冰冻血浆、凝血酶原复合物、血小板和冷沉淀（表 1.3）。

对于非急诊介入手术，可以通过提前停用抗凝药来降低出血风险。对于何时停用抗凝药，有以下几点建议：

• 对于低、中风险手术患者，可以不停用阿司匹林；对于高风险手术患者，需要提前 5 天停用阿司匹林。

• 对于任何介入手术，都需要提前 5 天停用氯吡格雷。

• 大部分口服抗凝药需要提前 2~3 天停药。

• 普通肝素需要在术前 6 小时停药。

• 对于任何介入手术，都需要提前 24 小时停用依诺肝素（低分子肝素）。

• 华法林需要在术前 3~5 天停药并监测 INR，对于低风险手术，

表 1.3 常见抗凝药拮抗剂

抗凝药	拮抗剂
华法林	快速拮抗：FFP 或 PCC 联合维生素 K
	常规：维生素 K
肝素（依诺肝素/LMWH）	鱼精蛋白
达比加群酯	艾达赛珠单抗
其他新型口服抗凝药	PPC；在研新型拮抗药物

FFP，新鲜冰冻血浆；LMWH，低分子肝素；PPC，凝血酶原复合物。

Adapted from Patel IJ, Davidson JC, Nikolic B, et al. Consensus guidelines for periproce-dural management of coagulation status and hemostasis risk in percutaneous image-guided interventions. J Vasc Interv Radiol 2012;23(6):727-736.

INR 需<2，而对于中或高风险手术，INR 需<1.5。对于有血栓形成风险的患者，应采用短效抗凝药，如依诺肝素或肝素替代。

当患者需要停用抗凝药时，需要同相关科室共同探讨停药风险，权衡高凝及出血风险。在某些情况下，停用抗凝药存在较大风险。例如，对于近期置入冠脉支架的患者，过早停药会引起血栓形成。在某些情况下，为了进行手术，医师会放宽停药标准。这种情况需要记录在电子病历中，并且需要听取其他专家意见并取得患者知情同意。

误吸风险

由于介入手术通常采用中度镇静，因此，术前需要考虑的另外一个重要方面就是误吸风险。术中镇痛药物会减慢胃蠕动，可能会引起患者恶心、呕吐，出现误吸风险，尤其是在患者采用仰卧位时更容易发生。

避免患者出现误吸的最佳办法是保证胃排空状态，不同医疗机构的指南有所差异，美国麻醉医师协会建议介入操作前禁食 8 小时、禁水 2 小时。

造影剂相关禁忌证

对低渗非离子造影剂严重过敏的案例并不常见，发生率<1/2000。风险因素包括既往有造影剂过敏史、对其他非造影剂类物质过敏史、哮喘、焦虑、使用 β 受体阻滞剂。对于曾经出现过造影剂过敏的患者，可以预防性使用抗过敏药或避免使用静脉造影剂。对贝类过敏或对其他含碘物质过敏不应被视为使用静脉造影剂的禁忌证。含碘造影剂过敏主要由组胺直接释放导致，因此，某种意义上并不是真正的过敏。对于这类患者，可以术前使用抗过敏药物，如术前 13 小时、7 小时、1 小时口服 50mg 泼尼松，联合术中 1 小时内口服 50mg 苯海拉明。对于急症患者，造影前可以每 4 小时静脉给予 40mg 甲强龙（或其他等效替代药物），并且手术 1 小时内给予 50mg 苯海拉明。即便情况紧急，在条件允许的情况下也要尽量在术前 4~5 小时预防性给药。在急诊手术中，如果

没有碘造影剂的替代物,可以寻求麻醉医师的帮助,尽量避免过敏反应。

含碘造影剂对肾功能有一定影响,风险因素包括:慢性肾病史、糖尿病史、心力衰竭、高龄和大量使用造影剂。对于高危患者,在使用造影剂前应进行血肌酐检测;对于有急性肾损伤或估测肾小球滤过率(GFR)<60mL(min·m^2)的患者,应尽可能择期手术或选择其他可替代的造影剂。术前及术后静脉补液水化可以降低过敏风险,但要根据指南谨慎进行。

病情不稳定及有失代偿风险的患者

对于病情极不稳定或有失代偿倾向的急诊患者,应考虑进行麻醉。其他需要进行全身麻醉的情况包括:患者对阿片类药物明显耐药;手术可能会引起剧烈疼痛;患者有严重的心肺功能疾病。

是否需要在患者转入介入手术室前了解患者情况?

通过影像学引导进行手术的优势之一,是可以直接通过电子病历系统中患者的临床资料和影像学资料决定患者是否需要进行手术治疗。虽然医师在患者到达手术室前去床旁了解患者病情值得鼓励,甚至可以做更进一步的检查并且了解患者的治疗意愿,但是这些并不是必需的。

实习生在完成会诊须知清单上所列的内容,并且掌握了详尽的患者资料后,就可以向上级医师报告,由上级医师决定是否需要进行手术治疗。如果决定进行手术,则需要通知相关部门进行转诊,并且联系值班人员安排手术。如果上级医师评估后认为不需要进行手术或暂时不满足手术条件,则应如实将原因告知相关科室,确认是否需要介入科进行后续跟进,还要及时记录患者病历。一般来讲,介入科的会诊记录和患者的病史及体格检查应当简明扼要、重点突出,内容包含患者疾病的所有相关信息和治疗计划。

转诊医师一般认为,介入科医师通常可以另辟蹊径,通过特殊的手段来解决临床问题,介入科拒绝手术一般会有特殊的原因,因此,往往不会受到来自院方的压力。实习生应当礼貌、客观地陈述事实,并且提前通知上级医师参与沟通,确保医、患、院各方均认可目前的处理措施。要记住,来寻求帮助的医师可能已经将介入治疗视为最后的希望,他们只是希望患者能够得到最有效的救治。

1.2 手术准备工作

知情同意

当决定对患者行介入手术时,患者通常会被带到等候区,由护士进行术前登记,必要时护士会对患者生命体征进行检测并进行抽血化验等。此时可以对患者进行手术风险告知,根据所在医疗机构要求,由相关人员与患者进行术前谈话,并取得患者知情同意。知情同意书内容包括告知患者手术详细内容、手术风险、手术的优势,以及除此之外的替代治疗方法。此外,与手术相关的其他附加手术内容及风险也应一同告知患者,例如,在进行肺活检时,除了要取得患者对肺穿刺手术的知情同意外,还应取得其对肺穿刺引起气胸时需要进行胸腔闭式引流术的知情同意。

抗生素

某些介入手术开始之前,需要对患者使用抗生素进行感染预防。在大多数情况下,血管手术被认为是清洁手术,不需要预防性使用抗生素。只有在某些情况下,如穿刺针或导管经过感染区域后又进入血管内,需要预防性使用抗生素。

涉及肝胆系统、泌尿生殖系统和胃肠系统的手术通常被认为是污染手术,需要使用针对革兰阴性菌的抗生素进行预防。有时在进行支架植入或栓塞手术时也需要进行抗生素预防。支架为血管内异物,而栓塞手术会引起局部梗死，这些都会为细菌的生长提供环境。脊柱的相关治疗虽然很少发生感染，但是一旦感染就会出现严重后果，通常需要外科进行清创治疗。因此，对于接受椎体成形术/椎体后凸成形术和椎间盘造影的患者，需要使用针对皮肤常见菌群的抗生素进行预防。对于隧道式导管置入或胸壁式输液港置入的患者，不推荐使用抗生素进行预防。但是有些医疗机构要求对于这类患者进行抗生素预防，主要原因是大部分患者长期使用免疫抑制药物进行治疗或者出现感染的风险超过平均水平。

由于缺乏有说服力的数据支持，目前预防性抗生素是基于 SIR 制订的临床共识进行使用的。在某些手术中，根据临床数据不足以制订共识标准，医师们只能根据各科室的要求进行抗生素预防。表 1.4 列举了常见的预防性使用抗生素的情况，但需要注意的是，不同医疗机构的手术及抗生素使用要求可能存在差异。

头孢唑林通常用于清洁手术，预防皮肤菌群。对于腹部或泌尿生殖系统手术，通常使用头孢曲松或者其他针对革兰阴性菌群的头孢类抗生素。对于青霉素过敏者可使用克林霉素替代，对于具有较高感染耐甲氧西林金黄色葡萄球菌风险的患者，应使用万古霉素。对于已经使用抗生素的患者，应根据其手术类型评估所用抗生素是否完全覆盖菌群，如不是则应调整用药。

表 1.4　常见介入手术的抗生素预防

抗生素	手术种类
不需要使用抗生素预防	诊断性血管造影、血管成形、支架植入、IVC 滤器植入
头孢唑林	椎体成形术、椎间盘造影、覆膜支架植入、放置胃造瘘导管、可能会永久性留置的输液通路、建立透析通路
头孢曲松或其他针对革兰阴性菌群的头孢类抗生素	胆管引流、脓肿引流、放置肾造瘘导管、化疗栓塞术

麻醉

在患者进入手术室前,医师应制订好患者的麻醉方案。大部分患者需要使用咪达唑仑及芬太尼进行清醒麻醉。咪达唑仑常用的初始剂量为 0.5~1mg,芬太尼为 50μg,术中可根据患者情况适当增量。通常来讲,咪达唑仑是较为安全的镇静药物,只有在过大剂量使用时才会出现严重并发症,少数患者由于过度镇静而出现呼吸或神经系统异常,此时通常可以使用拮抗剂进行治疗。咪达唑仑过量时,可用氟马西尼进行拮抗(苯二氮䓬受体拮抗剂);阿片类药物过量时,可以选择纳洛酮进行拮抗。

口服镇静镇痛药对大多数患者来讲是安全的,但是这类药会对个别患者产生副作用,因此,手术是否可以在不采用口服药的情况下进行成为关注焦点。操作简单的手术,例如,输液港植入,在局部麻醉的情况下即可完成。对于较复杂的手术,只采用局部麻醉仍然存在一定风险,因为很难保证患者在手术过程中始终保持静止状态。如果由于某种原因不能使用麻醉药物,需要在第一时间通知患者的主治医师。对于需要全身麻醉的患者,也同样需要尽早制订麻醉计划,做到有备无患。

1.3 介入手术室

当所有术前准备工作都已就绪,并取得患者的知情同意,患者将被带往介入手术室。对于初学者,这个工作环境较为陌生,且对于介入手术所需的器械也需要一个学习过程。实习生需要通过参与更多的介入手术了解介入常用的专业术语、如何使用介入设备,并且学习介入手术相关并发症的处理方法。

介入手术通常在 X 线透视下进行,在定位血管入路或某些经皮介入治疗时常会用到超声,活检、引流及消融常常在 CT 引导下进行。

透视手术时,患者平卧于手术台,上方有影像探测器,通常称为

“C 型臂”(图 1.1)。X 线管从患者下方发出射线,经过患者身体到达上方的探测器。

介入手术通常采用脉冲透视——本质上为实时发射的 X 线。脉冲透视是一种短脉宽的 X 线,由于其影像连续性好,因此,更接近于实时射线。大部分手术可以在低帧频(4~7 帧/秒)的条件下完成,较低帧频可以使手术过程更加快速且相对安全。透视时，为了清晰显影，可以在血管、导管、脏器和其他组织间隙内注射造影剂,造影剂在管腔或组织间隙内充盈,吸收射线,使该区域显影。

数字减影血管造影(DSA)技术主要应用于血管介入,可以使血管结构清晰显示。DSA 可以将图像上的血管周围软组织及骨质结构消除,只显示造影剂充盈的血管结构(图 1.2)。为了呈现清晰的减影图像,造影时需要患者保持静止、屏气状态。在造影时医师通常会要求患者“屏住呼吸、不要移动”,有的呼吸运动难以避免,所以在图像上会出现运动伪影。

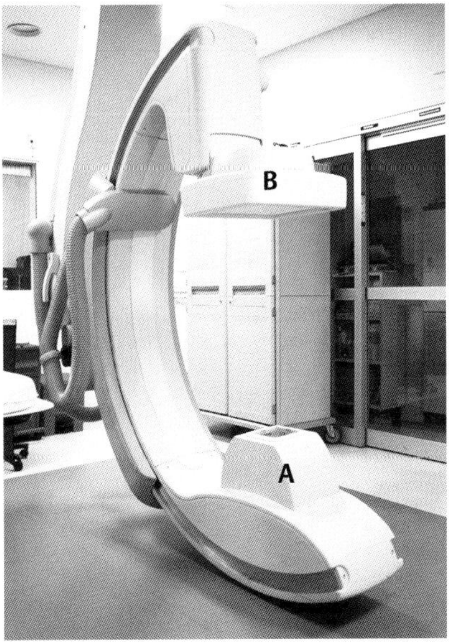

图 1.1　介入手术引导设备。X 线从 X 线管(A)向影像探测器(B)发射。

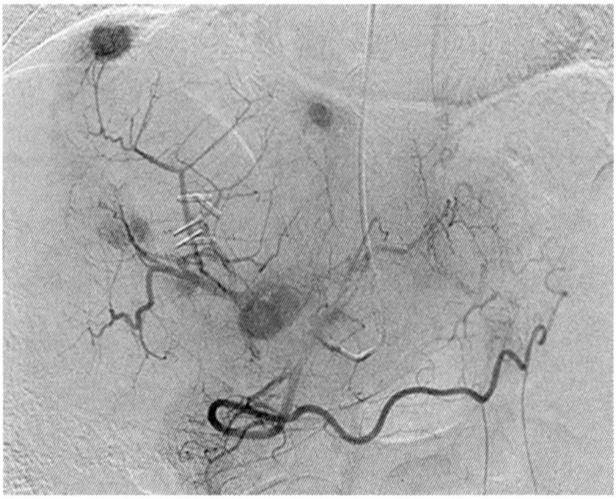

图 1.2 腹腔动脉数字减影血管造影，图中血管周围软组织及骨质结构被消除，血管结构清晰可见。

在血管造影中，含碘造影剂和 CO_2 气体是最常见的造影剂类型。含碘造影剂是阳性造影剂（不透射线），包括离子型和非离子型。离子造影剂是一种低黏度的水溶性造影剂，具有肾毒性，对于肾小球滤过率低的患者应慎用。部分患者可能会对离子造影剂过敏，出现皮疹甚至过敏性休克，但临床上较为少见。非离子型造影剂在血液中不易溶解，比离子型造影剂黏稠度更高，但是过敏反应发生率更低，因此，临床应用更为广泛。

碘造影剂可以通过手动或高压注射器注射入人体内，手动推注更易控制注射药物流速和剂量，常用于对较细血管进行注射。当需要快速、大量注射造影剂时，可以选择使用高压注射器（图 1.3）。高压注射器通常用于对管径较粗的血管进行药物注射，例如，腔静脉、主动脉，或用于大面积血管及其分支显影，例如，肠系膜上动脉及其分支同时进行显影。由于注射流速较高，因此，高压注射器注药桶内气体必须提前排空，否则会出现气体栓塞。

当使用高压注射器注射造影剂时，常常会听到医师使用“20~30”“5~15”或其他类似的指令，第一位数字代表流速为 20mL/s，第二位数字代表注射的药物总量。所以“20~30”代表注射造影剂的速率为

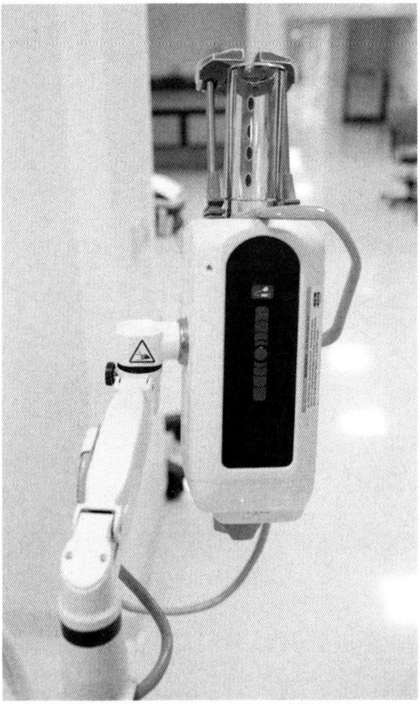

图 1.3　高压注射器，用于快速、大量注射造影剂，通常在对大管径或大面积血管造影时使用。

20mL/s，注射时间为 1.5s，注射药物总量为 30mL。注射的流速和药物总量取决于预期的血管显影程度和医师的个人习惯。

CO_2 也可以作为造影剂使用，与碘造影不同的是，其属于阴性造影剂，意味着其可透过射线（图 1.4）。特殊的 CO_2 数字减影技术可以清晰显示血流内的 CO_2。CO_2 是低黏度、水溶性的造影剂，由于浮力作用，CO_2 在血管内会由低位向高位移动，例如，在仰卧位患者体内，靠前的部位更易显影。CO_2 不具有肾毒性，且较少引起不良反应，唯一的不足是其仅可手动注射。

CO_2 是具有神经系统毒性的，因此，不能对颅内血管进行注射。此外，CO_2 还会造成室性心功能障碍。因此，存在造影剂进入心脑血管风险的手术是禁止使用 CO_2 作为造影剂的，如邻近胸主动脉或冠状动脉的手术。

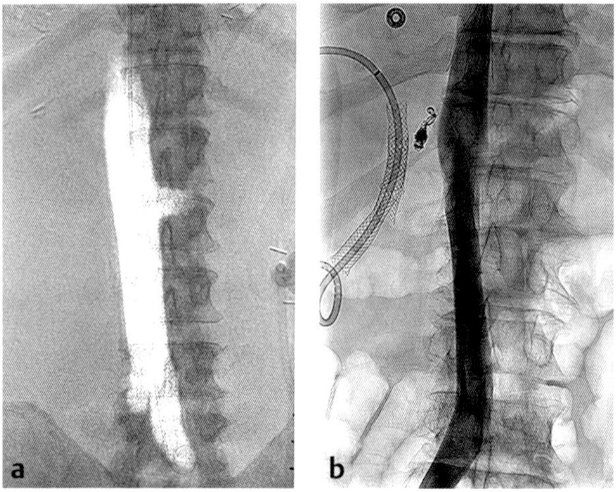

图 1.4 CO_2 血管造影技术。CO_2 为阴性造影剂,图中显示(a)阴性造影剂和(b)阳性造影剂在血管显影时的区别。

辐射安全

辐射安全涉及术中对术者、手术室内其他工作人员及患者本身的保护。如果不按照核辐射防护准则操作,虽然一台手术的辐射剂量不会对身体造成严重损伤,但是长期工作中逐渐增加的累积辐射剂量会对身体产生损害,因此,要积极避免核辐射。

个人防辐射保护装备包括铅衣、铅眼镜和甲状腺防护围脖,术中应将装备穿戴整齐,不能过紧或过松,并且在手术结束后合理保存,不要坐在铅衣上面或者将其随意丢在椅子上或者将其折叠,因为这样会导致铅衣破损,影响防护功能。正确的做法是每次使用后将铅衣整齐挂在衣架或挂钩上,养成良好习惯。

透视时,所有患者和医务人员均会暴露在射线中,为了阻止射线对身体的损伤,可以缩短曝光时间、使用防护装备并保持和射线的距离。需要注意的是,虽然患者的位置距离射线源最近,但是手术室内的所有人员都会同时受到散射线的影响，因此，应尽最大可能减少射线使用剂量和散射线的剂量。

实习生经常会在不使用射线的情况下把脚放在脚踏板上，这会增加不必要的射线量，应尽量避免，确保只有在需要时踩脚踏板。

在进行曝光时，要注意自己与患者和 X 线管的距离，射线量与到射线源的距离的平方成反比，这意味着与患者的距离越远，所受到的辐射量越小。因此，在注射造影剂时，可以选择使用延长管，这样可以使自己和患者保持一定距离，尽量不要直接站在患者身旁。当进行透视时，如果正面朝向显示屏，则铅衣的袖口正对射线源，散射线会通过袖口对胸部造成影响。

医师可以通过缩短探测器与患者之间的距离减少散射线量。扫描床旁的铅帘应当摆放在正确的位置，保护术者少受射线伤害。扫描床上方的铅挡板可以在医师与 X 线管之间自由移动（图 1.5）。

术者还要注意手术室内的其他工作人员，尤其是没有穿戴防护

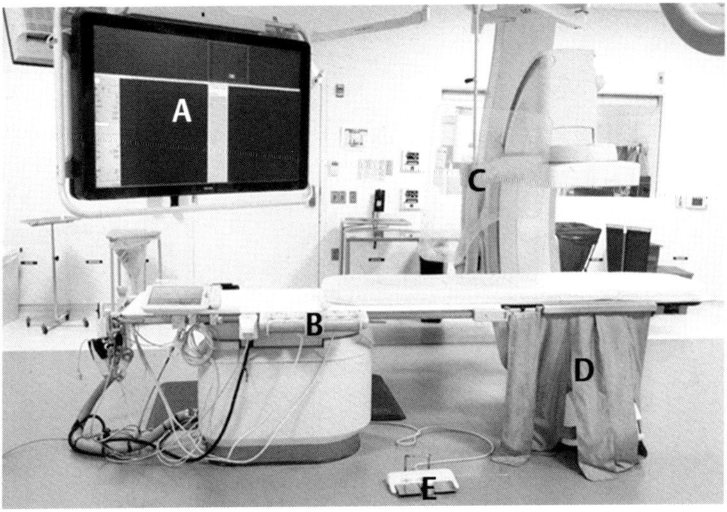

图 1.5　介入手术室内，患者仰卧于扫描床上。其他设备包括显示屏（A）、控制台（B）、铅挡板（铅帘）（C）和脚踏板（D）。

装备的人员，尽量让其避免接触不必要的射线。确定手术室内所有人都完整穿戴好防护装备后，再踩脚踏板。在透视开始前，部分工作人员可以先暂时离开手术室，这样可以减少所接触的射线量。

除了要保护自己和手术室的其他同事外，术者还应对患者进行防护，尽量减少患者接触的射线剂量。在放射学领域有一个非常重要的概念，即合理最低剂量（ALARA）原则，意思是尽最大可能使用较少的射线量获得最有价值的图像，或者尽量用最少的射线量成功完成手术。

记录患者在射线中暴露情况的最常用指标是透视时间（FT），但是 FT 并不能代表患者所受到的总辐射剂量。辐射剂量通过空气比释动能计算，几乎所有透视设备都会测量参考点空气比释动能，即 X 线管发出的射线到达某一特定位置的空气中所释放的能量，通常以 Gy 为剂量单位，用来计算累积辐射剂量。

对某一部位的局部辐射剂量过多可能引起皮肤损伤。通常，皮肤的辐射剂量为累积剂量的 1/3，但是这个数字并不固定。

在较为复杂的手术中，患者所受到的辐射剂量可能会超过引起皮肤损伤的阈值剂量。皮肤损伤可能会在术后 2~12 周出现。2~5Gy 可以引起皮疹和脱发，剂量>10Gy 可以引起皮肤萎缩及溃疡形成。

患者需要对暴露剂量有所了解，尤其是在使用剂量过高可能会造成皮肤损害时。通常 X 线管位于扫描床下方，而探测器位于扫描床上方，因此，患者的背部皮肤在术中受到的辐射最多。如果患者在术中暴露于过高剂量的射线，应在术后安排皮肤科医师为其进行相关检查。

术中可以通过某些方法减少患者在射线中的暴露，通过 X 线准直器缩小照射野，缩小 X 线束经过人体的范围，可以减少散射线并且避免周围组织（包括术者的双手）直接暴露于 X 线束。此时显示器上呈现的是缩小后的成像区域。

当在透视引导下进行手术时，术者希望操作区域能够被放大，以便更清晰地显示图像，但放大图像需要产生更高的辐射剂量。因此，只有在十分必要的时候才建议进行放大操作，或者尝试将显示器移近，使术者看得更清楚。当然也可以通过其他方式对数字图像进行放大，避免增加辐射剂量。

1.4 介入手术

当实习生对射线及介入手术设备相关的基础知识有了初步的了解后，就可以进一步学习介入手术了。

手术开始前，技师和护士负责将患者带进介入手术室，配合患者在扫描台上摆好体位，准备手术台及无菌单，预热机器。

医师在进入手术室前应穿戴好铅衣、面罩、围脖、眼镜等防护装备。手术室内准备好无菌手术衣及无菌手套，准备就绪后，可以进行刷手，穿戴无菌手术衣及手套，准备进行手术。

大多数介入手术室不要求医师术前进行完整的刷手工作，而是通过给药装置给予手部消毒液进行手部消毒。消毒方法和时长根据所用消毒产品和手术室规章而定。进入手术室后，穿戴好无菌手术衣和手套，有的手术室建议医师戴两副无菌手套。当术中发现手套有破损时，便于医师查看手术器械是否受到手部污染。如果仅有外层手套破损，可以直接更换外层手套，而不需要再进行二次消毒。

每台手术开始前都需要进行患者信息的核对，包括患者姓名、出生年月、手术名称，必要时还要核对患者需要进行手术的部位。护士需要查看患者过敏史、血液学检查，以及麻醉药及抗生素用药史。

实习生可以作为助手帮助手术室内的工作人员，所以术前应对介入手术所使用的导管及导丝型号有所熟悉，了解在什么样的情况下该使用哪种器械（详见第 2 章）。

如果时间充裕，实习生应当在手术开始前提前熟悉手术设备及器械，了解其如何连接和搭配使用，最好能提前在脑海里进行模拟手术演示。除了仔细研读书本上的理论知识外，跟台学习可以帮助实习生进一步加深对整个手术步骤的了解，为独立进行简单的介入操作打下良好基础。

解读透视图像

当实习生跟上级介入医师学习时，他们会发现上级医师能够快速且毫不费力地读懂术中介入图像，而自己甚至连图中显示的是哪里都不知道。但是不必沮丧，实习生阅读过大量的图像后便会形成记忆，那时便可以很轻松地看懂术中的图像了。

掌握读片技巧后，脑海里就会形成一个系统的阅片思路，与阅读胸部X线片有些类似，但不同的是介入图像的难点在于图中呈现的只是某一部分，前后的图像可能没有连续性。锻炼读片能力的一个技巧就是多阅读之前没有见过的图像，上级医师经常会给实习生非动态的图像，要求实习生解释其中的含义，可以按照如下思路去解读。

1.定位图像中所显示的部位：通过图像中导管的显影位置可以定位图片所显示的大概区域。

首先，找到导管的走行及导管头部位置，这可以帮助确定图像所显示的大概区域。确定导管的位置后，观察沿导管走行的造影剂显影情况。例如，如果看到迂曲的管样结构从腹部中线向右上方走行，那么导管很有可能位于肝动脉处，图像为肝动脉造影。如果导管从右上方皮肤处进入，那么很有可能为肝胆管的介入手术。如果看到图中有明显的血管显影，要判断是动脉还是静脉，以及是哪一部位的血管，可以以其周围显示的骨质结构作为参考。也可以通过脊柱和造影剂显影的位置进行判断，例如，在脊柱左侧的是主动脉，而在脊柱右侧的是腔静脉。通过四肢骨和骨盆来判断是上肢还是下肢。

2.判断病变类型：确定图像中大概区域后，便可以通过造影剂显影的形态来判断病变所在位置。如果在本不该有异常显影的部位看到了造影剂显影，或者在本该显影的部位有造影剂缺失，那么可以大概确定该处存在病变。当然，在图像上准确区分正常和非正常的改变需要花费很长时间去学习。但是归根结底，经验越丰富，越会形成固定的判断模式，久而久之就会变得熟练。

如果是动脉造影图像，要注意是否有造影剂外溢、狭窄段及动脉瘤等。如果是静脉，注意侧支血流或充盈缺损，这些往往提示血栓或管腔梗阻。如果是胆道造影，则要注意是否有胆管扩张或狭窄。有时也可以根据图像中出现的器材推断病变，例如，在图中看到血管成形球囊，那么就可以推断出病变血管可能存在狭窄。

3.总的来讲，在图像中发现问题所在对实习生来讲是最难的，一旦准确地发现了问题所在，那么就可以判断接下来要如何处理。老师给实习生看的图像通常是专门挑选出来的，希望实习生从中学习一些关键的知识点。实习生需要把图像中所有关键点找出来进行总结，判断疾病的进程，还要理解为什么该患者需要接受介入治疗。

胆道狭窄是良性狭窄还是恶性病变压迫导致的狭窄？静脉管腔狭窄是由患者高凝状态导致还是由管腔受压、血流减慢引起？肾动脉狭窄是因为动脉斑块形成还是因为肌纤维发育不良？这些都是判断出图像上存在的问题后应想到的。

学习读片的过程有时是很打击自尊心的，但是随着跟台学习的手术增多，这些就会变得越来越得心应手。在实际工作中很少会有仅仅阅片那么简单的事情，大多数情况下，在读懂图像后还需要解决其所反映出来的问题，通过一个病例不但可以学习手术步骤，还能够通过患者过去和现在的影像资料扩展读片能力。这样一来，通过处理一个新的病例，就可以让大脑对阅读影像资料的过程形成固定思维，并且能够迅速从图像中获得全部关键信息，规划进一步处理方案。这些对于将来独立进行手术是非常有帮助的。

1.5 术后患者管理

手术结束后，不仅要在留观区观察患者病情变化，还要在接下来的几天内对患者术后情况进行跟进。由于患者来自其他科室,介入医师在术后应通过转诊渠道将患者送回其所在科室,或者送至相关病房进行术后监测。虽然无法对术后患者进行全面的管理,但是也要尽最大可能协助其他科室对患者进行术后观察及治疗,主要包括:①确保安全完成患者交接;②与相关科室保持联系,密切随诊术后患者病情变化;③患者术后出现病情变化时要及时处理,保证患者围术期安全。

术后应及时为患者开具相关检查,并及时完成病历记录,处理手术相关并发症。虽然后面还有更多的患者等待救治,但同时也要确保对前一个患者负责。

术后相关检查包括:实验室相关检验、患者卧床时间及活动程度、饮食及液体、术后影像学检查等。所有的实验室检查及影像学检查结果都要由介入医师及时查看,不要假设其他专业的医师能够准确解读这些检查结果,毕竟术业有专攻。

手术记录尤为重要,根据所在医疗机构的要求,有时会需要在术后记录中详细描述手术过程及出现的相关并发症,这部分内容通常要求简洁明了。医师可能还要将手术过程进行口头汇报。对于一般手术来讲,通常可以使用相应的模板,但是使用模板时一定要注意其描述的步骤与手术内容是否完全相符,如不是则应进行更正。此外,汇报时还要详细描述患者术中图像所提示的主要内容,包括病变情况,以及术中出现的相关并发症和手术难点。准确的手术内容描述能够体现本次手术是否成功,并且对患者下一步治疗方案的制订很有帮助。当患者还需要进行其他手术时,口头转述手术过程可以及时为其他医师提供宝贵信息,但是仅靠口述是远远不够的,病历记录的内容更为详尽。及时通过电话和转诊科室进行沟通,告知对方手术内容,以及需要注意的事项。通过电话口头沟通的另一个好处是对方也可以同时咨询其他相关内容。

手术结束后,患者会被转移至术后留观区,此时医师应对患者术后情况进行监测,出现问题应及时处理。通常,术后出现的问题并不严重,但是也要做到有备无患,因为有些并发症为迟发型,并不会在手术后立刻出现,甚至可能比较严重,一旦护士呼叫,医师应立即到场处理。

大部分问题并不严重,但是应密切监测患者,确保患者的安全,有些潜在的风险在可控范围内,要尽量注意。当然,也要能发现严重的问题,并及时呼叫上级进行处理。如果自行处理严重的并发症,会延误救治时间,使病情恶化。如果患者确实出现了比较严重的问题,一定要对患者进行全面评估,相信自己的判断并谨慎行事。要能够及时意识到患者生命体征的异常, 因为这是确定是否需要呼叫上级进行处理的关键所在。

呼吸短促是术后常见的表现,当接到医师打电话询问时,应立即去观察患者、评估病情严重性,如果患者能够不间断地说完一句话,说明情况并不严重,可以让患者吸氧并监测血氧饱和度。有的时候患者气促是长时间制动造成的,尤其在肝胆管手术后。有效的镇痛治疗可以使患者症状明显缓解。如果患者症状较难缓解,要考虑气胸或者肺栓塞可能,手术参与者要回想术中是否存在引起并发症的因素,最简单的方法是通过 X 线检查排除急性呼吸及循环系统并发症。如果病情严重,需要进行 CT 扫描,则要马上向相关部门报告,报告病情严重性,并协调患者进行扫描。

术后疼痛并不少见, 难点是要及时判断出是常规术后疼痛还是有其他原因。最典型的例子就是做完经皮肝穿刺的患者出现术后腹部疼痛,有的患者术后疼痛较为明显,一定要鉴别有没有可能是穿刺出血导致血肿快速形成,牵拉肝包膜所致。因此,当患者疼痛较为明显时,要评估隐匿性出血的可能,而不是盲目地给予镇痛药物。

如果患者主诉胸痛并且疑似存在心肌梗死(MI),应立即给患者做心电图及心肌酶检查。如果患者出现ST段抬高型心肌梗死(STEMI),应迅速给予硝酸甘油舌下含服、吸氧、注射吗啡,以及口服阿司匹林("NOMA")。无论患者出现任何心源性胸痛,都应第一时间联系专科团队进行处理。

部分患者主诉寒冷并且伴随肉眼可见的颤抖,这是术后寒战的表现,主要原因为术后暂时的菌血症,IR术后并不少见,尤其是在未预防性使用抗生素的患者中。在胃肠/肝胆手术、尿液集合系统(如输尿管)扩张、胆道或胆囊内有明显造影剂残留的患者中,由于压力较高使细菌穿过管腔,较易出现一过性菌血症,机体免疫系统诱发患者出现寒战,对于这种症状的患者,要加以小心,确诊后可以针对症状使用哌替啶辅助治疗。有一小部分患者症状会加重,出现败血症,伴随血压降低。对于这些患者应加以重视,尽快建立中心静脉通路,补液并经验性应用抗生素。

术后穿刺点出血时有发生,最关键的是要明确出血来自穿刺针眼还是来自穿刺路径的血管破损。例如,G管植入术后出血时,医师应分辨出血是来自皮肤穿刺点还是由于穿刺损伤了上腹部动脉或胃部血管。除此之外,还要关注患者的血流动力学变化,如果出现明显的血流动力学改变,则应将患者带回手术室进行诊断性造影检查。对于术后出血的患者应足够重视,应将患者送入ICU或者具备与ICU同等救治能力的病房,并且保证随时能够联系到上级医师和具有专业能力的医疗团队。

引起术后低血压的原因很多,可能是由于脱水或者术中使用的药物副作用。如果医师认为患者低血压是由容量不足引起的,可以尝试补液治疗,但应确保患者不会因为补液而容量过载。如果患者血压只是在正常血压下界,并且患者精神状态正常,可以持续密切监测而不做特殊处理。

患者术后血压降低时,应迅速判断低血压是否是某些严重并发症的前兆。如果患者血压下降迅速且伴随心动过速,应考虑到有血管破裂或心脏压塞的可能。此时应立即联系相关部门并迅速通知上级医师。对于出现严重并发症的患者,最好的做法是将患者迅速送回介入手术室行造影检查。上级医师可以对高度怀疑医源性血管损伤的患者迅速做出处理,同时应迅速为患者建立静脉通路,补液并进行抽血化验,行 STAT 胸部 X 线摄影检查。当有关人员到达现场时,应迅速汇报患者病史、手术类型,以及到目前为止的处理措施。此类情况较为少见,但是仍应做好充足应对准备。

介入查房

不同医院的查房形式不同。有些医院会安排住院医师进行查房,而有些则不会。无论在哪里轮转,如果有机会参与查房,应好好把握,对于没有机会参与查房的医师,应努力想办法积极参与。

介入查房是非常重要的,查房过程中会发现患者术后出现的问题,有些是很难在术后即刻发现的迟发性并发症。可以结合患者在术中的情况与术后对治疗的临床反应,决定是否需要进行进一步治疗,包括对前期介入治疗不彻底的患者进行二次介入。

查房提供了与患者及转诊医师交流的机会。查房结束后应写一个日常病程记录,内容不必过长,但应包括患者手术的内容、相关检查,以及上级医师查房时对目前或下一步治疗的指示。介入医师最好直接和患者的转诊医师进行沟通,有问题可以当面寻求解答,并且可以让对方知道介入医师对患者是十分负责的。

总之,术后及时去看望患者情况并及时处理相关问题,对于科室之间的融洽合作具有重要意义。很简单的行为可以明显提升介入科室在医院的地位,并且可以使实习生在实习期学习到更丰富的知识。

成功的医生一定具备三个特点:有能力,平易近人,并且对工作充满热情。作为介入医师的标准,实习生们一定要具备这三个特点。希望通过这本书可以让介入住院医师掌握临床基础知识，具有解决临床问题的能力。实习结束后，希望实习生能够成为出色的介入医师,而不是只会呆板地按流程操作的程序主义者。

推荐阅读

[1] American College of Radiology. Manual on Contrast Media. Reston, VA: American College of Radiology; 2015

[2] Balter S, Hopewell JW, Miller DL, Wagner LK, Zelefsky MJ. Fluoroscopically guided interventional procedures: a review of radiation effects on patients' skin and hair. Radiology. 2010; 254(2):326-341

[3] Patel IJ, Davidson JC, Nikolic B, et al.; Standards of Practice Committee, with Cardiovascular and Interventional Radiological Society of Europe (CIRSE) Endorsement. Standards of Practice Committee of the Society of Interventional Radiology. Addendum of newer anticoagulants to the SIR consensus guideline. J Vasc Interv Radiol. 2013; 24(5):641-645

第 2 章

常用器械与耗材

Suraj Prakash, Matthew Evan Krosin, L. C. Alexander Skidmore, Gregory E. Guy

2.1 血管内介入

Seldinger 技术由 Sven-Ivar Seldinger 博士开创，是目前最常用的建立血管通路的穿刺方法。通过该技术，可以将血管介入的各种装置导入血管，从穿刺针开始，然后将直径更大的导管或其他装置导入血管以便完成手术。使用该技术几乎可以建立全身任何部位的血管通路。熟练掌握 Seldinger 技术并熟悉各种装置的使用方法，是每一位介入放射学者必备的基本技能。

血管穿刺器械与耗材

目前市面上有多种类型的穿刺针可用。穿刺针的规格与型号通常用 Gauge(G)作为单位，用以表示其外径的大小。G 值越大，外径越小。穿刺针的内径取决于规格和管壁厚度。

皮下注射针直径较小，通常为 25~27G，用于局部麻醉。但是，使用高 G 值的注射针，给药速度往往很慢。为了方便，通常使用 18G 针头吸取局麻药物，然后改用直径更小(G 值更大)的针头用于注射。

Seldinger 技术的第一步是将穿刺针穿入靶血管。常见穿刺针有两种类型。一种是端切口为尖锐斜面的空芯针，另一种为套管针，其外套针圆钝而内有一尖锐的针芯(图 2.1)。常用的血管穿刺针的规格为 18~21G。

将穿刺针穿入血管管腔后，将导丝通过针腔插入血管管腔（图 2.2)。导丝的直径通常为 0.010~0.038 英寸(1 英寸≈25.4mm)。导丝还存在长度、厚度及硬度的差异。导丝可以引导进入靶血管，为其他介入器械和装置进入靶血管提供支持。导丝的外径需要与穿刺针及导

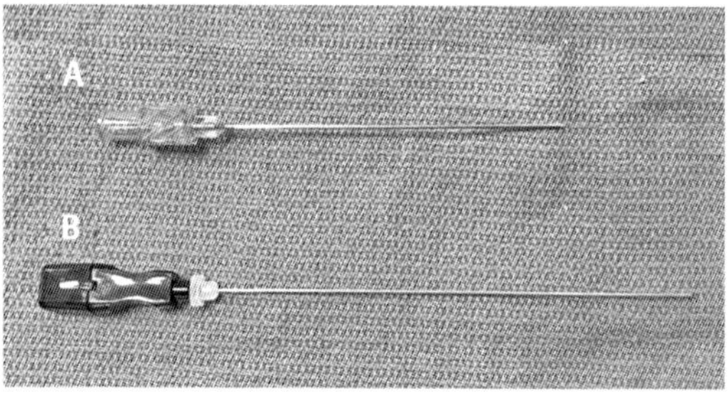

图 2.1 两种类型穿刺针示例。A：21G 穿刺针是一种无芯空针，是血管穿刺最常用的针。B：千叶针是一种复式穿刺针，该针由外套针和针芯组成，最常用于非血管介入。

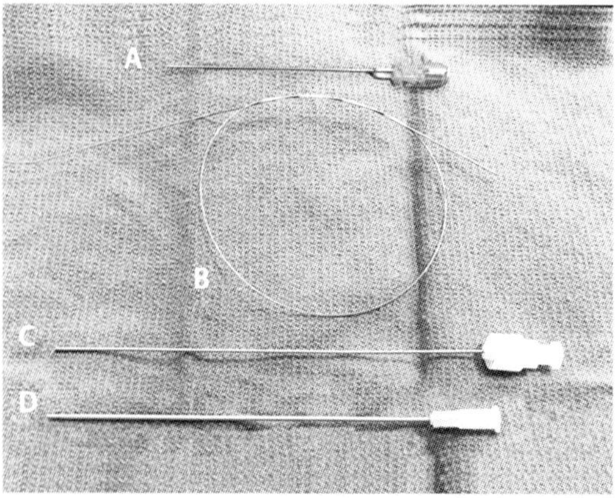

图 2.2 血管穿刺常用穿刺套件。A：21G 穿刺针；B：0.018 英寸 Cope Mandril 导丝；C：3F 过度扩张鞘；D：4F 外套血管鞘。血管鞘及其内扩张鞘往往组合到一起（有时又称为导引鞘）。一旦扩张鞘-血管鞘系统通过导丝插入血管，其内扩张鞘连同导丝一起拔除，只留 4F 血管鞘于血管管腔内。

管的内径相匹配，否则难以通过。

将导丝穿入血管后，需要扩张皮肤、皮下软组织及血管穿刺孔以便各种导管和其他器械通过。

扩张鞘往往质硬，空心，前端呈锥状。其主要作用是扩开皮下组织和血管壁。序贯选用直径逐步增大的扩张鞘以便温和地进行扩张。通过上述方式，即使很小的血管通路也可以扩张到合适的直径。按照惯例，扩张鞘的外径通常使用 French(F)作为单位。F 值是扩张鞘外径值(mm)的 3 倍。例如，扩张鞘外径是 2mm，那么对应的 F 值就是 6F，即 1F=1/3mm。

血管穿刺鞘是从皮肤到血管建立的一条专用通道，方便插入和交换各种器械和耗材，而不会反复损伤血管壁(图 2.3)。

介入导管是中空的管道系统，根据其尺寸、尖端类型及长度分为多种型号。导管配合导丝用于选择或超选靶血管并导引。与扩张鞘一样，导管也使用 F 作为单位，反映其外径大小，同时也体现其能够穿过导丝的规格。血管鞘的 F 规格是以其内径作为参考的，这样就可以更方便地匹配导管和血管鞘了。例如，5F 的导管适配管腔为 5F 的血管鞘。血管鞘的外径通常比其内径大 2F(表 2.1)。

通常，扩张鞘和血管鞘组合到一起形成套组(见图 2.2)，扩张鞘精准地适配血管鞘的内腔，扩张鞘的锥形尖端突出血管鞘的尾端。将扩张鞘-血管鞘组合系统通过导丝插入血管，然后将中心的扩张鞘连同导丝一起拔除，仅留血管鞘在血管腔内。

穿刺针、导丝、扩张鞘、血管鞘按顺序应用是使用 Seldinger 技术

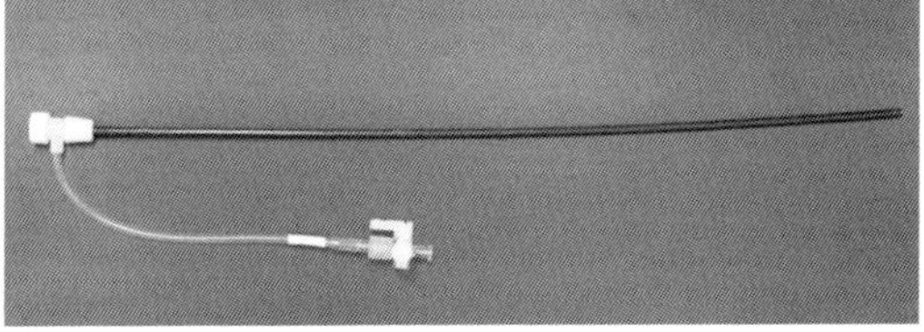

图 2.3　血管鞘示例：血管鞘留置于血管管腔，便于反复插管、换管等操作。侧壁连接管可以用于冲洗血管鞘。

表 2.1 常用介入放射学器械规格单位

器械	规格单位
穿刺针	外径(G)
导丝	外径(0.018 英寸)
扩张鞘	外径(F)
导管	外径(F)
血管鞘	内径(F)

的基础。初始建立血管通路时,穿刺套件(常用品牌 Mciropuncture,COOK)较为常用(见图 2.2)。

首先使用 21G 穿刺针穿入血管。将 0.018 英寸导丝(又称微导丝,微导丝往往较短,仅用于穿刺过程)通过穿刺针插入血管腔。顺导丝拔除穿刺针。将扩张鞘与血管鞘组合在一起,也就是将扩张鞘插入 4~5F 的血管鞘组合形成导引鞘(introducer-sheath),沿着微导丝将其推进血管。大多数介入放射学器械与耗材是基于 0.035 导丝系统设计制作的,因此,有必要更换管径更大的血管鞘。通过交换导丝的方式,最终将合适规格的血管鞘放置到位,术者就可以继续进行下一步手术操作了。也可以直接使用 18G 或 19G 穿刺针,并直接用 0.035 或 0.038 英寸导丝进行穿刺通路建立,因为最终的目标就是将 0.035 系统放置到位。

血管内推进导引器械与耗材

外科手术通常有预先设定的手术流程,外科医生一般会严格按照流程操作。介入放射学手术的不同之处在于,其通常都是直达目标,但介入操作步骤及所用器械与耗材还要依实际情况而定。优秀的介入放射学工作者对其所用器械与耗材的各项性能都非常熟悉,并能够充分地利用这些工具,解决术中出现的各类问题与困难。同样重要的是,术者需知道何时不能使用某些工具,尤其是在不安全的情况下。

导丝和导管是血管内介入的主要工具,介入医师能够处理全身各个血管的问题。使用导管进行介入治疗时,通常需要导丝作为桥梁,将导管置入靶血管中。如果不使用导丝,导管的尖端会损伤血管,导致穿孔和夹层。导丝可以在血管中穿行,超选更远端的、弯曲甚至成角的血管。导丝被置入靶血管后,就可以将导管沿导丝置入理想位置。用于介入治疗的导丝和导管型号很多,应根据手术目的选择合适的导丝和导管。

硬导丝,也称“工作导丝”,为导管和其他器材的推进提供结构性支撑和导引。有时也用于维持血管通路顺畅。大多数导丝的核芯由紧密缠绕的线圈构成,导丝的硬度由其材质和粗细决定(表2.2和表2.3)。导丝核芯和螺旋线圈在尾端焊接在一起,也称硬质尾端。

导丝核芯在导丝头端逐渐变细,呈锥状,导丝头端因而变得柔软。多数导丝头端都比较柔软,方便其快速通过弯曲、扭曲血管和斑块,而不会对内膜造成损伤。导丝头端可为直型、弯曲型或J型。J型导丝根据弯曲度不同又可以进一步划分为其他不同的类型。选择合适类型的导丝时需要考虑其头端放置的位置,导丝送入过程中穿刺点到头端的迂曲程度,以及术者拟通过导丝推进的器械及耗材的软硬度及可追踪性。

表2.2 导丝特性

导丝特性	要点
长度	经典型导丝 → 145~180cm 长
	穿刺导引导丝(微导丝)→ 短
	交换导丝 → 非常长
硬度(取决于其核芯的特性)	“工作导丝” → 硬质
	“穿透导丝” → 软
外涂层	亲水型导丝
	疏水型导丝

表 2.3 常见导丝类型及特性

	直径(英寸)	硬度	尖端	涂层	功用
Cope Mandril (COOK)	0.018	++	软	疏水	穿刺导丝
Bentson (COOK)	0.035	++	非常软	疏水	穿透导丝或工作导丝
Rosen (COOK)	0.035	+++	弯曲型	疏水	工作导丝
Amplatz (Boston Scientific)	0.035	++++	软	疏水	工作导丝
Lunderquist (COOK)	0.035	+++++	硬	疏水	工作导丝
Glidewire (Terumo)	0.018 或 0.035	++	直或弯	亲水	穿透导丝
V18 (Boston Scientific)	0.018	+++	软	亲水头端	工作导丝

导丝长度约为 145cm。导丝长度非常重要,因为如果需要交换导管,则导丝需要足够长,以维持导丝在靶血管内的位置,保证在体外也有足够的长度,以便使导管完全脱出,并可以将新导管插入血管。长型导丝的长度通常为 180~300cm,主要用于交换长导管。

与导丝一样,导管的种类也十分丰富,根据其头端形状、规格及所用材料的不同分为多种类型。手术的早期阶段,应用导管进行血管造影明确血管的解剖,有助于诊断,也可用于引导手术。对于大血管(如主动脉),需要高流量使其巨大管腔显影,因此,理想的导管需要可耐受高压,并能通过管腔中心注射造影剂。这些都可以通过猪尾导管完成,其头端卷曲、坚固稳定,可以进行高流量造影剂注射(例如,主动脉造影术)。该导管头端有多个侧孔,使造影剂扩散更均匀。

分支血管的介入手术需要使用头端弯曲的选择性导管(selective catheter)(图 2.4),有助于进入分支靶血管。根据形状和功能的不同,选择性导管类型极多。

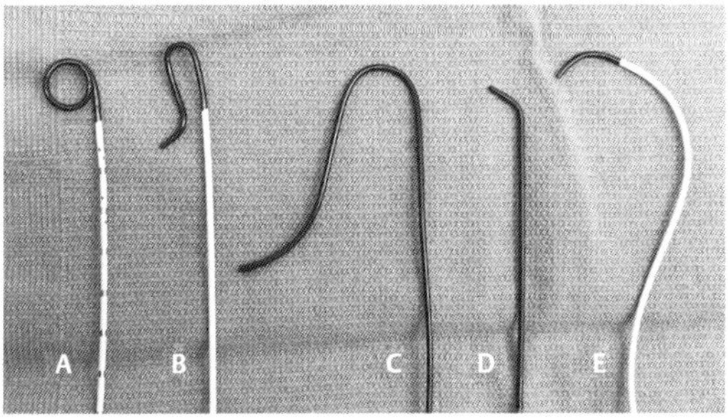

图 2.4　选用合适的导管至关重要，有助于更好地选择血管，并在血管中推进。常见导管有以下 5 种。A：猪尾导管；B：Sos 导管；C：Simmons 导管；D：Berenstein 导管；E：眼镜蛇导管。

导管的头端有轻微成角的、弯曲的、J 型的、反向弯曲的。靶血管与其母血管之间的成角决定了合适的头端形状。例如，微成角的头端适用于颈动脉和锁骨下动脉。当想要跨过主动脉分叉或选择内脏起源的动脉或肾动脉时，弯曲的、J 型或反向弯曲的导管可能更加适合。还可以根据目标分支血管的解剖选用不同形状头端的导管。目前有各种形状头端的导管可用，导管通常以其形状及其发明者命名。

有时可以使用导管选择或超选目标血管，不需要将导丝插入拟入血管分支。通常可以通过缓慢回退导管直到其头端弹入分支入口，此时可以将头端柔软的导丝顺着导管推进目标血管。柔软的导丝头端可以降低引起动脉痉挛或撕裂的风险。

如果还需要进一步对血管远端分支进行超选，通常选用微导管系统（microcatheter system）。将微导丝与微导管组合，沿着导管（固定支撑在血管分支入口）推进到分支血管内（图 2.5）。微导管可为直型或进行特定的塑形，但通常规格为 2~3F，可进入一些狭窄的血管而不导致血管痉挛。

直径小、扭曲、狭窄或闭塞的血管对于常规导丝是一种挑战。特制的亲水导丝（hydrophilic guidewire，如 Glidewire）和亲水导管（Glidecath）具有聚四氟乙烯涂层（PTFE），在湿润时仍能保持表面光滑，有助于更好地完成介入治疗。导丝的头端通常是弯曲的，头端的指向可以在旋钮装置的帮助下进行“操控”，旋钮装置安装在导丝的

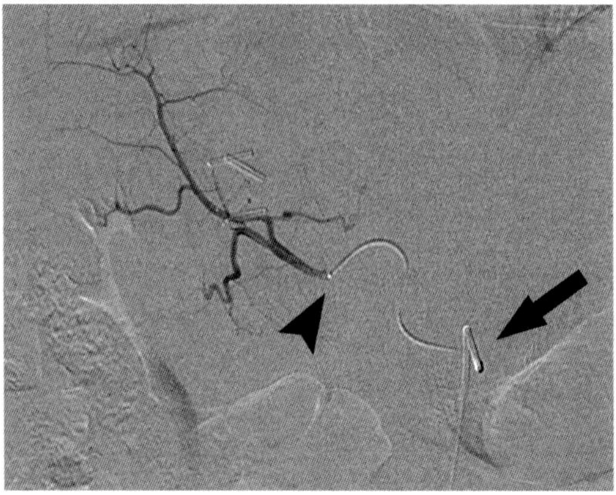

图 2.5 微导管-微导丝系统超选插入微小血管。DSA图像显示选择性导管插入腹腔干(箭头所示),而微导管推进肝右动脉(三角箭头所示)。

尾端。头端转向导丝(tip deflecting wire)可在推进导管通过成角血管时提供帮助。在导管内,其头端可以通过特殊设计的手柄进行操控。上述特性使得导丝与导管更容易通过复杂的解剖结构。导管与导丝到达目标血管后,就可以进一步实施介入手术。

球囊血管成形术器械与耗材

血管狭窄或闭塞常见于病理性改变,包括动脉粥样硬化、肌纤维发育不良或外压性疾病。狭窄血管的再通可以采用球囊血管成形术(balloon angioplasty)和(或)支架植入术。

球囊血管成形术通过使用球囊从病变内部进行扩张,施加朝外的径向压力从而使病变碎裂。对于动脉粥样硬化所致的血管狭窄,有效的血管内成形术治疗机制是在严格控制血管内膜损伤的基础上,利用血管修复反应,增大管腔横截面积。球囊整合在导管头端,将导管沿着导丝推进通过病变,到达合适的位置后扩张球囊。根据大小、长度及径向压力不同将球囊导管分为多种类型(图 2.6)。压力泵(insufflator)是一种手持泵,利用稀释造影剂对球囊进行扩张。

球囊的两端具有两个放射显影的标记,标示球囊长度。两个标记

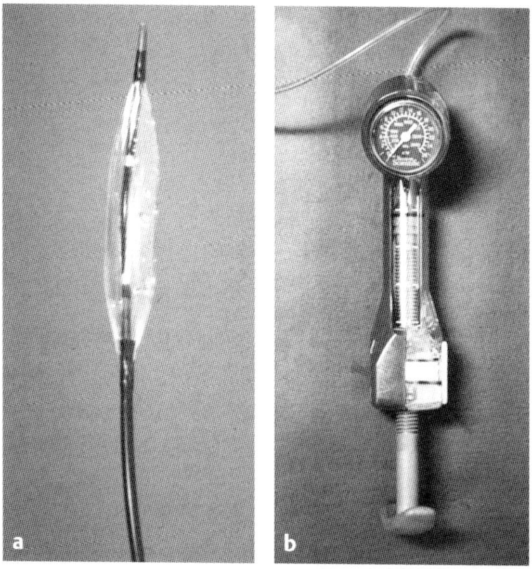

图 2.6　(a)血管成形术可扩张球囊示例。球囊血管成形术中将未扩张球囊放置于靶病变处，使用(b)压力泵(infufflator)扩张球囊。

之间的部分被称为球囊的“工作长度”，是球囊对拟治疗病变提供最大径向压的部位。放射显影标记对于准确放置球囊“工作长度”于拟治疗病变中至关重要。球囊一般从外向内进行扩张，中央部位最后扩张。球囊中部的“腰线征(waist)”提示病变的一部分对径向压力存在抵抗(图 2.7)。成功的球囊成形治疗是不能存在腰线的。

血管内球囊成形术前，需要仔细选择合适规格的球囊。球囊选择需要考虑的主要因素有：靶血管的情况，拟治疗病变的性质、长度及其在血管内的位置(例如，血管内，分支入口等)。

理想血管成形术中，球囊须覆盖病变的全长并仍有余量，比正常管腔直径大 10%，可以施加足够的径向压力，以增加腔内表面积。有些病变钙化严重，或由坚韧的纤维组织组成，可能需要较大径向压力才能扩开。而这也对球囊的要求更高，其必须可以承受更高的压力而不会破裂。

标称压力(nominal pressure)是指将球囊扩张到标称直径所需的

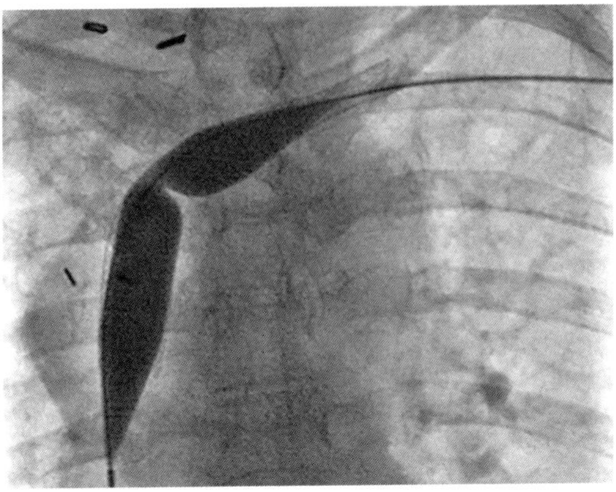

图 2.7 球囊腰线征示例。这意味着梗阻或病变对球囊的径向压力仍然存在抵抗。(This image is provided courtesy of Joshua Pinter, MD, University of Pittsburgh Medical Center.)

压力(以大气压为单位)。爆裂压(burst pressure)是指球囊能够安全承受而不爆裂的最大压力。可以认为爆裂压是球囊充盈的轻微上限。达到爆裂压后还可以加压，但是任何额外增加的压力都有可能导致球囊破裂。

球囊的另一个重要特征就是对所受压力的顺应能力。球囊可以分为顺应性球囊、半顺应性球囊和非顺应性球囊。每一种都有其特定的用途。顺应性球囊(compliant balloon)在扩张后可以让球囊的每个部位都能贴合血管轮廓。顺应性球囊是闭塞血流,完全撑起支架或移植物并使其贴合血管壁的理想选择。

与顺应性球囊相比,非顺应性球囊(noncompliant balloon)随着压力的增加,其直径增加较小。随着压力和硬度的增加,非顺应性球囊不容易贴合血管轮廓。因此,在给定的充盈压下,病灶能够受到更多的球囊压力。非顺应性球囊的特性使其成为重度钙化病变血管成形术的理想选择。切割球囊(cutting balloon)是一类非顺应性球囊,该球囊外表面纵行安装显微刀片。球囊扩张后,刀片割破病变,不需要很高的压力就可以扩张血管。半顺应性球囊(semicompliant balloon)是最常用的血管成形术球囊。其顺应性介于顺应性球囊和非顺应性球囊之间，随着压力的增加可以持续的扩张，但扩张度增加很慢。半顺应性球囊适合普通的动脉粥样硬化病变。

球囊扩张后，将球囊留置 0.5~2 分钟，然后释放压力，使血流再通。若球囊压力过载就有可能破裂。球囊破裂比血管破裂问题要小得多，因此，开始手术时应先保守地选用规格较小的球囊。

支架植入术器械与耗材

支架放置于血管或腔道器官中，用以支撑和维持管腔扩张。临床可见多种类型的支架，包括胆道支架、肾输尿管支架及血管支架。支架的主要功能是维持狭窄管腔成形术后管腔的直径，以及治疗外压型管腔狭窄。

支架可分为两种类型：自膨胀支架和球囊扩张支架。自膨胀支架（self-expanding stent）通常由镍钛合金制成。自膨胀支架能够压缩并安装固定于支架输送系统（图 2.8）。支架和支架输送系统可通过特定的血管鞘抵达病变部位。放置到位后，压缩的自膨胀支架将恢复其本来的形状。因为该特性，自膨胀支架成为外压性狭窄和复杂扭曲血管狭窄治疗的首选。但其缺点是撑开的过程中长度会变短，从而提高了精准放置支架的难度。

球囊扩张支架（balloon-expandable stent）固定于球囊导管之上。当输送到靶病变处之后，将球囊扩张，从而将支架张开。支架无法自主扩张，而且一旦支架张开，其形变无法恢复。与自膨胀支架相比，该类支架能够提供更大的径向压力，而且当其放置完毕后，其长度不会缩短。对于非扭曲血管和非外压性狭窄，球囊扩张支架是首选。

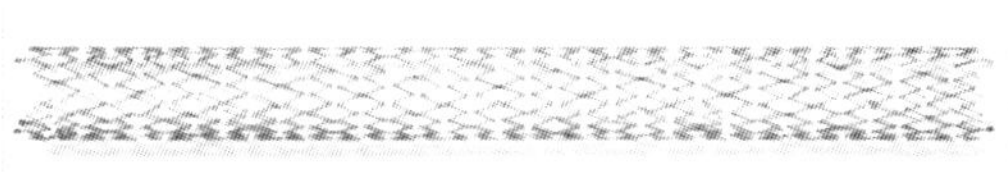

图 2.8　自膨胀血管支架示例。自膨胀支架置入可使管腔扩张，增大管腔表面积。

改进型支架还有药物洗脱支架及药物覆膜支架。将特定的药物涂布于支架上防止血管内膜增生。血管内膜增生是血管远期再狭窄的主要原因,治疗常用药物为紫杉醇和西罗莫司。尽管目前药物洗脱支架和药物覆膜支架主要用于冠脉，但其在外周血管的应用正在逐步增多。其最大的缺点是价格昂贵。

大多数的支架全长呈镂空状态(类似金属网栅),在血管内起到支撑作用。其内流过的血流仍能够通过支架上孔隙接触到血管壁。覆膜支架也是一种金属支架,不论是自膨胀型还是球囊扩张型,均涂覆特殊膜性材料(通常为聚四氟乙烯)(图 2.9)。血流流经覆膜支架并不接触血管壁,覆膜发挥了血管壁的功能,形成了血流的通路。当一部分血管需要被隔离在血液循环之外的时候，覆膜支架就成为最好的选择。覆膜支架常用于治疗血管破裂和动脉瘤等疾病。

栓塞用器械与耗材

栓塞技术用于血管内阻塞血流。常用栓塞材料包括:线圈、血管塞、颗粒栓塞剂、组织硬化剂。栓塞材料都是通过导管递送,发挥闭塞血管的作用。每种栓塞材料都有其特有的应用价值,也都有其独特的优缺点。栓塞材料的选择基于栓塞的原因、靶血管的特征,以及术者的偏好。

金属线圈(metallic coil)是栓塞的常用材料,可以用于止血,改变血流方向(图 2.10)。线圈可由各种金属材料制作:钛、钨、铂、镍钛合金或不锈钢。线圈可塑形也可以扩张释放,以匹配各种血管。线圈本

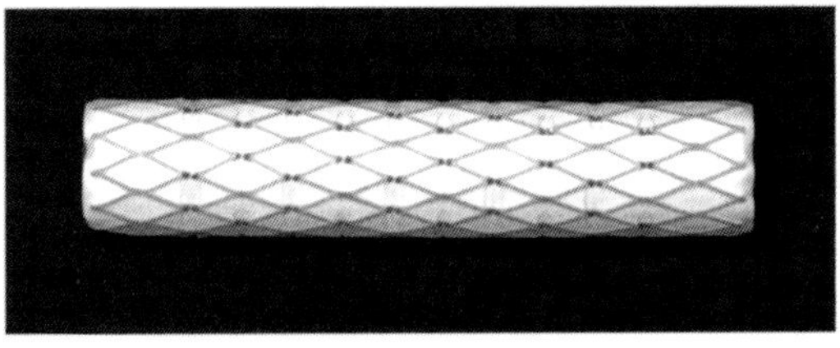

图 2.9 覆膜支架示例。覆膜支架通常置于血管缺损处(如动脉损伤),用于堵塞缺损,重塑血流,引导血流流经支架。

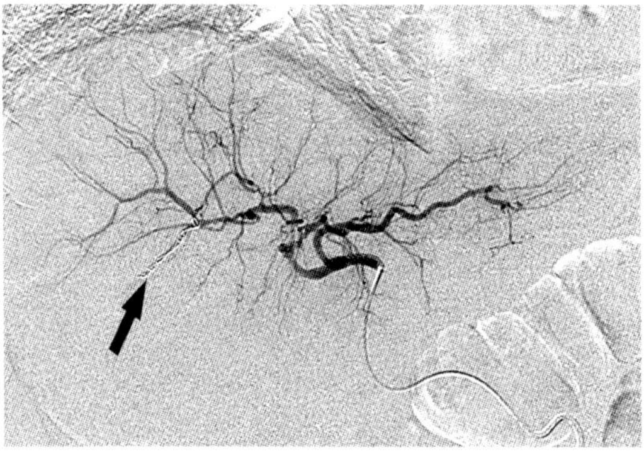

图 2.10　数字减影血管造影图像(箭头所示)显示线圈置入在肝动脉出血分支内，达到止血目的。(This image is provided courtesy of Matthew Evan Krosin, MD, University of Pittsburgh Medical Center.)

身并不会完全闭塞血管,但可以减缓血流,激发机体的凝血机制。聚酯纤维通常被置于线圈中,用于激活和加速血栓形成。线圈的形状和规格多种多样。线圈的直径为 0.010~0.035 英寸,而直径的大小决定了线圈的硬度,以及输送时需选用的导管型号。线圈多以其展开的直径、形状(例如,6mm,直行)和长度(例如,14mm)命名。线圈长度指其完全展开的长度,只能为术者提供参考,用于评估线圈放置后的大概长度。线圈规格的选择主要是基于靶血管的特征。

可推送线圈固定在导管内，然后采用导丝或生理盐水推送释放。缺点是一旦线圈送入血管,其位置将不能调整。新一代线圈是可解脱线圈。术者若对线圈放置不满意,可调整线圈位置,甚至可以完全将其移除。当对线圈置入位置满意后,就可以释放线圈。可解脱线圈可以精准放置,这种优势也使得其价格比起传统线圈要高很多。线圈可操控程度和解脱机制,因其原理和生产厂商不同而不同。其他特制线圈,如水解膨胀圈(hydrocoil)不但可解脱,也可膨胀,即当其在血管中暴露于血液时能够变粗。这样可以减小线圈中的微通路,降低血管再通的概率。

线圈的优势在于其可被广泛应用于各类血管。用于高流量的动脉和用于低流量的静脉同样有效。对于机体来说,线圈不可吸收,故可以长期的闭塞血管。其缺陷是一旦放置完毕,那么几乎没有机会对其远端血管再次进行介入治疗。

与线圈类似,血管塞(vascular plug)为盘状或软木塞状网织物,由镍钛合金丝编织而成,可激活内源性凝血级联放大反应,促进血管闭塞(图 2.11)。血管塞经过多年的发展,其最初的灵感来源于用于封闭房间隔缺损的装置。血管塞的优势是其一旦置入成功,移位的风险非常低,即使是放置于血流量很大的大血管内。与昂贵的线圈类似,血管塞是可解脱的,因此,其可以被更加精准地放置。单个血管塞可用于封堵直径较大的血管, 往往使用多个线圈堆叠也无法彻底封堵此类血管。血管塞的缺陷包括费用昂贵,初始完全堵塞率较低,置入后完全闭塞血管的时间不确定,以及因放置时所需导管直径较大,将其放置于扭曲或远端的血管较为困难。新型血管塞更容易导致血栓形成,体积更小,在一定程度上弥补了上述缺陷。治疗脾外伤是其最常见的急诊应用。其他应用包括治疗血管畸形、血管塞辅助胃底静脉曲张栓塞术(PARTO)。

颗粒栓塞剂(particle)呈微小球形或多边形,直径 40~1300μm(图 2.12)。颗粒栓塞剂由各种不同的材料制成, 包括三丙烯基明胶

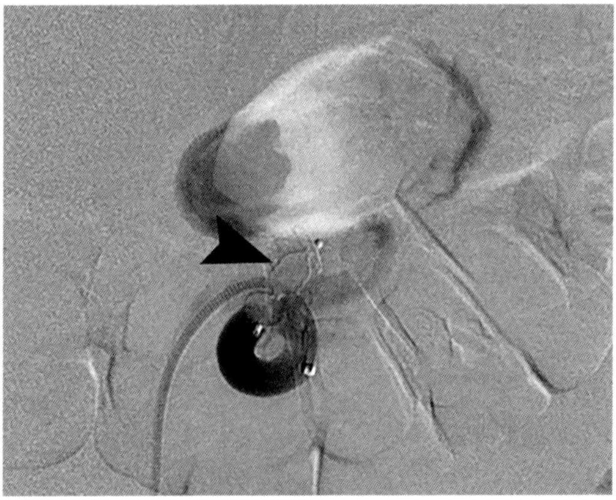

图 2.11 数字减影血管造影图像(箭头所示)提示脾动脉损伤后, 脾动脉近端成功置入血管塞。(This image is provided courtesy of Matthew Evan Krosin, MD,University of Pittsburgh Medical Center.)

(TAGM)和聚乙烯醇(PVA)。将颗粒栓塞剂与造影剂混合,通过导管输送,在靶器官动脉远端驻留,从而产生炎症,进一步促进血栓形成。

颗粒栓塞剂的主要优势在于，其可以到达因太细而导管不能到达的动脉血管网。需要注意的是,颗粒栓塞剂必须从靶血管的上游冲入,一旦颗粒栓塞剂离开导管,则无法控制其去向。必须仔细考虑后选择给药部位,避免颗粒进入非目标区域,引起“非靶栓塞(nontarget embolization)”并发症。颗粒栓塞剂最常用于治疗急诊支气管咯血以及子宫出血。其他应用包括治疗各器官肿瘤。

明胶海绵是从皮肤中提取的一种生物材料,常用于外科手术止血。长期的检验证明明胶海绵是有效的栓塞剂。使用时,通常将明胶海绵碎片与造影剂混合后注入靶血管。明胶海绵可部分闭塞血管,促进血栓形成。明胶海绵的独特优势在于其栓塞效果是短期的。几周

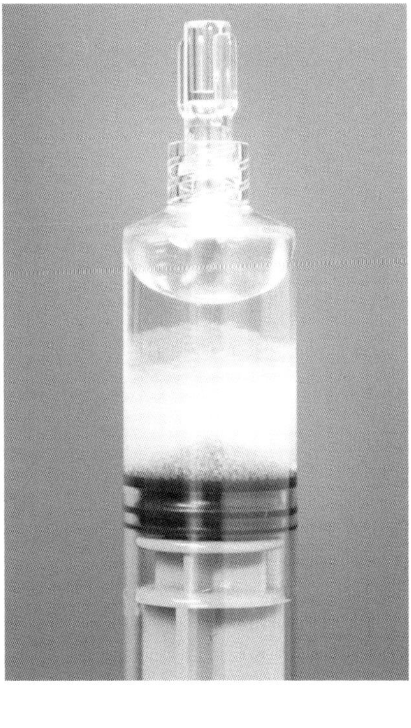

图 2.12 微球颗粒由三丙烯明胶或聚乙烯醇(PVA)制成。将其与造影剂混合,通过导管注入靶血管,颗粒驻留在靶器官动脉的远端，产生炎症并进一步促进血栓形成。

后,明胶海绵会被逐渐吸收,血管会再通。因此,明胶海绵成为一种良好的止血选择,血流最终可以流向愈合后的组织。

明胶海绵其他的优势还包括价格低廉、使用方便、疗效评估手段多样。除栓塞时效短外,基本没有缺点。明胶海绵最常见的应用是治疗急性盆腔外伤。

液体栓塞剂(liquid embolic agent)在某些情况下应用价值巨大。常用液体栓塞剂有:正丁基-2-氰基丙烯酸酯(n-BCA,是一种组织黏合胶,商品名 Trufill)和乙基乙烯醇(EVOH,商品名 Onyx)。栓塞剂通过导管或微导管注射,血流将其输送到目标栓塞部位。血液中的阴离子使混合物聚合并形成血管内铸型。

液体栓塞剂主要的优势是其不依赖内源性凝血机制。黏合胶能够快速凝固铸型, 迅速阻断血流。缺点包括对术者操作经验要求较高,存在导管黏附的风险(导管拔除困难),以及易导致非靶栓塞。

上述液体栓塞剂并不常规用于急诊, 但在某些情况下可以考虑应用。例如,黏合胶和 EVOH 可有效栓塞胸部或腹壁动脉远端分支的出血,但其应用范围相对保守,仅用于凝血功能障碍,使用其他栓塞剂效果不佳的患者。液体栓塞剂还有其他非急诊用途,特别是治疗血管畸形。

硬化剂(sclerosant)包括十四烷基硫酸钠、聚多卡醇(肉桂醇)和无水乙醇等,可以破坏血管壁内皮细胞和其他细胞,导致瘢痕形成、管壁破坏、血小板激活和凝血级联反应激活。硬化剂通常用于静脉或治疗淋巴血管畸形。硬化剂在紧急情况下的应用有限。

封堵装置

手术完成后,需拔除导丝、导管、血管鞘,并封堵血管穿刺针孔。静脉穿刺点只需人工按压几分钟即可闭合。也可以通过人工按压封堵动脉穿刺点,但按压所需时间更长,约 10 分钟,对于凝血障碍的患者，甚至需要1小时以上。封堵装置常用于动脉切开术患者，用以闭合穿刺点，减少按压时间。封堵装置的选择往往取决于医疗单位的供应商，因为各种类型的封堵器都可以达到止血的效果。封堵器给患者提供了很大便利，可以帮助患者在动脉手术后尽早下床活动。

Perclose 血管缝合器（Abbott Vascular，加利福尼亚州，圣克拉拉）可以通过导丝导引穿过动脉穿刺点，确定位于动脉内后，在动脉腔内将带有缝合材料的线脚从血管缝合器末端释放，随后缝合器自配的两根缝合针穿过穿刺点两侧的血管壁，针头捕获血管缝合器线脚的缝线。将缝线与针头一起撤出血管壁。然后将缝线打结，封堵动脉穿刺点。

AngioSeal 封堵器（Terumo Interventional Systems，日本，东京）创新地应用了共聚物锚片-血管穿刺点-明胶海绵三明治夹心法构建机械性封堵装置。通过缝线将锚片和明胶海绵紧密压缩，从而牢牢封堵住位于两者之间的穿刺点。共聚物锚片、明胶海绵和缝线随着时间推移可自然吸收。

Mynx 封堵器（Cordis，加利福尼亚州，米尔皮塔斯）首先将球囊导入动脉，并扩张进行止血。扩张后的球囊会退到动脉穿刺点处，从动脉侧堵住穿刺点。接下来，使用聚乙二醇封堵剂封堵动脉穿刺点的外口。然后将球囊减压并拔除，封堵剂即可封堵住穿刺点。封堵剂随着时间的推移可自然吸收。

Starclose 封堵器（Abbott Vascular，加利福尼亚州，圣克拉拉）使用镍钛合金夹封堵动脉穿刺点。合金夹可机械性的闭合动脉穿刺点。

2.2 非血管介入手术器械与耗材

非血管介入手术包括积液引流、组织活检、输尿管和胆管系统的介入手术，以及出于治疗目的的药物注射。所有病例治疗的第一步是应用 Seldinger 技术或套管针技术穿刺靶病变。因此，需要配合使用一系列的器械与耗材,以完成手术。

尽管血管介入和非血管介入在很多方面存在相似之处，但是用于非血管介入手术的器械、耗材和技术更加多样。血管内介入手术靶穿刺点相对表浅,而且通常与皮肤之间没有危险结构。非血管介入手术的靶部位相对较深,有时需要特定的器械与技术。

引流手术

如果积液较少,可将引流导管插入靶区抽吸;如果积液较多,可将引流导管留置,持续引流积液。Seldinger 技术在用于非血管介入与血管介入方面时基本相同。其主要区别在于非血管介入需要更长的穿刺针和导引系统。

血管内介入的微穿刺套件也可以用于非血管介入手术的穿刺。但是,大多数的穿刺套件中的导引鞘长度只有 7cm,因此,只能应用于表浅病变。

用于深部病变的常见穿刺针有 Accustick(Boston Scientific,马萨诸塞州,纳蒂克)和千叶针 Chiba(Cook Medical,印第安纳州,卢布明顿),18~22G,长度 10~20cm(图 2.1)。上述穿刺针的使用流程如下:

1.使用图像引导,将穿刺针推进到靶部位。

2.将 0.018 英寸微导丝通过穿刺针放入积液腔内。

3.沿着导丝将穿刺针交换为同轴引导鞘(由加强杆、内扩张鞘和外鞘组成)。

4.移除微导丝,交换为 0.035 英寸导丝。

Yueh 导管(Cook Medical,印第安纳州,卢布明顿)是一种替代方案,将空芯针装配在 4~5F 导管(长度 5~20cm)内构成一种同轴系统(图 2.13)。以与其他穿刺针相似的方式,推进到靶部位,但不同的是,将针移除后可以直接使 0.035 英寸导丝穿过导管。从而跳过了使用 0.018 导丝和引导鞘的中间步骤,直接应用 0.035 英寸系统。

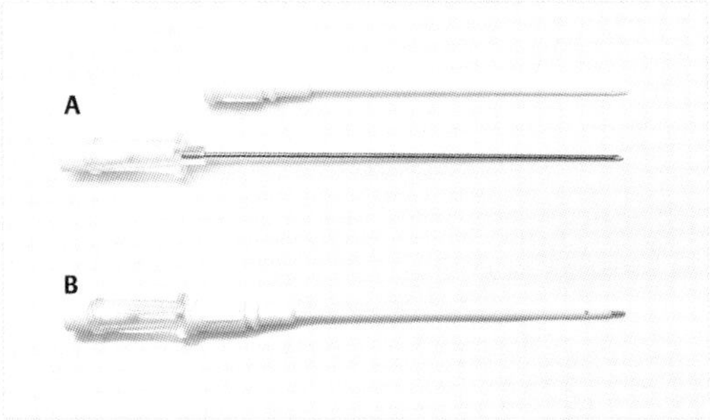

图 2.13 Yueh 导管由空芯针和 5F 导管构成。A：当其尖端达到靶目标，针芯即可拔除，仅留 5F 导管。然后将 0.035 英寸导丝从 5F 导管内推进；B：Yueh 导管组装后的整体外观。

将 0.035 英寸导丝准确放置到位至关重要，其可以为后续步骤提供坚固的支撑，当其他器械沿导丝到达深部组织时，不易打折和扭曲。0.035 导丝放置到位后，将引流导管沿导丝送入靶部位。

为了给导管提供额外的支撑和抗弯折性，多数引流导管都配有加强型内套管。有些导管甚至配有两层加强型内套管(一个偏硬，一个偏软)。当导管和内套管组合推进到达积液后，将硬质套管固定住，仅将导管进一步推进置入积液中。

套管针技术(trocar technique)是 Seldinger 技术的延续。其理念是直接穿刺到达靶部位而不行导丝交换。使用套管针技术将引流导管置入积液中，首先需将导管装配到硬质套管。硬质套管有一尖锐针芯，不需导丝导引或预扩张通道，直接将导管植入积液。实际上，随着套管的推进，尖锐的针芯可直接穿透组织到达积液腔。导管在组织穿行时，硬质套管为其提供支撑，防止其弯折。

使用套管针技术时，首先在拟穿刺置管部位皮肤做一小切口。将套管针从皮肤切口插入，然后推进，直到尖端进入靶部位。随后推进导管使其脱离针芯和硬质鞘管，进入积液中。导管放置完毕，连接三通和引流袋。导管需使用缝线固定于身体。

该技术的优势在于其无须导丝和扩张鞘即可将较大导管（8~16F)直接置入靶部位。通常适用于较大和浅表的靶部位，周围无重要危及器官,最好有超声实时引导。

引流导管根据形状和规格不同分为各种型号，需根据应用目的进行选择。很多引流导管可通过尾端拉绳将端锁定成猪尾巴形状。锁定导管可减少其移位和脱出的可能性。

通常,猪尾导管用于引流积液。该类导管在头端有多个侧孔,有利于引流。猪尾导管规格需根据拟引流的积液量决定。25mm 猪尾导管可用于中等量积液,而 10mm 猪尾常用于少量积液。两种常见的猪尾导管的改进型为 Dawson-Mueller 管和多功能引流导管(Cook Medical)。两者基本相同,但是多功能引流管有 25mm 猪尾和更多的侧孔。

尽管猪尾导管对于多数单纯性积液有效，但对于复杂或黏稠的积液,可能需要更大直径且拥有更多侧孔的导管。Gordon 大孔径导管(Cook Medical)就是一类符合上述要求的导管。

各种胆管引流导管(biliary drainage catheter)的硬度和长度不同,但都有共同的特征,即除了头端有侧孔外,导管腔也有侧孔,以在其行程中最大化的引流胆汁(图 2.14)。当其通过胆总管进入十二指肠后，可将头端锁定为猪尾形状。胆汁可以从梗阻水平以上进入引流管,通过猪尾孔排出;因此,导管可发挥内支架的功用。

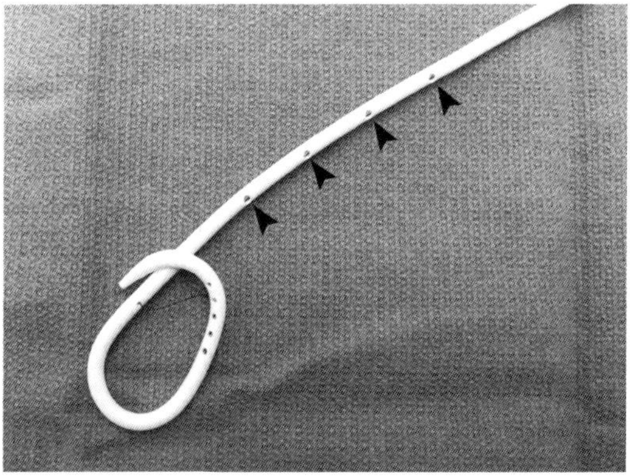

图 2.14　12F 内外胆管引流导管示例。导管进入十二指肠后,将尾绳拉出,将导管头端固定为猪尾形状。注意导管头端和管腔均有侧孔(箭头所示)。

肾造瘘导管头端锁定于肾盂内。肾输尿管造口引流管(也称为肾输尿管造口支架管)是终止于膀胱的长导管,一部分位于患者体外,而两端在体内形成猪尾，一端在肾盂中形成猪尾，另一端在膀胱中形成猪尾。尿液在肾内进入近端猪尾,导管的输尿管部分将尿液送至膀胱。

活检手术器械与耗材

活检手术与其他非血管穿刺手术相似。通过 CT 或超声引导穿刺针置入靶病变(对病灶进行活检),同时确保针道上没有重要器官。穿刺靶病变的技术主要有两种:同轴技术和并行针技术。

同轴技术(coaxial technique):先将一根直径较大的针穿刺到病变的边缘,然后将更细的穿刺针穿入病变。同轴技术的主要优势在于只需完成一次穿刺。

并行针技术(tandem technique):首先在病灶处放置一根参考针,活检针并行于该针,以参考针作为进针深度和穿刺针道的导引。

无论采用哪种技术，穿刺到靶病变后的目标都是获得病理标本。获得标本的方式也有两种:细针抽吸活检和切割针活检。两种方式的主要区别在于获取标本的数量和质量。

细针活检(fine-needle biopsy)能够获得病变中的细胞用于细胞学检查。一般选用 20~25G 穿刺针,针尖形状多样,但最终目的都是为了更好地取得病变细胞。细针活检最好的方式是细针抽吸活检(FNA)。FNA 通过将 10mL 注射器连接到穿刺针,从尾端回抽获得负压抽吸力。切割针尖在病灶内反复切割搅动,这个过程中持续抽吸,将组织内血液和细胞抽取入注射器内。

细针穿刺但不抽吸的技术在临床上很少应用,该技术仅将穿刺针穿入病变部位,并在病灶内来回穿刺,不将注射器连接到针尾,也不进行抽吸。在病变中多次穿刺后,组织内血液和细胞通过毛细管效应填充到穿刺针内。

如果临床需要组织块,则需要使用更大规格的活检针(14~20G)

进行空芯针活检(core biopsy)(图 2.15)。空芯活检针有一个长的内芯,在其尾端有一凹槽(图 2.16)。抽拉外针,待击发。外针由弹簧击发,击发时,外针快速沿着内针及其凹槽向前滑动(见图 2.16)。当内针位于病变内时,靶组织嵌入在针槽内。弹簧击发外针滑过凹槽,就可以获取组织块。凹槽的长度决定弹射的长度(也决定获得组织量的多少)。空芯活检针可重复利用,以获得更多标本。

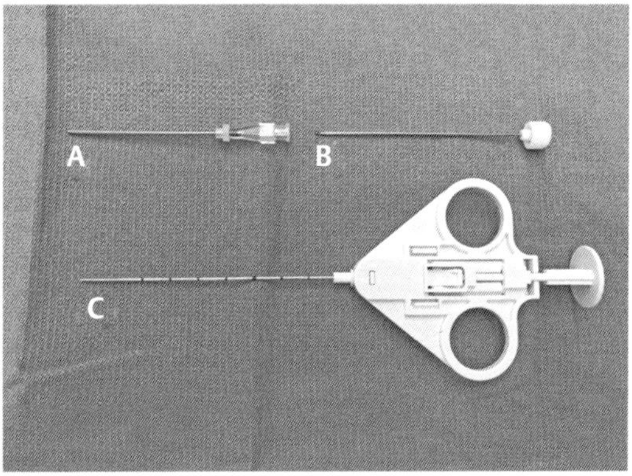

图 2.15 活检枪。A:引导鞘针;B:针芯。引导鞘针和针芯一起穿刺到靶病变的边缘。C:活检针内针(前端有一凹槽)通过导引针鞘穿刺进入病变。弹簧击发,使活检针外针沿内针迅速射出,通过凹槽获取组织标本。

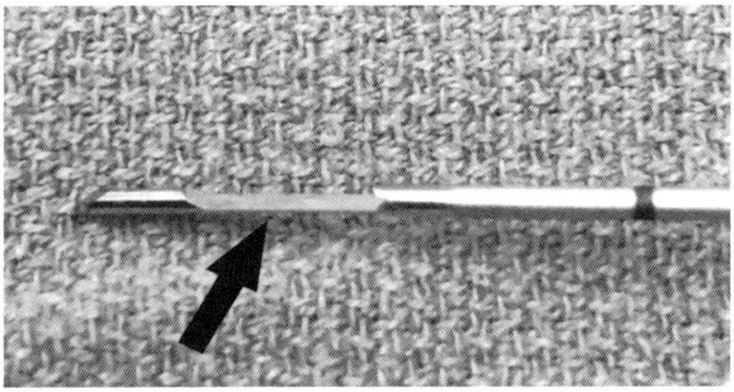

图 2.16 空芯活检针内针头端有一凹槽(箭头所示),抽拉外针,待击发。

推荐阅读

[1] Kaufman JA, Lee MJ. Vascular and Interventional Radiology: The Requisites. 2nd ed. Amsterdam: Elsevier; 2014

[2] Harrigan MR, Deveikis JP. Handbook of cerebrovascular disease and neurointerventional technique. 2nd ed. Totowa, NJ: Humana Press; 2013
[3] Zhu X, Tam MD, Pierce G, et al. Utility of the Amplatzer Vascular Plug in splenic artery embolization: a comparison study with conventional coil technique. Cardiovasc Intervent Radiol. 2011; 34(3):522–531
[4] Lopera JE. The Amplatzer Vascular Plug: review of evolution and current applications. Semin Intervent Radiol. 2015; 32(4):356–369
[5] Das R, Champaneria R, Daniels JP, Belli A-M. Comparison of embolic agents used in uterine artery embolisation: a systematic review and meta-analysis. Cardiovasc Intervent Radiol. 2014; 37(5): 1179–1190
[6] Bauer JR, Ray CE, Jr. Transcatheter arterial embolization in the trauma patient: a review. Semin Intervent Radiol. 2004; 21(1):11–22
[7] Vaidya S, Tozer KR, Chen J. An overview of embolic agents. Semin Intervent Radiol. 2008; 25(3): 204–215

第 3 章

血管通路

Suraj Prakash, Lisa Liu, Aaron M. Fischman, Gregory E. Guy

创建血管通路是大多数放射介入手术的第一步，通常是学生或住院医师获得早期实践经验的起点。对于已经有一定实践经验的医师来说,即便大部分情况下都可以轻松建立血管通路,但仍需要在每一次操作中都严格遵循流程。

大多数介入手术都有首选的入路部位,通常是颈部、腹股沟或四肢。在开始之前,应检查拟穿刺部位,确保没有穿刺禁忌证,尽可能避免有持续皮肤感染、近期手术切口或致密瘢痕的区域。尽管可以通过触诊或使用标志点找到靶血管，但标准操作还是应在超声引导下进行。超声可以进行实时引导,使穿刺针在进入靶血管时保持可视化。使用影像引导显著降低了与入路相关的并发症风险。在进行准备和铺巾之前,先进行超声检查确保患者靶血管通畅,这通常由技术人员完成,但最好亲自操作。如果选择的血管由于慢性闭塞或存在血栓而无法顺利穿刺,则检查对侧血管是否可行(图 3.1)。

在穿刺皮肤之前,必须使用消毒溶液对穿刺部位进行消毒,并覆盖周围区域,穿无菌手术衣,戴手套,然后用注射器在拟穿刺部位注射利多卡因。

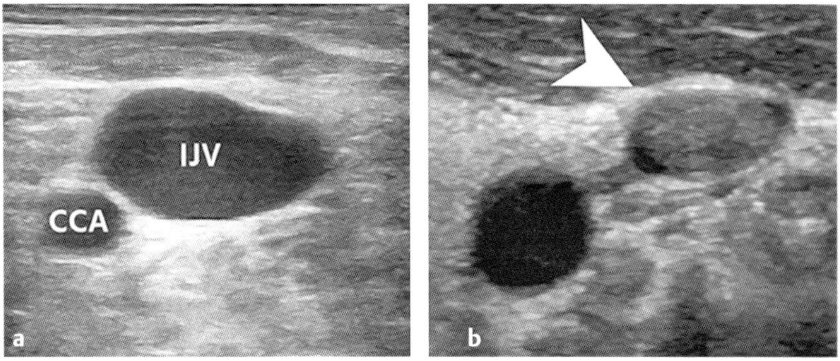

图 3.1　(a)右颈内静脉(IJV)与右颈总动脉(CCA)之间的正常关系。(b)术前对右侧 IJV 的超声评估显示静脉内存在闭塞性血栓(箭头所示)。

正确建立血管通路需要双手配合操作,一只手拿超声探头,另一只手拿穿刺针。有些医师会选择在开始进针时将注射器连接到针头上。无论哪种方式,都要保持探头垂直于皮肤,穿刺针接近平行于皮肤,针尖斜面朝上,目的是在与探头相同的层面进针,并全程观察针尖的位置。如果不确定所看到的是否为针尖,可以轻轻摇动探头。在操作时,眼睛要尽量看着超声屏幕,而不是一直低头看针,对于刚开始操作的初学者而言可能不太习惯,但是随着不断练习就会慢慢适应。

理想情况下,当推动穿刺针时,会看到针尖进入血管,其他的征象包括针头刺入血管前,血管壁会向内“隆起”,以及穿刺的触觉反馈(图 3.2)。针头进入血管腔后,血液会通过针头回流。如果是在动脉中,血液回流是喷射性的;而在静脉中,血液将从针头中缓慢流出。如果穿刺针上接着注射器,可以尝试抽吸。当针在静脉中时,抽出的是暗红色的静脉血;如果针在管腔外,则会遇到阻力。

穿刺针进入血管后,其余步骤应遵循 Seldinger 技术,如第 2 章所述。当通过穿刺针推进导丝时,不应感到明显阻力,否则表明导丝可能进入到内膜下间隙或血管腔外。在导丝进入时,需要用 11 号手术

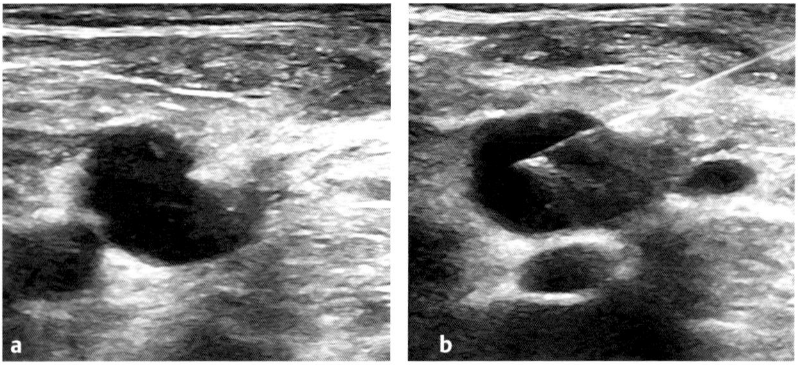

图 3.2 超声引导下经颈内静脉入路示例。(a)针尖进入到静脉的外壁,使血管向内“隆起”。(b)进一步推进穿刺针使针尖进入颈内静脉腔。观察颈内静脉中的针尖有助于在进行手术之前准确定位。(These images are provided courtesy of Avinash Medsinge, MD and Pattana Wangaryattawanich, MD, University of Pittsburgh Medical Center.)

刀片在导丝进入的部位做一个皮肤小切口，以确保后续的操作工具可以顺利通过而不会被皮肤卡住。在做皮肤切口时,应注意不要用刀片切割血管或导丝。有些医生喜欢在进针之前先做好皮肤切口。

导丝就位并做好皮肤切口后，鞘管和扩张器可沿导丝滑动并进入血管。固定血管鞘后,取出扩张器和导丝,将鞘管留在血管内,后续的操作工具(专用导管、导丝等)就可以通过血管通路安全进入。

3.1 静脉通路

大多数涉及静脉系统的介入手术都是从颈内静脉或股静脉入路开始。入路部位和偏侧性都是需要考虑的重要因素。例如,右 IJV 至心脏的路径较直，并且可以使导管弯曲最小化，是某些手术的理想路径。当进行 IJV 入路时,应首先使用超声识别 CCA,IJV 位于 CCA 的外侧和前方,但该位置也是可变的(见图 3.1)。Valsalva 动作可以增加颈内静脉直径。

如果IJV闭塞,可以选择使用对侧或颈外静脉入路。如果颈静脉无法进入,则考虑锁骨下静脉入路。由于锁骨直接位于静脉上方,超声引导锁骨下入路有时较为困难。使用超声进行股静脉穿刺相对简单,股静脉通常位于股动脉内侧。

由于腔内压力较低且血管壁较薄,静脉通路发生并发症的风险较低。可能出现的并发症包括穿刺部位的血栓形成、静脉穿孔和邻近结构损伤。IJV入路特有的并发症包括气胸和血胸,但都很少见。静脉通路也可以发生血肿,通常见于凝血障碍的患者。

超声引导和优先选择IJV入路基本上可避免气胸的发生,但气胸仍然是锁骨下静脉穿刺时的主要问题,主要是注意穿刺时的穿刺路径,使穿刺针保持在锁骨上方约1cm处,并尽可能保持在超声视野内。

3.2 动脉通路

动脉入路的部位有限,大多数介入手术通过股动脉、桡动脉或肱动脉进行。对于某些外周血管手术,也可以选择下肢的足动脉或顺行动脉入路。

在进行动脉入路之前,应检查远端脉搏强度和毛细血管再灌注情况,防止手术导致闭塞或栓塞并发症。在上肢动脉入路之前,血压的测量和手指灌注情况尤为重要。

股总动脉(CFA)入路是动脉介入治疗中最常见的路径。但是,动脉的通畅性可能会影响CFA入路。例如,患有严重的主髂动脉疾病并且需要探查肠系膜动脉的患者,可能需要选择经肱动脉或桡动脉入路。对于下肢动脉介入治疗,例如,胫动脉或股腘动脉闭塞再通,可采用股动脉顺行入路(经足或不经足入路)。对于后者,可选择足背动脉或胫后动脉。

股动脉穿刺的目标位置是位于股骨头段的股动脉(图3.3),股骨

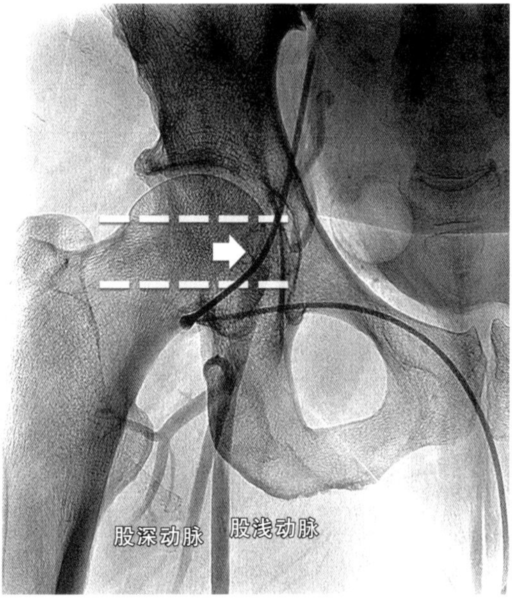

图 3.3 股总动脉切开术的理想位置为股总动脉穿过股骨头的中间 1/3 处。股骨头是坚固的“后壁”，在需要时可以将血管压在股骨头上达到止血的目的。

头可以提供支撑，在需要时压迫和填塞股动脉。在腹股沟韧带正下方放置一个不透射线的物体（如止血钳），头端应大致位于股骨头中部，并拍摄前后位（AP）X 线透视图以确认位置。在成功触诊到所需入路部位的近端和远端动脉后，在该近似位置穿刺股动脉。股动脉分叉应低于该点，可以通过超声进行确认。

肱动脉在超声下很容易识别，但由于其缺乏支撑结构，降低了手动压迫的有效性。

在过去 20 年里，介入心脏病学领域已稳步转向支持经桡动脉入路（TRA）作为冠状动脉介入治疗的首选方法。最近，TRA 在放射介入学中的应用也获得了广泛关注，尽管操作者的熟练度和设备的可用性（例如，合适的导管长度和形状）限制了 TRA 的广泛应用。与股动脉入路相比，桡动脉入路具有显著的优势，包括更有效的术后止血、术后即刻下床活动和增加患者的舒适度，尤其是对于肥胖患者，经股动脉入路较为困难。

血管痉挛是经桡动脉入路需特别关注的问题，有几种方法可以降低这种风险，其中包括使用特殊的亲水鞘管和注射由肝素、硝酸甘油和维拉帕米组成的解痉溶液。手术完成后，将桡动脉加压装置包裹在手腕上，实现非闭塞性止血，将桡动脉闭塞的风险降到最低（图 3.4），在 75~90 分钟之后可以取下。

与动脉入路相关的最常见的并发症是血肿形成。风险因素包括未纠正的凝血功能障碍、动脉切开部位压迫不良、封堵器械展开不当和未控制的高血压。对于 INR>1.5 的患者，可通过在手术结束时使用鱼精蛋白逆转肝素，并给予新鲜冷冻血浆（FFP）来降低风险。

血肿形成的体征、症状和并发症取决于穿刺部位。腹股沟和大腿疼痛通常与股动脉穿刺点血肿有关，肱动脉血肿可能与正中神经压迫相关。对于后者，如果没有及时减压，可能会出现永久性神经功能缺损。对于此类患者必须定期进行术后外周神经系统检查。股动脉血肿引起的神经损伤虽然不常见，但发生时会出现剧烈疼痛。放射状血肿症状较轻，通常在早期就被发现，并且可以根据预期进行处理。动脉通路血肿导致的血流动力学不稳定极为罕见。

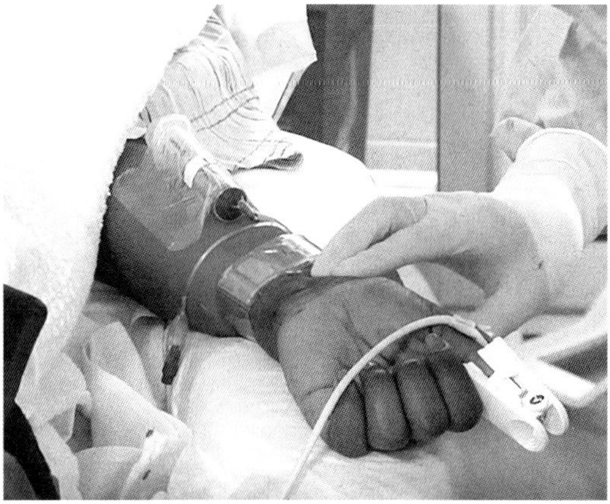

图 3.4 经桡动脉入路术后使用加压装置压迫桡动脉切开部位。与股动脉入路相比，桡动脉入路术后患者的舒适度更高。

假性动脉瘤有时会与血肿混淆。医源性假性动脉瘤发生于动脉穿刺部位，该部位止血不充分导致存在破口，使血液被血管外膜、邻近组织或筋膜包裹而聚集在血管外。假性动脉瘤形成的风险因素包括使用的导管和鞘管型号过大、抗凝药或抗血小板药物的使用，以及动脉穿刺部位不当(股浅动脉、髂外动脉等)。

假性动脉瘤通常表现为疼痛、搏动性的肿块。因为缺乏完整的壁来容纳流入和流出假性动脉瘤的血液，所以其被认为是不稳定的。未经治疗的假性动脉瘤可能会发生破裂，导致出血和缺血性组织损伤。假性动脉瘤的典型超声表现是血流紊乱，在彩色血流上表现为“阴阳征”，在脉冲多普勒上表现为动脉化的“往复”型血流(图 3.5)。治疗假性动脉瘤有几种方式，在介入手术中最常用的方法是在超声引导下将凝血酶注射到假性动脉瘤囊内，以促进血栓形成。更保守的方法是用超声探头按压假性动脉瘤瘤颈。对于难治性病例，可能需要在颈部植入覆膜支架或进行开放性修复手术。

动脉夹层发生在内膜撕裂时(通常是由导丝引起的损伤)，导致内膜和中膜之间形成假腔。在很多情况下，只要采用适当的技术，夹

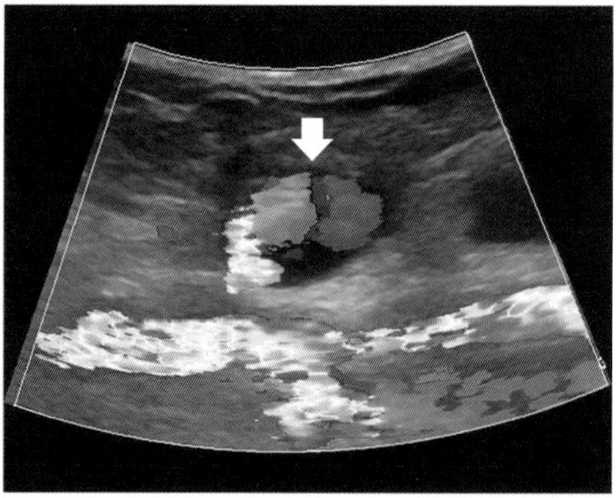

图 3.5　假性动脉瘤“阴阳征”的超声图像示例(箭头所示)。血液通过假性动脉瘤的往复运动将导致血液靠近和远离探头，从而形成典型的红色和蓝色外观。该假性动脉瘤发生在股总动脉入路后。(This image is provided courtesy of Scott Beasley, MD, University of Pittsburgh Medical Center.)(可扫描目录后方二维码查看彩图)

层是可以避免的。如果在推送导丝时遇到阻力,应将其拔出,重新定位穿刺针,以确保其位于动脉腔内。当导管或鞘遇到阻力时,若强行推进,也可能会导致夹层。

经桡动脉入路理论上存在脑卒中的风险,因为在进入降主动脉时需要穿过大血管的起点,可能导致夹层。然而,目前的回顾性研究并没有显示两者存在相关性。

如果影像学检查显示内膜瓣两侧有血,可以考虑为疑似动脉夹层。如果不进行治疗,动脉夹层可能会沿着动脉蔓延并进入分支血管。如果假腔内积聚了足够的血液,真腔的压缩或闭塞可导致动脉血栓形成和缺血性损伤。医源性夹层的治疗通常涉及血管内修复或手术修复。部分动脉夹层可能是自限性的,尤其是起源于与动脉血流方向相反方向的夹层。

动静脉瘘(AVF)是动脉和静脉之间的物理连接。如果在入路过程中同时穿刺动脉和静脉,则可能形成医源性AVF。如果瘘口较小,可能无症状并且可以自发性闭塞;如果瘘口较大,体征和症状包括可触及的震颤、持续的杂音、疼痛和局部肿胀。严重者可导致高输出心力衰竭和(或)远端缺血。可以通过多普勒超声诊断AVF,受累静脉呈脉动波形,动脉在舒张期有持续血流。对于严重的AVF,可以选择血管内支架置入或手术修复治疗。

当入路位于动脉粥样硬化的部位时,常发生远端缺血,斑块的破坏和动脉粥样硬化栓塞可导致远端缺血。有动脉粥样硬化病史的患者有发生这些并发症的风险,术前应完善影像检查,以确保穿刺部位没有动脉粥样硬化病变。在上肢入路时,可能会有来自大血管的动脉粥样硬化物质引起栓塞,在穿过这些节段的时候应十分谨慎,以防止发生脑卒中。

在上肢介入(尤其是经桡动脉入路)时,动脉痉挛也可导致尺动脉侧支循环不良的患者发生远端缺血。最好的方法是在手术过程中使用解痉药进行预防，如果血管痉挛导致缺血，可以考虑动脉内输注罂粟碱。

在进行桡动脉入路之前，需要检查通过尺掌动脉弓到达手部的侧支循环是否充分。Barbeau 试验是一种改良版 Allen 试验，可用于评估尺掌动脉通畅性。在该试验中，在近端桡动脉被压迫的情况下，使用脉搏血氧仪沿着桡动脉远端评估桡动脉脉搏波形。如果波形在压迫时变平，并且原始波形在 2 分钟内没有恢复（Barbeau D 级），则尺掌动脉通畅性不足以保证安全使用桡动脉入路。仅少数（<2%）患者的 Barbeau 分级为 D 级。

推荐阅读

[1] Barbeau GR, Arsenault F, Dugas L, Simard S, Larivière MM. Evaluation of the ulnopalmar arterial arches with pulse oximetry and plethysmography: comparison with the Allen's test in 1010 patients. Am Heart J. 2004; 147(3):489–493

[2] Beyer AT, Ng R, Singh A, et al. Topical nitroglycerin and lidocaine to dilate the radial artery prior to trans-radial cardiac catheterization: a randomized, placebo-controlled, double-blind clinical trial: the PRE-DILATE Study. Int J Cardiol. 2013; 168(3):2575–2578

[3] Boyer N, Beyer A, Gupta V, et al. The effects of intra-arterial vasodilators on radial artery size and spasm: implications for contemporary use of trans-radial access for coronary angiography and percutaneous coronary intervention. Cardiovasc Revasc Med. 2013; 14(6):321–324

[4] Fischman AM, Swinburne NC, Patel RS. A technical guide describing the use of transradial access technique for endovascular interventions. Tech Vasc Interv Radiol. 2015; 18(2):58–65

[5] Kaufman JA, Lee MJ. Vascular and Interventional Radiology: The Requisites. 2nd ed. Amsterdam: Elsevier; 2014

[6] Patel A, Naides AI, Patel R, Fischman A. Transradial intervention: basics. J Vasc Interv Radiol. 2015; 26(5):722

[7] Ratib K, Mamas MA, Routledge HC, Ludman PF, Fraser D, Nolan J. Influence of access site choice on incidence of neurologic complications after percutaneous coronary intervention. Am Heart J. 2013; 165(3):317–324

[8] Romagnoli E, Biondi-Zoccai G, Sciahbasi A, et al. Radial versus femoral randomized investigation in ST-segment elevation acute coronary syndrome: the RIFLE-STEACS (Radial Versus Femoral Randomized Investigation in ST-Elevation Acute Coronary Syndrome) study. J Am Coll Cardiol. 2012; 60(24):2481–2489

第 4 章

中心静脉通路的建立、置管和引流

Devdutta Warhadpande, Gregory J. Woodhead

血管通路的建立和引流是 IR 实习生的必备技能。虽然很多人认为这些是很基础的技术，但如果不认真对待，仍可能会造成很严重的后果。实习生要了解不同类型的设备、每种设备的适应证，以及可能出现的并发症。

4.1 中心静脉通路的建立

虽然许多不同专业的医师可以进行中心静脉置管，但由介入医师放置中心静脉通路成功率更高，并发症更少。影像引导降低了手术并发症的风险，在 IR 手术室无菌环境中操作也降低了感染的风险。

不同医院的操作手法有很大不同，这既取决于医师们的偏好，也取决于医院的规定。对于本章中提出的指导方针，应该持保留态度，因为其可能会根据实际情况而有所不同。

中心静脉通路的需求在介入放射科很常见。考虑到申请的数量，许多医院会允许在没有正式咨询的情况下安排手术。中心静脉通路的放置相对简单,不需要大量的工作(介入操作 4.1)。然而,有一些重要的术前准备是不容忽视的。

操作前首先要考虑置管的指征,以及导管需要植埋的时间。导管和输液港根据管腔口径、耐受压力和最大流速而分为很多种。应选择

介入操作 4.1 中心静脉通路建立

经外周置入中心静脉导管(PICC)可以在不使用影像引导的情况下在床旁操作,但会导致较高的错位率。在进入外周静脉后,插入可剥离扩张鞘,在影像引导下将导丝定位在上腔静脉(SVC)和右心房交界处,并在扩张鞘中心用止血器夹住导丝。将导管剪断并通过扩张鞘送入适当长度。撤离扩张鞘,并保留导管,然后将导管固定到皮肤上。

介入医师放置隧道导管和输液港时通常在超声引导下通过 IJV 置入。隧道导管和输液港的理想通道位于锁骨上方。理想的置管路径是将导管从皮肤穿刺点送入到右心房末端的弧形路径。根据管道类型的不同,需要将导管切割到所需长度,或按照预定长度置入导管。置管前沿导丝插入可剥离的扩张鞘,置入隧道导管时,在锁骨下方 2~3 指宽处做皮肤切口,通过该切口送入导管,直到袖套进入皮下切口内以后,将导管的尖端沿扩张鞘送入,然后剥离扩张鞘。在确保导管尖端位于正确位置后,用肝素水冲洗导管,并用缝线将其固定在皮肤上。

放置输液港时, 在输液港将留置的隧道远端处分离出一个皮下囊袋。囊袋大小需要恰好容纳储液器,因为如果不紧贴囊袋,输液港会发生扭转。导管部分植埋方式与隧道导管类似。将导管切割成所需长度,附着在储液器上,冲洗,埋入皮肤下,然后用可吸收的缝合线封闭皮肤。

正确的导管以满足临床需求。但有时也不一定有完全适配的导管供术者使用,而且这种情况并不少见。

对于接受过多次血管通路建立的患者，应先参考之前的影像学检查,以评估静脉是否通畅并了解相关并发症史。既往有中心静脉通路的患者通常会出现静脉闭塞或存在血栓，在选择部位建立通路前需要先进行仔细检查。

除此之外，操作前还应确定是否存在不能将通路放置在某一特定位置的原因。当肾功能不全患者需放置 PICC 或建立锁骨下静脉通路时,术前评估尤其重要,因为此类患者可能还需要建立透析通路。对于最终可能需要建立瘘管的患者,应避免选择 PICC 或锁骨下静脉通路,但如果不可避免,则应选择造瘘的对侧手臂。建立瘘管时最常选择非优势肢体,因此,应于优势臂建立 PICC 或锁骨下静脉通路。

静脉通路大致分为四种类型:PICC、非隧道中心静脉导管、隧道中心静脉导管和植入式输液港。

PICC 通过外周静脉(贵要静脉、头静脉或肱静脉)置入。PICC 的适应证包括需要长期静脉注射抗生素、液体和其他药物,全胃肠外营养(TPN)。在许多医院,PICC 置入可以由经过专门培训的护士和助理医师团队完成。对于有难度的病例,包括既往有闭塞史的患者、床旁放置导管失败的患者、需要镇静的患者和新生儿或婴儿,通常需要 IR 医师的帮助。PICC 置入后可以保留数周到数月的时间。

非隧道中心静脉导管通常放置在颈内静脉(IJ)、锁骨下静脉或股静脉中,以便在急救时使用。这些临时通路保留的时间越长,其移位和感染的风险就会越高。当需要长期的中心静脉通路时，可以请 IR 医师放置隧道中心静脉导管。隧道通过将中心静脉导管固定在适当的位置并降低导管相关感染的风险，来延长中心静脉导管的使用寿命。大多数隧道式导管都有一个位于皮下隧道内的袖套,可促进周围组织增生并向内生长,将导管固定,并阻止细菌从皮肤入口部进入静脉切口(图 4.1)造成感染。

临床工作中，实习医师们可能会遇到不同名称的隧道式中心静脉导管,包括 Hickman 导管、Groshong 导管和 Broviac 导管。以上均为用于中心通路的小口径单腔或多腔导管。虽然在功能上非常相似,但关键区别在于 Groshong 导管在头端有一个三通阀，可防止血液回流进入导管,并防止空气进入血液。Hickman 导管在使用后需要用肝素冲洗，而 Groshong 导管用生理盐水冲洗即可。Broviac 导管也与 Hickman 导管非常相似。PowerLine(Bard Access Systems,犹他州,盐湖城）是另一种隧道导管，外观与 PICC 相似，并且经常被误认为是 PICC,但是其可以植入胸腔内并且具有袖套。该导管可以承受高压注射时液体的流速,例如,CT 扫描期间静脉注射造影剂所需的压力。

对于透析患者，通常会选择使用大口径隧道式中心导管来适应高流速灌注(见图 4.1)。

输液港是一种完全皮下包埋的中心静脉管路，带有埋植入胸部皮下组织的储液器,储液器与隧道导管相连(图 4.2)。当患者需要抽血、用药或输液时,可使用针头经储液器操作。这对需要使用中心静脉通路进行频繁化疗的癌症患者来说极为方便。虽然输液港的大小、管腔数量和流量各不相同,但都以相似的方式发挥作用。由于没有任

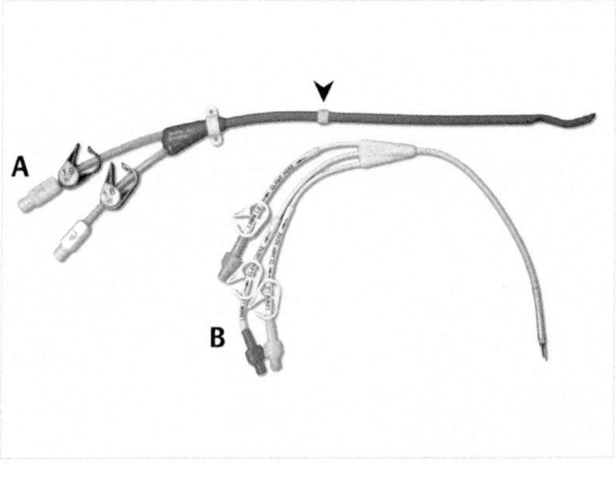

图 4.1 A：隧道式透析导管。导管两个尾端被缝合在皮肤表面,其袖套(箭头)应被覆在皮下隧道内，促进组织增生以增加导管在皮下的稳固性。B:非隧道式三腔导管。该导管没有袖套。以上两种导管孔径均较大，以适应透析时的高流速液体。

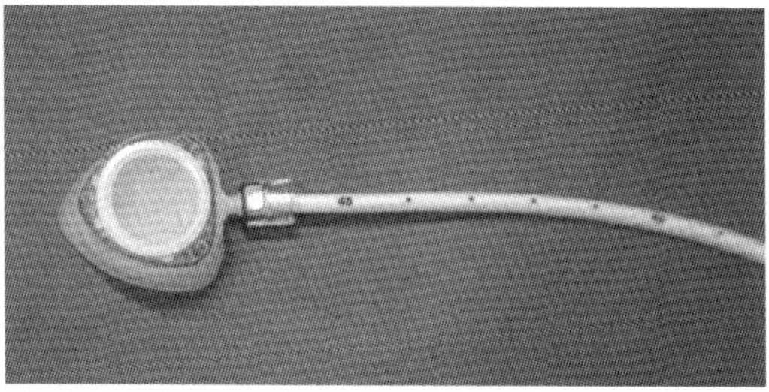

图 4.2　储液器留置于皮下囊袋内，前端与导管相连。

何暴露部分，其污染风险很低。隧道式导管可留置数月，而某些输液港可以留置数年。

除 PICC 外，中心静脉导管置入的静脉应按如下顺序选择：右颈内静脉→左颈内静脉→右颈外静脉→左颈外静脉→右锁骨下静脉→左锁骨下静脉。考虑到与心腔的直接路径长短，首选右颈内静脉。虽然选择锁骨下静脉置管已被证实可降低非隧道导管的感染率，但该方法在置管期间存在其他风险，如气胸和因覆盖骨锁骨无法压迫而导致的潜在性出血（如果锁骨下动脉意外损伤，则更加危险）。通过锁骨下静脉置入的导管也容易发生"夹闭综合征"，即导管在穿过第一根肋骨时被夹闭和堵塞。严重时可能导致导管断裂，使断端脱入心脏。也可以通过下肢静脉，如股静脉或大隐静脉进行置管，但其出现感染的风险较高，因此，很少用于长期留置导管。如果所有合适的静脉都无法使用，那么也可以选择经腰、经肝和经肾血管入路，但这些方法很少被使用。

放置中心导管时，建议使其头端终止于下腔静脉，靠近腔房交界处。当患者直立时，隧道导管或端口的头端可能向上移动 3~4cm（尤其是女性，乳腺组织可能向下拉动导管座，从而向上拉动头端）。因此，在放置导管时，当患者处于仰卧位，应确保导管头端位于右心房的中上部，以避免这种移位。若导管头端在上腔静脉中的位置太高，导管头端移位（进入对侧头臂静脉、颈静脉或奇静脉）会导致更高的血栓形成率和导管功能障碍等风险。导管头端在右心房内位置过低还会诱发心律失常。

并发症

介入医师通常不会在放置静脉管路后持续关注管道的护理，除非出现并发症。即刻并发症是指手术过程中出现的并发症，但由于术中使用了影像引导方式，这种情况并不多见。迟发并发症的病因通常是在使用导管时发生故障。

穿刺锁骨下静脉时出现气胸的风险最高，而在超声引导下行颈内静脉穿刺出现气胸的风险则最低。X线透视时可发现气胸，只有在极少数情况下，气胸较严重，使患者出现症状。如果气胸量很少并且偶然出现，那么通常只需密切观察，如果气胸量较大则可能需要放置胸腔闭式引流管。

如果在穿刺血管时没有搏动性回血，那么在透视下可以轻松发现导丝位置的异样。如果仅插入导丝，那么可以直接回退，抽出针和导丝，并在二次穿刺之前在动脉开口处持续按压防止出血。如果已经将鞘或扩张器插入动脉，但仍然未见回血，则需要根据动脉入路的大小和位置，选择最合适的修复方法，包括血管内途径和开放性手术途径。

空气栓塞是一种非常严重的罕见并发症，甚至可以致命。这通常发生在套管中央扩张器被移除之后，但还未来得及插入导管之前。某些护套具有单向阀，可以防止空气进入，但是应养成拔除扩张器时马上用手指按住套管口的习惯，这样空气就不会被吸入。有时患者可能会出现呼吸急促、低血压、心动过速、意识模糊或胸痛的症状，但是比较少见。如果怀疑患者出现空气栓塞，应让患者左侧卧位，并以100%氧气浓度吸氧。对于严重的病例，可能需要采用高压氧治疗或体外膜肺氧合（ECMO），直到空气消失。

在熟练掌握穿刺置管技术之前，操作的难点之一是确保导管在穿刺过程中平稳前进。当导管弯曲成锐角时,可能会打折或引起管腔阻塞。对于隧道式导管,需确保皮下隧道与静脉间有足够的横向距离,并且导管静脉切口约在锁骨上方 1cm 处,从而将风险降至最低。导管扭折时,可通过 X 线透视操作拉直或重新定位导管,不过有时取出导管并放置新导管可能更容易。在罕见的断管事件中,如夹闭综合征,远端断端可能栓塞心脏血管。如有可能,应取出栓塞的导管头端。但在某些情况下,取出断端的风险大于将其留在原位。此类患者需要转诊到有丰富处理经验的医院,并在告知患者每种方案的利弊后慎重做出决定。

中心静脉导管放置的时间越长,感染风险越高。导管是常见的感染源,如果不及时治疗,可能导致败血症。虽然文献中报道的导管感染发生率差异很大,但在出现发热、寒战、低血压和管路置入部位周围出现红肿或化脓的情况下,应怀疑导管相关血行感染(CRBSI)。发热是最敏感的临床指征,静脉导管置入部位周围出现脓液特异性较高,但敏感性较差。通常通过血液培养诊断 CRBSI,理想情况下需要 3 份血液样本,其中 2 份来自中心静脉,1 份来自外周静脉。如果培养结果为微生物生长阳性,且可以排除其他感染(肺炎、尿路感染等),则可以诊断 CRBSI。

当导管感染导致严重败血症、血流动力学不稳定或感染性心内膜炎时,必须移除导管。在疑似 CRBSI 的病例中,采集血培养后可开始经验性使用万古霉素和哌拉西林-他唑巴坦治疗。后续根据血培养结果和药敏结果,调整抗生素治疗方案。血培养应每天进行,直至病原菌清除且患者无发热。即使没有培养阳性结果,导管置入口出现脓液时也应该拔除导管。

在某些情况下,也可以尝试保留导管。抗生素封管治疗是一种将高浓度抗生素滴入导管腔的方法,与全身抗生素治疗同时进行。尝试保留导管的患者导管置入口或隧道口不能存在化脓或其他感染迹象,否则不能保留导管。某些特定病原菌感染,如金黄色葡萄球菌和念珠菌感染也是相对禁忌证。如果在尝试保留导管后培养物保持阳性≥72 小时,则必须取出导管。

在某些非复杂性 CRBSI 病例中,在静脉穿刺部位沿导丝更换导管是相对常见的做法,但如果移除的导管头端显示静脉炎、血栓或化脓迹象,则不适合更换,必须在不同部位插入新导管。

有时导管通畅性会受到周围增生的软组织影响。导管头端与血管壁接触处可能形成纤维蛋白鞘,影响血液回流(常见)或影响液体输注(不太常见)。纤维蛋白鞘相当于活瓣,回抽时会产生负压导致活瓣堵塞导管头端,使回抽不畅。一种解决方案是将组织纤溶酶原激活剂(tPA)注入装置中,以溶解头端处的血栓。如果失败,可在透视下注射造影剂,通常会看到造影剂沿着导管逆流,从而确定纤维蛋白鞘形成位置(图 4.3)。隧道透析导管纤维蛋白鞘的处理方式主要有 3 种:①更换导管;②更换导管,并用顺应性球囊扩张破坏纤维蛋白鞘;③纤维蛋白鞘剥离。剥离纤维蛋白鞘的方法有很多,例如,可从腹股沟插入圈套器,并从下方将蛋白鞘直接从导管上剥离。

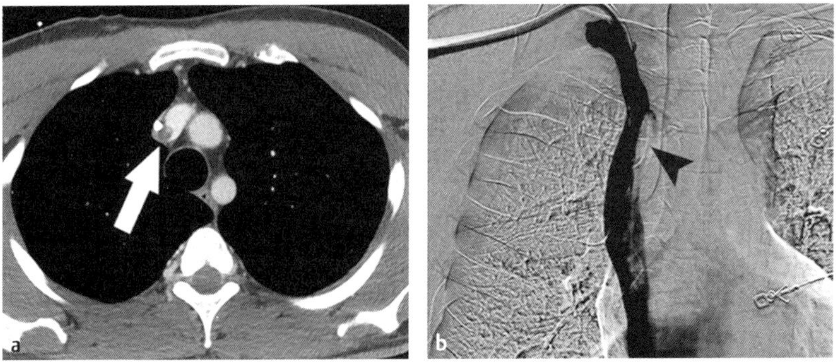

图 4.3 (a)胸部增强 CT 显示导管头端位于 SVC 腔内,周围可见充盈缺损(箭头所示)。(b)注射造影剂后静脉造影显示导管头端充盈缺损(三角箭头所示),提示蛋白鞘形成。

4.2 肠道管路留置

经皮肠穿刺是使用IR进行的最常见的非血管手术之一(介入操作4.2)。虽然肠道导管也可以通过手术或内镜置入,但使用透视引导技术更安全,成功率更高。

肠内通路建立最常见的适应证是对无法经口摄入的患者进行营养支持,包括神经损伤、吞咽功能障碍或恶性肿瘤患者。预计患者超过1周不能经口进食时,通常考虑肠道管路留置。另一个常见的适应证是上消化道减压,有助于治疗肠梗阻。

介入操作4.2 肠导管放置

经皮置入营养管(胃造瘘管和胃空肠造瘘管)术程短,并且对大多数患者来说风险相对较低。手术前,应评估既往腹部手术史。近期影像学检查可用于评估腹腔解剖结构并避免在置管过程中损伤周围脏器,如果没有,则建议进行术前CT扫描。手术前患者需要禁食6~8小时。

放置鼻胃(NG)管,向胃中输入空气,使其靠近前腹壁。静脉注射胰高血糖素可防止空气从幽门逸出。通常使用T型固定器将胃固定到前腹壁,可以防止胃管误置入腹腔。在X线透视下将T型固定器插入胃中,注射造影剂,在固定之前确认其腔内位置。

IR中最常用的肠内导管置入方法是"推入法"。在X线透视引导下将穿刺针刺入胃腔,通过抽吸胃内空气并注射造影剂使胃黏膜皱襞显影来确认针尖位于胃腔内。根据放置的导管类型,将导丝推进到胃或小肠中。连续使用更大的扩张器或多级扩张器将管道扩张至略大于所需管径的尺寸,然后通过剥离式导引器放置导管。将导管推进胃或小肠后,在X线透视下通过导管管腔注射造影剂,确认位置适当。使用球囊型导管时,需要在X线透视下充盈球囊,以确保其定位在胃内,而不是幽门或小肠内,否则会导致胃流出道梗阻。

消化道置管的办法有很多种,例如,较常见的“拖出法”,使用经口插入的圈套器挂住胃中的金属导丝,将导丝向上通过口腔拉出。胃造口管在这一端与金属导丝连接,然后通过口腔向下拉回胃,并从前腹壁出来。管的内腔端上的伞形保持器将管保持在胃中,同时将张力施加到管的外端,使管再次紧贴胃壁。使用固定器将管固定在皮肤上,以确保其不会脱落。据报道经皮胃管置入的成功率>99%。

在多数情况下,最初的入路类型是通过鼻腔或口腔插管进入胃[鼻胃/口胃(NG/OG)]或小肠[鼻空肠/口空肠(NJ/OJ)]。这些通路的优点是能够直接在床旁放置,但是使用寿命有限,并且对于清醒的患者来说通常非常不舒服。这些导管的管腔相对较小,因此,通常仅持续几周就会堵塞。如果仅短期留置(数天到数周),则这种方式是很好的选择。另一方面,如果患者明确需要长期营养支持,则在经皮穿刺之前,NG管可以作为一种临时措施。同样,放置NG管通常可以作为肠梗阻时的一种胃肠减压手段。当存在慢性疾病(如严重胃轻瘫)时,可以使用经皮留置管进行减压。

经皮消化道通路建立的方式如下。①胃造口术(胃管):导管通过腹壁进入胃,尖端位于胃内;②胃空肠吻合术(GJ管):导管通过腹壁进入胃,并向前推进,因此,尖端位于空肠内;③空肠造口术(J-tube)或盲肠造口术:导管直接通过腹壁进入肠道。

胃管是解剖结构正常和小肠动力正常患者的良好选择。对于严重反流或胃出口梗阻的患者,GJ管是首选,导管可选择单腔或双腔。对于双腔管,胃部分可用于给胃减压,而空肠部分用于肠道营养。与胃管相比,GJ 管的优势在于管头端终止于 Treitz 韧带之外,还最大限度地降低了误吸风险。如果患者在使用胃管时出现反流或误吸,需将胃管转换为 GJ 管,并确定该管道已经成熟(通常需要约 1 周,但可能长达 4 周)。空肠造口术是具有上述任何适应证但既往接受过胃切除术的患者的一种选择。对于已经行胆-空肠吻合术的患者,有时也需要行空肠造口插管(例如,Roux-en-Y 胃旁路术或 Whipple 手术)作为扩张的输入空肠分支的减压方法,或提供进入胆道进行干预的通路。盲肠造口管是最少见的,但在需要结肠减压时可能会使用,有时也在慢性便秘患者中用于顺行灌肠。

评估消化道导管放置的可行性时，查看先前的影像资料是十分重要的。虽然腹部 X 线摄影可以提供一些信息，但轴位图像更有帮助。对于胃管,需要考虑的重要因素是肝实质或结肠可能会干扰胃穿刺,在手术过程中向胃内输入空气,通常可以将肝脏和结肠推开,从而为肠管置入创造无遮挡区域。减压直肠导管有时可以使结肠塌陷以提供安全区。在某些情况下,可以在手术时向直肠注射造影剂以显示结肠腔。

已确诊或疑似胃肿瘤、静脉曲张、大量腹水和活动性消化性溃疡都是经皮胃造瘘管置入的相对禁忌证。严重出血并不常见,以腹壁上动脉居多。由于其走行在腹直肌鞘内,因此,建议从肌外侧或沿中线入路,但有时沿胃外表面走行的小动脉也可能破损。目前认为该手术具有中度出血风险,因此,不可纠正的凝血障碍是绝对禁忌证。

经皮胃造瘘管置入的严重并发症很少见。腹膜炎可能是营养液意外输注到腹膜腔中,或者在手术过程中肠袢穿孔导致的。对于此类患者,早期发现腹膜炎至关重要。一旦出现腹膜炎,应停止进食并使用抗生素进行治疗。手术超过 48 小时后出现气腹是存在渗漏的重要指示。其他并发症包括造口感染、导管意外移位和功能故障。

经皮肠导管置入后的局部护理十分重要。充分清洁置管部位和定期更换敷料有助于预防蜂窝织炎,并且可以避免使用不必要的抗生素。

在放置新的肠管后,通常在前24小时内暂停胃饲(持续时间可能因机构而异)。之后,如果没有腹膜炎的迹象,可以开始通过造瘘管喂养。通常每6小时测量一次残留量,同时逐渐增加注射量,直至达到并耐受目标速率。

如果导管脱落,通常可以在床边用相同的导管进行更换,但要确保窦道已经成熟(通常需要4~6周)。通常在胃造口管被拔出数小时后,窦道就会闭合,为了防止窦道闭合,通常先将Foley导管置入胃腔并应尽快将患者带回IR手术室,更换导管。

导管堵塞是最常见的并发症,通常是使用管道进行不适当的药物输送造成的。可以通过充分研磨注射内容物来防止这种情况。当导管堵塞时,使用温水或高压注射器冲洗通常有助于清除阻塞物。如果不起作用,则可以将胰脂肪酶、碳酸氢盐和5mL水的混合物注入管中,以溶解堵塞的物质。将碳酸饮料注入管中也可以起到相同的效果(价格更低)。

4.3 经导管液体引流

引流积液是会诊的另一个常见的问题(介入操作4.3),收到放置引流管的会诊申请后,医师主要关注两个问题:①是否有引流指征?②引流在技术上是否可行?

大多数积液产生的原因可根据其在体内的位置、临床表现和影像学特征进行分析。脓肿常与近期手术或肠道感染相关,多表现为非特异性发热和白细胞持续升高。疼痛可能伴随,也可能不存在。增强CT上脓肿显示为边缘强化的液体密度影(图4.4)。IR有时会用于引流被误认为是脓肿的血肿,但是,一般不应引流无菌血肿,因为一旦血肿被感染,治疗则会变得相当困难。

如果影像学和临床未提示患者存在感染，则应考虑存在其他病因。对较大脓肿应进行引流,但其他无菌病灶不一定需要进行引流。

介入操作 4.3　经皮脓肿引流

由于并发症发生率较低且临床效果良好，积液经皮引流几乎完全取代了开放手术技术。由于没有辐射并且具有实时性,对于浅表积液,超声是首选引导方式。对于积液位置较深或较胖的患者,可以使用 CT 引导。尽管穿刺路径以最短为优,但应视具体情况而定(例如,前方有肠管或其他结构阻挡时,无法以最短路径作为穿刺路径)。

确定引导模式后，下一步是进行定位并确定穿刺的深度和进针路径。选择适当长度的针,并在超声或 CT 引导下进行穿刺,直至针尖位于积液腔内,然后回抽少量液体以确认针尖位置,并评估液体黏度。

如果需要放置引流管，则应根据待引流的积液类型选择合适的引流管口径。较小孔径的导管(8F)足以引流浆液或血性浆液,但脓性或更黏稠的液体通常需要较大孔径的导管(10F 以上)。还需要考虑侧孔的位置。胆道引流导管可用于某些特殊部位,如沿导管方向的长条状积液引流(如膈下部位)。

对于有分隔的积液，可以使用较长的针以穿刺到多房积液中央,并且使用穿刺针或导丝破坏分隔。使用套管针或 Seldinger 穿刺法,可防止刚性导丝扭结,并确保导管不会偏离路线。在尝试推进引流管之前,要持续观察积液中盘绕的导丝。

应逐步使用更大规格的扩张器扩张管道（最多比预期引流管大 1F),然后将导管置入并盘绕在积液内。

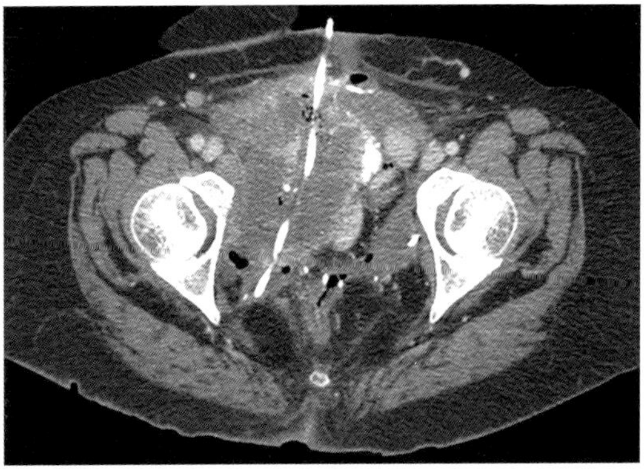

图 4.4　术后并发盆腔脓肿的患者行盆腔脓肿置管引流术。脓腔呈椭圆形，内可见分隔，采用胆道引流导管沿脓腔长轴置入。

当需要引流积液时，介入医生首先要评估技术上的可行性。技术可行性要求从皮肤到引流液腔存在安全穿刺路径，无肠袢或神经血管结构阻挡，并且积液体积足够置入引流管。对于较小体积的积液，不适合放置引流管，因为在直径<3cm 的积液中，引流管无法形成猪尾环。如果需要采集液体样本，可以使用液体抽吸采集积液，但应告知转诊科室此时引流管不会在原位保留。

可在超声引导下引流浅表积液，而对于较深的积液，通常在 CT 引导下引流。放置引流管时，最好由介入放射科医师进行操作，以确保导管通畅且引流充分。当需要拔除引流管时，也应当参考介入医师的意见。

放置引流管后，应每天监测引流量。当引流量降至 15mL/d 以下时，应使用生理盐水冲洗导管以检查其通畅性。如果导管通畅，并且抽出的内容物体积与注射入的盐水量相似，则可以移除引流管，但前提是有临床拔管指征。对于冲洗时阻力明显的导管，或在冲洗过程中抽吸的体积明显小于注射盐水量的导管，应考虑导管阻塞或移位。此时，应在拔除导管前使用 CT 扫描或荧光透视技术对积液进行再次评估。

胸腔积液

胸腔积液最为常见，其诱因包括肺炎、充血性心力衰竭(CHF)、恶性肿瘤或其他刺激过程。当患者具有临床上显著的胸腔积液体征时，例如，患者血氧不足，需要增加氧气使用量，或在抗生素治疗过程中仍存在持续发热，首先应根据 Light 标准评估积液是渗出性还是漏出性。可以行诊断性胸腔穿刺术以获取胸腔积液样本进行化验。该方法较为简便，可以在床旁超声引导下完成。

介入医师面临更多的是需要引流的渗出性积液或需要长期引流的大量漏出性积液。大多数漏出性积液可通过猪尾导管或隧道导管[如 PleurX(Becton，Dickinson and Company，新泽西州，富兰克林湖)]进行经皮引流。

医师应每天访视行胸腔引流的住院患者。可以通过胸部 X 线和引流量记录来监测胸腔积液量的变化。最理想的情况是影像学检查显示积液消失，并且患者的临床症状得到改善。此时，可以拔除引流管。移除胸腔引流管时，应使用密闭敷料(凡士林纱布覆盖穿刺孔，4×4s，并使用胶带固定)覆盖，以免出现气胸。

然而，渗出液通常会使问题变得相对复杂。需要转诊至介入科的患者，其炎性胸腔积液大部分存在分隔，经皮引流相对困难。如果治疗不当，渗出性积液可能被纤维蛋白组织包裹，此时可能无法进行经皮引流。

对于分隔腔内的积液，可通过猪尾引流管滴入 tPA 和 DNase 的混合物，以尝试溶解分隔。该过程需每天重复两次，有时需要持续数天，通常是由介入放射科医师完成。但有时也由呼吸科或其他相关科室完成。溶解成功后将增加液体引流量，通过胸部 X 线可见显著的治疗效果。如果溶解不成功，积液周围形成包裹，则需要通过电视辅助胸腔镜进行手术，去除包裹结构并且对积液进行引流。

了解 Pleur-Evac 设备(Teleflex Medical，北卡罗来纳州，莫里斯维

尔）的工作原理及其所提供的信息很有必要。医师通常要通过Pleur-Evac 所提供的信息对患者进行治疗。

PleurX 导管是长效隧道式胸腔引流管,多用于恶性积液患者,如果使用临时引流管,在导管拔除后积液可能会迅速复发。使用长效导管允许患者带管回家,增加患者舒适度。患者可以根据液体引流速度或症状的变化,定期自行打开引流管引流液体。医务人员需要对部分患者进行定期家庭健康访视,在此期间,护士可以打开导管并协助患者引流胸腔积液。

虽然不常见,但胸导管创伤可导致乳糜胸,为心胸外科手术中的医源性疾病。胸外科手术后,当留置胸腔引流管排出白色液体时,应高度怀疑出现乳糜胸。根据液体生化和液体中乳糜微粒的阳性结果通常可以确诊。

对于乳糜胸,早期以保守治疗为主,因为许多胸导管渗漏会自发闭合。可给予患者含中链甘油三酯的低脂饮食。如果保守治疗后乳糜排出量仍超过 1L/d，则需要介入或手术治疗。手术方式是胸导管结扎。介入医师可进行微创的胸导管栓塞(TDE)治疗。

TDE 开始时要进行淋巴管造影。将细针穿入腹股沟淋巴结,缓慢注射碘油,使盆腔淋巴管在透视下显影,持续进行扫描,直到乳糜池(胸导管尾端的扩张囊性结构)显影。虽然碘油的黏度和轻度硬化作用可自行闭合漏口,但医师通常会使用针头经皮穿刺入乳糜池内,然后将微导管穿入胸导管内，以尝试定位漏口。即使没有成功定位漏口,也可以使用线圈和液体栓塞材料封堵胸导管。其他技术包括从胸导管静脉引流端逆行入路,以及治疗涉及其他部位(包括腹膜腔)的淋巴漏等。对于持续乳糜漏的患者,需要行手术治疗。

腹水

腹腔内最常见的积液是脓肿，通常在术后形成或与腹腔内感染相关。脓肿几乎可以在腹部的任何位置形成。

肝脓肿的形成多源于腹腔内感染(憩室炎、阑尾炎等)导致的局部血栓性静脉炎,其可导致脓毒性栓子进入门静脉系统并种植于肝脏。

患者通常表现为发热、白细胞增多和上腹痛,此时应对患者进行CT 检查。除使用抗生素外,如具备条件,对于化脓性肝脓肿应进行经皮引流。穿刺时应避开大的中央血管,因为如果穿刺针触及大血管,可能会引起血行感染。穿刺时应经过部分正常肝脏,以避免发生脓液的腹腔渗漏。

胆汁瘤是一种肝周积液积聚,可能与脓肿混淆。胆汁瘤是胆管外的胆汁聚集,可以存在于肝内或肝外。医源性或创伤性胆道损伤后易形成胆汁瘤。医源性损伤可能发生于肝胆外科手术、经导管动脉化疗栓塞术、经皮胆道引流术或内镜逆行胰胆管造影术(ERCP)期间。胆汁瘤通常不会引起任何症状,但有可能导致化学性腹膜炎。

无症状的胆汁瘤可在常规 CT 扫描中被发现,通常根据其位置、低密度表现和患者临床病史进行排查。

对于胆汁瘤应进行引流,多采用经皮引流的方式,因为在超声或CT 引导下可以引流大部分积液。如果存在相关的胆管损伤,也同样需要进行治疗(详见第 6 章)。

脾脓肿相对少见,一般见于免疫抑制和使用静脉药物的患者。感染通常起源于脾外其他部位,并通过血液传播至脾脏。感染也可发生于外伤或脾梗死后。许多脾脏病变表现很像脓肿,因此,结合病史分析十分重要,必要时可借助其他影像学检查。应用抗生素和经皮穿刺引流可以成功治疗脾脓肿,但某些患者可能更适合脾切除,尤其是多灶性脓肿患者。

大多数肠周脓肿是由穿孔性憩室炎或阑尾炎导致的。对于此类患者,可能需要行乙状结肠切除术或阑尾切除术,早期引流可以增加手术的安全性和成功率。克罗恩病患者是另一个发生腹腔脓肿的高危群体。

胰周积液通常与胰腺炎有关,可能为无菌性或感染性。胰腺假性囊肿是淀粉酶或胰液的聚集,周围有纤维或肉芽组织。它们通常在急性胰腺炎发作后数周形成。许多假性囊肿不引起症状,仅在胰腺炎发作后的常规随访中发现。假性囊肿通常会自行消退,但可能会因肿块效应或叠加感染而引发问题。

对于没有感染临床体征患者的假性囊肿,不应进行引流,因为经皮穿刺可能会将细菌引入积液中, 并导致无菌性假性囊肿感染。然而,如果假性囊肿已经感染,则需要进行引流。虽然某些胰腺积液引流是通过内镜介入进行的(如囊肿-胃造口术),但经皮引流在多数情况下都是可行的。对胰腺积液需要充分进行引流,术前应告知患者做好长期带管的准备。对于感染性假性囊肿的液体,除送培养外,还应进行淀粉酶和脂肪酶检查,以进一步确诊。

胰腺坏死是非常严重的胰腺炎并发症, 通常可通过 CT 进行诊断。此类患者病情严重,实验室检查结果显著异常。与假性囊肿一样,无菌性坏死暂时不做处理(图 4.5)。如果怀疑感染,可进行经皮穿刺取样进行培养。许多临床医生担心经皮穿刺取样时会将细菌带入无菌的积液中并引起感染。因此,在进行手术时,严格的无菌操作尤为重要。

对于感染的坏死性积液应进行清除, 开放性坏死切除术在过去是主要方式,现在则常采用经内镜囊肿胃造口术及坏死清除术。尽管

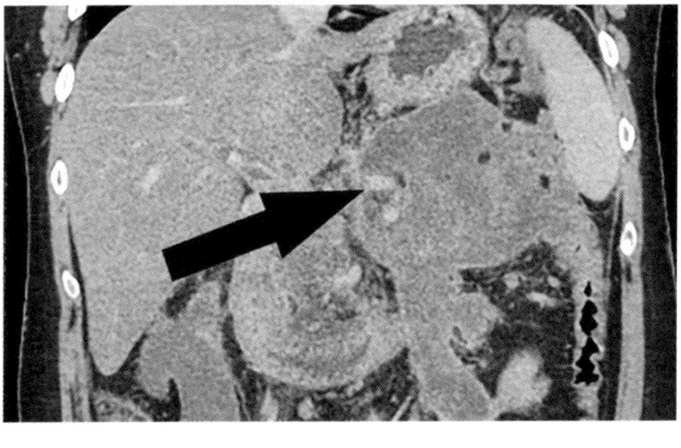

图 4.5 急性胰腺炎患者胰周包裹性大量积液(箭头所示),积液与下腹部交通。此积液为无菌性液体,不需要进行引流处理。

在某些情况下，介入医师需要帮助建立经皮通路，但介入科在坏死组织清除术中的作用是有限的。建立经皮通路后，扩张该通路，以便腹腔镜进入坏死物中进行清除。

尿性囊肿多由集合系统医源性损伤导致，尿液从缺损处漏出并形成播散（图 4.6）。此类患者通常无症状，仅在 CT 图像上偶然发现积液。部分患者可能出现继发性疼痛、占位效应或感染等。

对于较小的无菌性尿性囊肿，可以保守治疗，而较大的囊肿通常需要干预。第一步，也是最关键的一步，是使用肾造瘘管进行尿流改道。引流可以使尿道上皮愈合。有时尿流改道足以纠正尿性囊肿。如果尿性囊肿伴有临床症状或出现感染，则需要考虑经皮引流并取样进行肌酐检测和培养。

在极少数情况下，尿流改道和引流不足以解决问题。此时可考虑为患者进行手术修复。也可考虑输尿管栓塞，永久性闭塞输尿管，此方法通常用于预期寿命较短的晚期患者。

盆腔积液

最常见的腹腔内感染也可能会导致盆腔脓肿的形成。破裂性憩室炎或阑尾炎可导致感染扩散到女性的道格拉斯窝，或男性的直肠

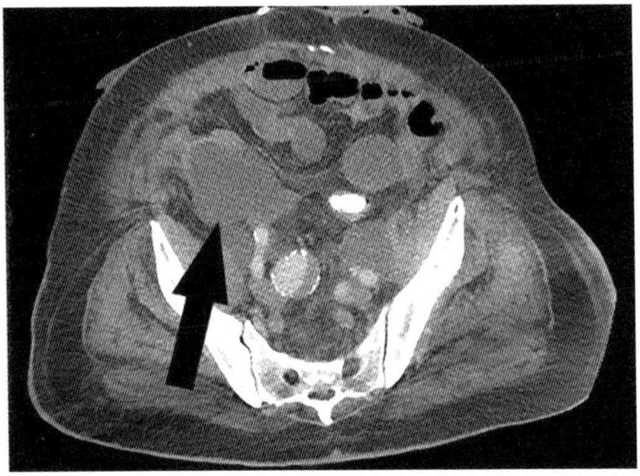

图 4.6　膀胱癌行膀胱前列腺切除术后尿性囊肿形成。CT 扫描可见右下腹腔内液体密度影和回肠导管（箭头所示）。

膀胱陷凹,即腹膜腔最低的位置。

通常,由于骨盆系带较多,经皮穿刺较深的盆腔脓肿是非常困难的,因此,可以选择经臀肌、经直肠和经阴道入路。经臀肌入路时应注意不要损伤坐骨神经,穿刺路径应尽可能靠近骶骨/尾骨,并应远离坐骨结节。穿过梨状肌对患者来说痛感可能会比较剧烈,应该尽量避免。经直肠和经阴道入路是治疗盆腔陷窝脓肿的理想路径,使用恰当的设备会使操作更为简单。

输卵管卵巢脓肿(TOA)是盆腔炎性疾病导致的并发症。主要症状是骨盆疼痛和阴道分泌物增多,发热和白细胞增多也很常见。当 TOA 破裂时,在进行腹部检查时患者会出现腹膜刺激表现,并可能迅速发展为败血症。在大部分情况下,当盆腔炎患者对抗生素没有反应时,应怀疑 TOA。此类患者应接受经阴道超声检查,但 TOA 患者的多发盆腔积液会使正常的解剖结构显影变得模糊。此时多采用 CT 扫描进行鉴别。

TOA 破裂是紧急手术治疗的指征。对于未破裂的 TOA,只要患者血流动力学稳定且脓肿相对较小,仅应用抗生素治疗即可。对于大脓肿和初始抗生素治疗失败的患者,可以选择经导管引流。

前列腺脓肿是细菌性前列腺炎的一种相对少见的并发症, 常见于免疫力低下及糖尿病患者。前列腺脓肿和急性前列腺炎的表现相似;患者有会阴或耻骨弓上疼痛、排尿困难、发热和寒战等症状。应用抗生素治疗急性细菌性前列腺炎多有效。对于症状不能得到改善的患者应怀疑伴有前列腺脓肿,并采用经直肠超声检查(TRUS)进一步确诊。

对于前列腺脓肿,可经直肠或会阴入路引流。尿道器械的使用会增加血行感染的风险,应尽可能避免。

推荐阅读

[1] Mermel LA, Allon M, Bouza E, et al. Clinical practice guidelines for the diagnosis and management of intravascular catheter-related infection: 2009 update by the Infectious Diseases Society of America. Clin Infect Dis. 2009; 49(1):1–45

[2] National Healthcare Safety Network. Bloodstream Infection Event (Central Line-Associated Bloodstream Infection and Non-Central Line-Associated Bloodstream Infection). http://www.cdc.gov/nhsn/PDFs/pscManual/4PSC_CLABScurrent.pdf; access date: 8/14/2017

第 5 章

急诊介入放射学

Matthew Evan Krosin, L. C. Alexander Skidmore, Rakesh Navuluri

针对出血的治疗占急诊介入治疗的绝大多数。出血可以发生在身体的任何部位，包括胃肠道、腹部实质性脏器、腹膜后和浅表软组织。栓塞是一种微创和通用的急诊出血治疗方式。

5.1 大咯血

咯血的严重程度从痰中带血到大出血不等。大咯血可能危及生命，原因通常是窒息，而不是失血性休克。大咯血的定义为 24 小时内咯血>500mL 或速度>100mL/h。大多数咯血起源于支气管动脉，少数起源于低压的肺动脉系统（图 5.1）。

大咯血的检查方法

当患者疑似咯血时，首先要判断出血是否来源于口咽或胃肠道（图 5.2）。体格检查通常不能区分咯血和吐血，但口咽或鼻腔出血可能更易区分。当诊断不确定时，应考虑患者的危险因素，包括吸烟史、囊性纤维化（CF）或血管炎病史，有助于诊断咯血。

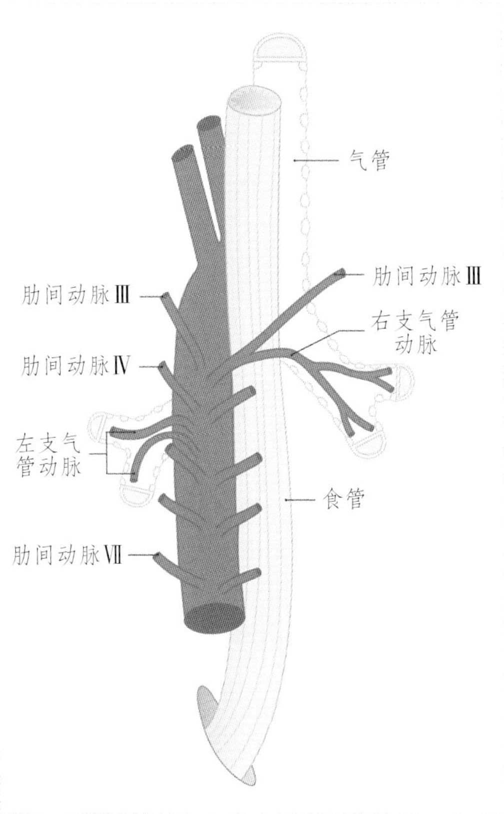

图 5.1　胸主动脉后视图显示最常见的支气管动脉解剖结构，右侧 1 支支气管动脉起源于肋间动脉共干，左侧 2 支支气管动脉直接起源于主动脉。起点通常在 T3 和 T5 之间。[Source: 6 Bronchial Arteries (Rami Bronchiales). In: Wacker F, Lippert H, Pabst R, eds. Arterial Variations in Humans: Key Reference for Radiologists and Surgeons. 1st Edition. Thieme; 2017.]

诊断咯血后，要确定其根本原因，咯血最常见的原因包括感染、肺部恶性肿瘤和与支气管扩张相关的疾病，如肺纤维化。

首先应行胸部 X 线检查以确定出血位于左肺还是右肺，对于大多数患者，还需要进行胸部 CT 检查。CT 有助于区分肿瘤、空洞病变、肺梗死和支气管扩张。

支气管镜检查通常在患者病情稳定后进行。首先确定出血可能位于哪个肺叶。确定出血一侧后，患者应平卧，患肺朝下，以防止血液流入对侧肺。CTA 虽然不是必需的，但有助于确定出血来源，应在支气管镜检查前或后根据具体情况决定是否进行。除了活动性出血外，

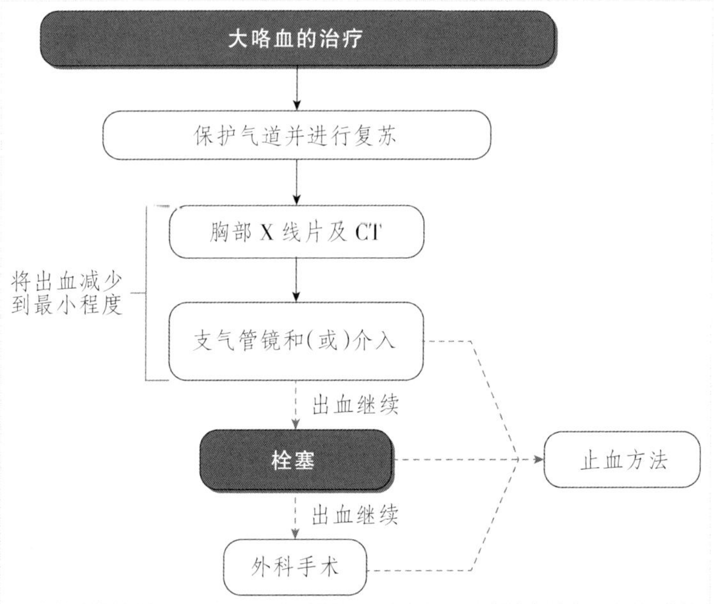

图 5.2 大咯血治疗流程图。

CTA 还能识别支气管动脉的数量和位置,以及变形的动脉解剖结构,以上信息对介入治疗评估很有价值。

咯血的治疗

在进行诊断或干预之前,需要给予大咯血患者液体复苏。通常需要插管来保护气道。

由于许多出血发生在肺外周,所以支气管镜主要用于诊断,但也有一些支气管镜治疗措施,包括激光凝血、电灼和局部止血剂(如肾上腺素、凝血酶等)。在一侧出血的情况下,单侧肺通气常被用作一种暂时的处理措施,通过对出血侧支气管腔内的气囊充盈加压,防止血液溢流到对侧气道。

常规血管造影和栓塞已成为针对严重咯血病例的一线治疗方

式，由于支气管镜疗效有限，紧急胸内手术围术期死亡率较高（介入操作5.1和介入操作5.2）。保守治疗失败的患者方可选择手术（楔叶切除术/肺叶切除术/肺切除术）治疗。

对于接受支气管动脉栓塞治疗的患者，应在重症监护室密切观察，只有再出血风险较低时才应考虑拔管。趋势血红蛋白的作用不明显，因为小容量出血仍然可以导致窒息，而红细胞数值没有显著变化。在诊断仍然难以确定的情况下，栓塞后经常需要重复进行支气管镜检查以更好地评估气道状况。再出血并不罕见，尤其是在肺纤维化的患者中。

介入操作5.1 支气管动脉栓塞

支气管动脉造影包括对支气管动脉起源处进行插管，插管处通常位于胸主动脉中段，靠近主支气管。在支气管动脉造影中，应仔细地鉴别与脊髓前动脉相通的髓动脉，特别是Adamkiewicz动脉（大根髓前动脉），其通常起源于T9和T12之间的肋间动脉，为脊髓前动脉最大的供血动脉。髓动脉呈现一种特征性的表现，在进入脊髓前动脉之前向上，然后下降，呈发夹袢样走行。脊髓动脉栓塞可能导致严重的神经功能缺损，包括截瘫。对于伴有脊髓分支的支气管动脉可行治疗，但需要使微导管避开脊髓分支，并注意避免反流。

在肺纤维化导致的坏死性肺炎或支气管扩张的患者中，侧支动脉向病变部位生长，给予灌注和修复。新生的侧支血管可来自全身多个体循环动脉，包括内乳动脉、甲状腺颈动脉、肋间动脉、胸廓外动脉和膈动脉。这些动脉很容易出血，血管造影前行CTA检查有助于识别这些动脉，血管造影时需留意这些动脉可能需要进行栓塞。

血管造影时，如发现异常粗大或曲折的血管、肺实质血供丰富、假性动脉瘤或造影剂外渗到气道均提示咯血来源。用于栓塞的颗粒直径通常为500~700μm（大于大多数脊髓动脉），被认为是咯血的一线栓塞剂。颗粒被用于靶动脉分支远端、肿瘤或感染等边缘部小动脉的栓塞。如果咯血复发可重复进行颗粒栓塞。线圈重复栓塞的效果不理想,因为对同一血管线圈远端进行栓塞非常困难。

介入操作 5.2 肺动脉栓塞

与支气管动脉栓塞相比,肺动脉栓塞的适应证、操作技术和潜在并发症具有很大不同。在肺动脉栓塞术中,首先进入股总静脉,用特殊的弯曲猪尾导管选择肺流出道,如 Van Aman 或 Grollman 导管。选择进入右或左肺动脉后,即可进行肺动脉造影。肺动脉栓塞主要用于肺动静脉畸形(AVM)。也可用于肺动脉假性动脉瘤,特别是之前放置过肺动脉漂浮导管(Swan-Ganz 导管)或分枝杆菌感染的患者。

与支气管动脉栓塞不同, 线圈和血管塞是肺动脉栓塞的首选栓塞材料。肺动静脉畸形可绕过肺泡毛细血管网,形成从右向左的分流。如果颗粒进入动静脉畸形中,由于没有毛细血管的阻挡,这些较小的颗粒可以直接进入肺静脉流出。体循环中非靶点血管的栓塞可引起严重的并发症,如脑卒中、内脏坏死和肢体缺血。为了防止栓塞剂通过畸形血管迁移到肺静脉, 在肺动静脉畸形栓塞时应谨慎选择栓塞剂。

手术可作为某些患者栓塞后的辅助治疗。如果咯血的原因是肿块或霉菌球,楔形切除术和肺叶切除术是可行的选择,前提是患者没有手术禁忌证。当反复咯血是由弥漫性肺病(肺纤维化、结节病、血管炎)引起时,则只能选择肺移植。

5.2 上消化道出血

屈氏韧带近端的胃肠道出血被称为上消化道出血(UGIB),而远端的出血则被称为下消化道出血(LGIB)。上消化道出血后果可能更严重，但不常应用介入治疗。通常上消化道出血通过内镜治疗可取得良好的效果，但血管内介入是治疗难治性上消化道出血的重要方式。

上消化道出血可发生于动脉和静脉，后者通常由胃食管静脉曲张导致(详见第6章)。

消化性溃疡是上消化道出血最常见的原因。当溃疡渗透到黏膜下层，引起炎症、坏死，最终导致动脉破裂时就会发生出血。幽门螺杆菌感染、非甾体抗炎药的使用和出血性胃炎也是常见的病因。上消化道出血的其他原因见表5.1。

上消化道出血的检查流程

呕血和(或)黑便是上消化道出血最常见的表现。便血常见于下消化道出血，但也可由于上消化道的出血快速通过消化道而发生便血。快速出血的患者更易发生血流动力学不稳定，需要紧急处理。如果无法确定存在上消化道出血，可通过鼻胃管灌洗胃液和进行大便检测，但有可能遗漏发生在十二指肠近端的出血。

某些线索有助于临床医生找到出血的原因。消化性溃疡患者出现上腹部疼痛和早期饱腹感，或存在非甾体抗炎药使用或既往溃疡病史。当酒精中毒患者在吐血之前出现非血性呕吐时，应怀疑有贲门黏膜撕裂。出血性胃炎引发咖啡渣样呕血，通常发生在ICU患者或有慢性类固醇应用史的患者中。

胃肠道出血可引发低血压和低血容量性休克而危及患者生命。维持生命体征应优先于进一步的诊断检查(图5.3)。

表5.1 上消化道动脉出血的原因

• 消化性溃疡(胃或十二指肠)	• 胃癌
• 贲门黏膜撕裂	• 血管发育不良
• 胃炎/十二指肠炎/食管炎	• 胆道出血(医源性)
• 杜氏病	• 主动脉十二指肠瘘

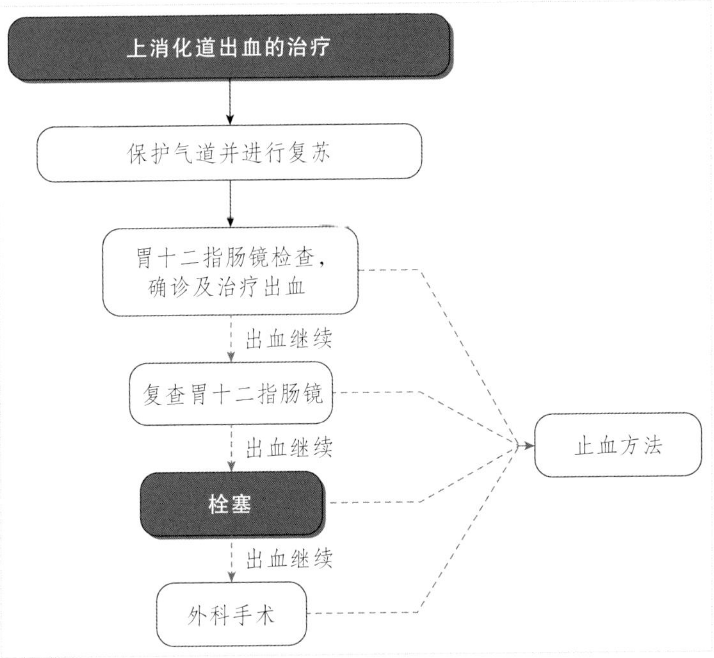

图 5.3 上消化道出血治疗流程图。

对于大部分上消化道出血患者，首选内镜检查，因内镜检查能确定出血位置并快速进行针对性治疗。内镜治疗方法包括夹闭、束带、热凝和血管收缩剂/硬化剂注射。即使无法止血，放置的夹子也可作为一种不透射线的标志物在后续的血管造影中起定位作用。出血的来源有时无法确定，近 1/4 的患者在内镜干预后会再次出血。尽管如此，大部分患者都应在血管内介入之前接受重复内镜检查。肝胆出血患者例外，因其超出了内镜检查的范围。

如果内镜未能显示出血来源，可进行 CTA 定位。CTA 提供高分辨率的胃肠道及其供血动脉的断面成像，具有很高的敏感性，可检测出血速度低至 0.3mL/min 的病变(传统血管造影为 0.5mL/min)。动脉期肠腔内呈现高密度，延迟期密度增加，提示有活动性出血。放射性核素闪烁显像,也称为标记红细胞(RBC)扫描,很少用于上消化道出血的检查。CTA 和闪烁成像都不常用于上消化道出血诊断,因为内镜检查常可有效地确定病因。

上消化道出血的治疗

在对患者进行内镜检查或血管造影术之前,应确保气道安全并保持血流动力学稳定。在准备内镜检查时,患者应禁食,并使用静脉质子泵抑制剂(PPI),如泮托拉唑。质子泵抑制剂能促进胃肠道内的凝块形成,降低再出血率。

内镜可通过物理、化学或热凝等手段进行止血。使用金属夹或胶圈对血管进行物理封堵。化学注射血管收缩剂,如肾上腺素,与其他疗法联合使用时通常更有效。热凝的工作原理类似于电烙术。

上消化道出血患者选择介入治疗,可能因为内镜止血失败,或因患者病情不稳定,无法进行内镜检查。对于疑似或确诊的胆道出血患者,通常也会直接进行血管介入治疗。许多介入医生更希望患者在手术前接受 CTA 检查。如果 CTA 能确定出血位置,栓塞手术成功率将大幅提升。上消化道出血的栓塞通常具有较高的成功率,如果最初的检查结果为阴性或再出血,可以重复栓塞(介入操作 5.3)。

手术仅用于内镜和血管内治疗都失败的患者。在接受介入治疗的上消化道出血病例中,约有 1/4 的患者最终需要外科手术,手术方式取决于上消化道出血的病因,从结扎出血动脉到切除部分胃或十二指肠。极端情况下,对于胆道出血失控的患者可行肝切除术。

5.3 下消化道出血

下消化道出血与上消化道出血一样,可以来自动脉或静脉。静脉出血通常与肠系膜静脉曲张或痔疮有关。进行下消化道出血诊断时,区别动脉和静脉出血很重要。因为静脉出血介入干预措施明显不同,且往往更为有限。本节将重点介绍下消化道动脉出血的原因。

下消化道出血可起源于小肠、结肠或直肠。小肠出血的处理通常更为复杂,因为引起出血的病因很多,而且内镜通常无法检查小肠的解剖结构。

介入操作 5.3 上消化道出血栓塞术

完成股动脉或桡动脉通路后，通常首先进行选择性腹腔动脉插管造影。供应胃的主要动脉分支包括胃左动脉、胃右动脉和胃网膜动脉（图 5.4)。供应十二指肠的主要分支是胃十二指肠动脉(GDA),其通常来自肝总动脉发出胰十二指肠上动脉(PDA)。

腹腔动脉造影后再行肠系膜上动脉(SMA)造影,其通向近端小肠的主要分支是胰十二指肠下动脉。胰十二指肠上下动脉形成胰十二指肠动脉环,构成腹腔和 SMA 之间的侧支循环。在闭塞的情况下,这是一个有用的重复血管结构,但可导致栓塞后再出血。由于这些血管导致的栓塞后持续出血,通常称为“侧枝”出血。了解该区域的血管解剖结构对于制订栓塞计划至关重要。

活动性上消化道出血的直接血管造影征象是胃或近端肠内造影剂外渗和聚集(图 5.5)。提示血管异常的间接征象包括假性动脉瘤、血管痉挛或静脉早显。造影剂外渗或血管增生可能提示炎症或肿瘤。

发现出血时,介入的目的是通过栓塞选择性地减少动脉损伤部位的血流灌注,从而使血栓形成或内源性血管修复。线圈、明胶海绵、胶和颗粒均可用于治疗上消化道出血的栓塞。线圈最为常用,因价格便宜,可精确栓塞。对于血供丰富的侧支通路引起的出血,需要在损伤的近端和远端进行线圈栓塞。如果出血源于无法触及的远端分支,或者肿瘤出血需要进行血管阻断,则可使用颗粒。一般来说,永久性栓塞剂用于治疗上消化道出血时,由于上消化道良好的侧支血液供应,可最大限度地避免肠道缺血。明胶海绵作为一种短效栓塞剂,经常与线圈一起使用,但很少单独使用。其会随

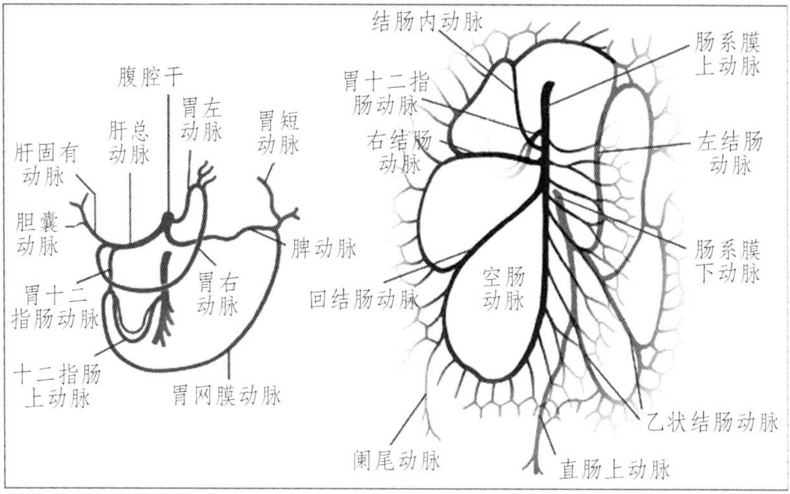

图 5.4 内脏器官的动脉供应,以及与邻近结构的关系图。主要分支包括胃左动脉、胃右动脉,胃网膜左、右动脉。

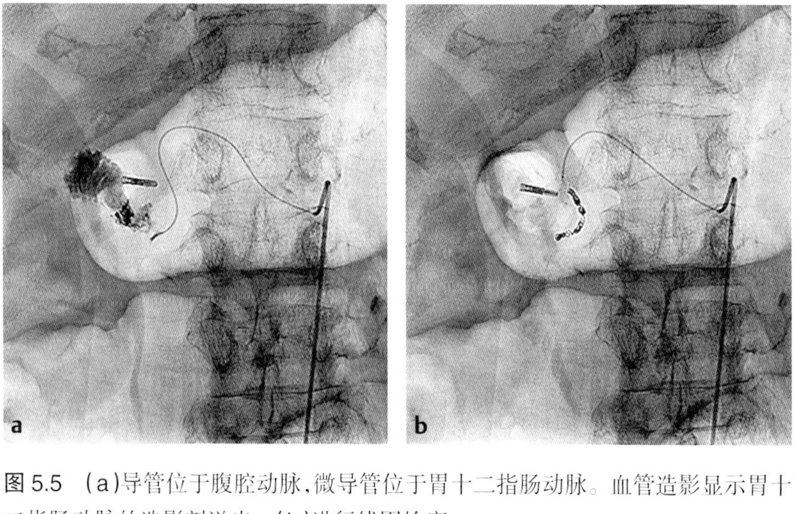

图 5.5 (a)导管位于腹腔动脉,微导管位于胃十二指肠动脉。血管造影显示胃十二指肠动脉的造影剂溢出。(b)进行线圈栓塞。

着时间的推移而分解，从而使血管在数周内再通。当使用颗粒和胶时，肠缺血和非靶向栓塞的风险更高，通常在患者因之前的手术而侧支血流量减少时使用。

在某些情况下，内镜检查发现胃或胃十二指肠动脉供血区域存在明显的出血源，但血管造影结果为阴性，则可考虑对胃或胃十二指肠动脉进行经验性栓塞。

动静脉畸形、恶性肿瘤、憩室、溃疡、创伤和克罗恩病等肠炎都可引起小肠出血(图 5.6)。大肠最常见的出血原因是憩室和血管发育不良(微小的，通常与年龄相关的动静脉畸形)。少见原因包括肿瘤、结肠炎和近期手术(如息肉切除术)(表 5.2)。

下消化道出血的检查流程

便血是下消化道出血的典型表现，但也可见于活动性上消化道出血。黑便在下消化道出血中少见，因为屈氏韧带远端的出血不会与导致血液氧化和变暗的胃液和胰液混合。然而，当近端下消化道出血

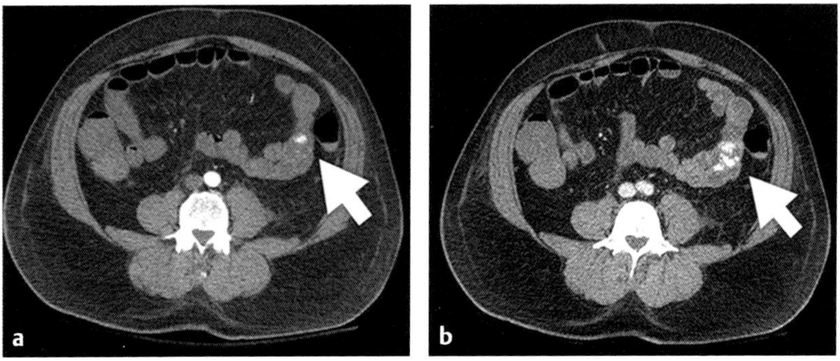

图 5.6 (a)多期螺旋 CT 显示空肠中段管腔内动脉期造影剂汇集。(b)静脉期更多造影剂聚集，提示活动性外渗。空肠动静脉畸形导致出血。(These images are provided courtesy of Matthew Evan Krosin, MD, University of Pittsburgh Medical Center.)

表5.2 下消化道动脉出血的原因

小肠(空肠和回肠)	大肠(结肠和直肠)
• 肠炎 • 溃疡 • 肿瘤 • 动静脉畸形 • 外伤 • 憩室(少见) • 主动脉肠瘘(罕见)	• 憩室 • 血管发育不良 • 肿瘤 • 结肠炎 • 术后(息肉切除术、活检)

或排泄异常缓慢时,则可看到黑便。

与上消化道出血一样,复苏应与下消化道出血的初始检查同时进行。患者几乎都需要进行结肠镜检查,检查时间取决于患者病情的紧急程度(图5.7)。复苏后病情稳定的患者通常会被收住入院,并在肠道准备后行结肠镜检查。对于血流动力学不稳定和持续出血的患者,可能只进行简单的准备,许多内镜医生对于在没有充分准备的情况下进行手术会犹豫不决。下消化道出血患者通常比上消化道出血患者病情更稳定;患者有严重的便血和病情不稳定时,应怀疑上消化道出血,在结肠镜检查前应进行EDG或鼻胃管抽吸,以排除上消化道出血。

由于技术操作困难和(或)结肠准备不充分,受肠内粪便影响,结肠镜检查有时无法成功地确定出血来源。当内镜检查不成功且患者血流动力学稳定时,可进行CTA检查以帮助定位出血。CTA可以确定出血部位、潜在病理和血管解剖。

放射性核素闪烁显像(标记红细胞扫描)是诊断下消化道出血的另一种方法,灵敏度较高,可检测出血速度低至0.1mL/min的出血。该方法采用放射性示踪剂锝-99m标记患者的红细胞,将其注射回患者血液中,通过伽马照相机每隔几分钟采集一次图像,持续30~90分

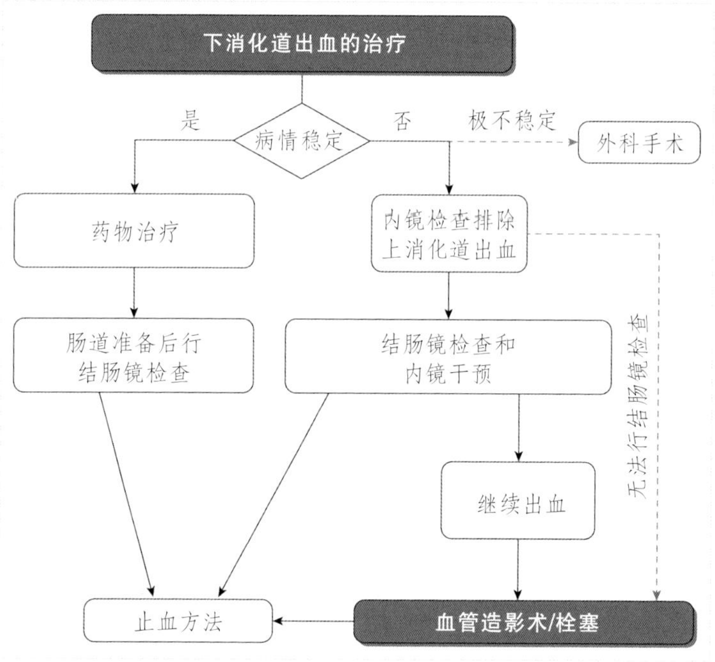

图 5.7 下消化道出血治疗流程图。

钟。当放射性示踪剂进入肠道时，表明存在活动性出血。该方法准备时间较长，分辨率较低，且缺乏横截面定位。与 CTA 相比，其优点是提高了灵敏度和避免了碘化造影。

SPECT-CT 是一项复合成像技术，得到的断面 CT 图像以更高的分辨率显示了放射性示踪剂的三维位置。其在所有消化道出血成像检查中灵敏度最高，缺点是该设备不够普及，无法区分动脉和静脉出血。

下消化道出血的治疗

许多患者的急性下消化道出血会自发停止，说明恰当的医疗措施非常重要，血流动力学监测和液体复苏是首选治疗方法。

与上消化道出血患者相比，下消化道出血患者的血红蛋白水平更高,通常不需要输血,失代偿的可能性也较小。尽管如此,需要介入治疗的患者病情可能更严重,应谨慎处理。

结肠镜检查作为一线检查的优势在于既可以诊断也可以治疗,治疗的指征是活动性出血和显示无出血血管结构。结肠镜检查中可用的治疗方法包括夹闭、氩等离子体或热凝固,以及肾上腺素。出血通常会自发或经治疗后停止。然而,少数患者会发生再出血,但并不常发生于同一住院时期。相关指南尚未明确早期再出血的最佳治疗策略,但如果患者病情稳定,应当再次进行结肠镜检查,尤其是在肠道已经准备好的情况下。

在大多数医疗机构,结肠镜检查被视为首选的诊疗方法。如果患者病情不稳定而无法进行结肠镜检查,则应采取更积极的措施。如果有显著的复苏需求,或无法快速完成肠道准备,通常是手术治疗的指征。在进行治疗之前应排除上消化道出血。

对于不稳定的下消化道出血,手术治疗通常采用肠切除术。一些研究表明手术治疗死亡率较高,但数据相对较少。美国胃肠病学学会的指南建议,只有在尝试过所有其他方法后才应进行手术。然而,考虑到手术相关的发病率和死亡率，血管造影和栓塞是一种微创治疗方法,可用于不稳定的下消化道出血患者(介入操作 5.4)。

介入操作 5.4　下消化道出血栓塞术

建立动脉通路后,首先进行主动脉造影,以定位 SMA 和肠系膜下动脉(IMA)的起源,依次对 SMA 和 IMA 造影,根据最可能出血的部位选择起始动脉分支。某些情况下 SMA 和 IMA 不显示,也可对髂内动脉进行盆腔血管造影，因为这些血管供应直肠中动脉和下动脉。如果发现出血则进行超选择性血管造影,使用微导管超选到更小的分支血管。如果未发现明显出血但高度怀疑出血,可考虑选择性注射抗凝血剂、血管扩张剂或纤蛋白溶解剂等。同时准备干预治疗措施，房间内应备有血液制品，随时准备外科手术。

与上消化道出血一样，下消化道出血的直接血管造影表现包括肠道内造影剂的外渗或聚集。间接征象有假性动脉瘤、动静脉畸形，血管发育不全造成的静脉早显，血管损伤引起的血管痉挛，血管截断，以及肿瘤引起的充血。

多种栓塞物可用于控制或止血，线圈是治疗下消化道出血最常用的栓塞物。使用线圈的目的是尽量栓塞出血血管，而不会阻碍相邻脏器的血液供应。线圈阻塞远端血管控制出血，其精确释放至关重要。有些线圈具备"可拆卸"或"部分可回收"功能，并具有更多的可控性。颗粒、胶和明胶海绵同样有效，但使用频率较低，因为难以控制并且引起肠道缺血的风险更高。

与上消化道出血类似，CTA 在血管造影之前非常有用，可以快速寻找出血点，并减少检查和治疗所需造影剂的用量。CTA 的目的首先是查找出血，其次是尝试栓塞止血。即使无法栓塞，也可以在栓塞物对出血定位下行半结肠切除，从而避免全结肠切除(图 5.8)。

初始结肠镜检查未查到出血来源而发生再次出血是血管造影检查的另一个指征。对于病情不紧急的患者，可考虑提前进行标记红细胞扫描。标记红细胞扫描检查发现活动性出血时，可立即进行血管造影以尝试治疗。

对于介入治疗后的下消化道出血患者，需住院监护，对血红蛋白数值变化和大便潜血进行监测，以观察再出血的迹象。对于成功栓塞的患者，需要进行结肠镜检查，以进一步评估潜在问题。

下消化道的动脉血供比上消化道少，这增加了栓塞后肠缺血的风险。使用颗粒和胶的风险更高，因为它们阻塞了远端的侧支循环血管。下消化道出血栓塞手术后，监测患者可能出现的肠缺血情况。腹膜刺激征阳性或血清乳酸升高提示需要进一步检查，排除肠缺血。

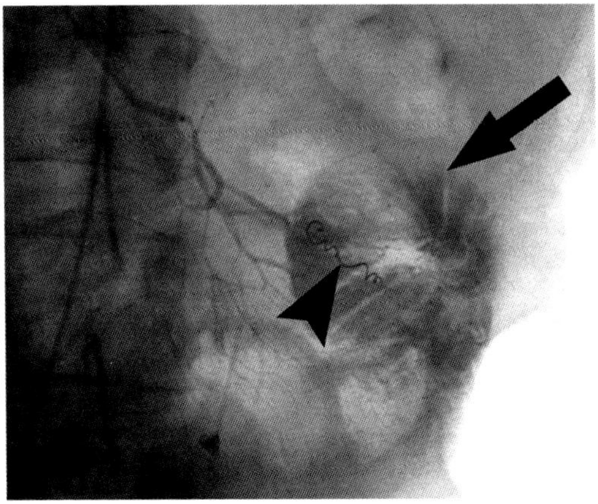

图 5.8　肠系膜上动脉空肠分支出血引起的严重下消化道出血。造影剂外渗致肠腔密度增高，表明活动出血(箭头所示)。栓塞的线圈改善了患者的血流动力学，根据其准确定位最终采取局限性肠管切除（三角箭头所示)治疗。(This image is provided courtesy of Matthew Evan Krosin, MD, University of Pittsburgh Medical Center.)

5.4 腹部创伤和实体器官出血

除胃肠道出血外,实体器官出血也是求助介入诊疗的常见原因。它们的诊断和治疗方法都是相似的。腹腔内器官损伤,包括肠和肠系膜的介入治疗不常见,本节不做讨论。

创伤性出血的检查方法

腹部实体器官的介入急诊治疗最常用于创伤。肝脏和脾靠近肋骨,血管丰富,由韧带固定,因此,极易受到剪切力的影响,导致挫裂伤。肾脏也可发生挫伤,但不太常见。剧烈冲击,如车祸和高空坠落,比低强度伤害更易造成实体器官损伤。

除用于创伤外，介入治疗在肝细胞癌或肾血管平滑肌脂肪瘤破裂出血的急诊治疗中也发挥着重要作用，以上急症的治疗与创伤有许多相同之处。

创伤患者的检查流程

腹腔脏器损伤患者或直接来自事故现场，或从社区医院转移到更大、设备更完善的外伤救治中心。由创伤救治室开始评估,首先检查患者的气道、呼吸和循环(图5.9)。通常,多名医护人员同时进行检查:检测患者生命体征,评估气道状况,进行外周静脉输液。仔细检查腹部,判断有无腹腔脏器的损伤迹象。

创伤救治室的影像检查包括胸部X线片、骨盆X线片和超声[创伤重点超声评估法(FAST)]。以上检查数据可在患者入院后几分钟内获得。对于血胸或气胸的患者应置胸腔引流管。对心脏压塞患者需要行心包穿刺。FAST扫描可显示腹腔内游离液体,在这种情况下可能

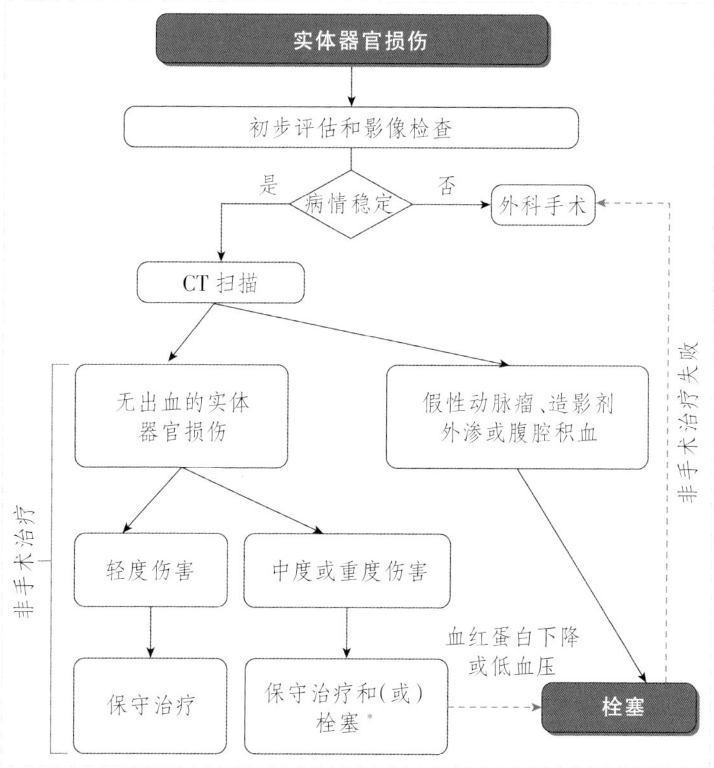

图5.9 钝性创伤和腹腔实体器官治疗流程图。*中至重度实体器官损伤患者的治疗有多种方法。部分外科医生选择手术(尤其是脾外伤),但对于病情稳定的患者,非手术治疗(保守治疗+栓塞)逐渐成为首选治疗方式。对于保守治疗的病情稳定的患者,血红蛋白下降或失代偿都是介入栓塞的指征。

需要剖腹探查。

在处理腹部创伤时，应综合考虑患者的损伤方式、血流动力学稳定性、影像学检查结果，以及是否伴随胸腔内脏器损伤。

对于腹部贯通伤（枪伤或刺伤）患者，可直接进行开腹手术，在术中对内脏进行评估之前，无法了解哪些器官受到损伤。钝性创伤患者，包括高空坠落、车祸或击打，很可能有实体器官损伤，可能不易被发现。

血流动力学不稳定且FAST扫描阳性的患者可能有腹腔内出血，因病情不稳定，无法进行影像学检查或血管介入治疗，患者通常直接被送入手术室，立即进行剖腹探查。

对于血流动力学稳定且FAST扫描阴性的患者，下一步检查是胸、腹和骨盆CT扫描。对于部分FAST扫描结果阳性患者，只要其病情足够稳定，仍建议做CT检查，全身创伤“泛扫描”成像已成为创伤中心的检查常规。对比增强扫描通常包括胸部和上腹部动脉期成像，以及上腹部和骨盆的静脉期成像。腹腔内液体密度40~60HU提示出血，并明显可见实质脏器撕裂的直接证据。通过对肝脏、脾脏和肾脏动静时相的检查，提高了血管损伤检查的敏感性。

血管损伤可大致分为包容性和非包容性出血。包容性出血时，血管壁损伤流出的血液被周围的器官实质或血管周围的结缔组织所包裹，假性动脉瘤为包容性出血的表现。此类损伤边界清楚，增强扫描各期变化不大，常位于邻近主要血管的位置。非包容性出血，或活动性外渗出血更严重，表现为造影剂外渗模糊，且范围和密度增加，外渗液可成层状和（或）在随后的静脉期成像上向远处重新分布。

如果有血尿或初次CT扫描发现严重肾损伤，疑似肾集合系统损伤，注射造影剂10~15分钟后CT延迟扫描可检测出集合系统损伤，因为此时造影剂已经排泄到集合系统中。扫描前也可通过福莱导尿管注入稀释造影剂，以评估膀胱破裂。

美国创伤外科协会(AAST)建立了一个基于CT的实体器官损伤分类系统(AAST损伤量表),该系统可以独立审查。等级越高表示损伤越严重。虽然AAST损伤量表是器官损伤严重程度的一种快速而简单的替代测量方法,但该方法的一个主要缺点是没有考虑出血的存在,而出血通常是确定患者是否需接受介入治疗的最重要的影像学证据之一。

实体器官创伤性损伤的治疗

实体器官创伤性损伤的治疗包括保守治疗、栓塞或手术。保守治疗和栓塞统称"非手术治疗"。

保守治疗包括充分的患者复苏，密切监测生命体征和实验室检查结果,以及一系列腹部检查。血流动力学是否稳定、CT检查是否显示出血和器官损伤的严重程度是确定腹部急诊治疗决策的最重要因素。

例如,对于钝性创伤患者,如果病情不稳定,将分诊直接进入手术室。如果病情稳定,将被转运至CT室进行检查。影像学检查可显示腹腔脏器损伤情况,包括无器官损伤、轻度损伤或中至重度损伤。如果患者的血流动力学不稳定,将直接进行手术治疗。如果血流动力学稳定则考虑进行非手术治疗。

保守治疗的目的是避免手术,根据CT检查结果,保守治疗的患者有可能需接受介入栓塞治疗。造影剂外渗、腹腔积血和假性动脉瘤形成是保守治疗效果不佳的表现,栓塞是一种创伤较小的治疗方法,可以避免手术并有望挽救器官。

保守治疗在病情稳定、实体器官损伤轻且无活动性出血的患者中最为成功。许多年轻人恢复能力较强,具有良好的内部凝血机制,血管能够充分痉挛,心肺储备良好,在医院接受观察排除其他损伤后可安排出院。针对儿童也更常应用保守治疗,即使损伤较为严重。

血管介入治疗对于中至重度器官损伤、CT表现造影剂外渗或假性动脉瘤的病情稳定的患者最有效，栓塞可以增加非手术治疗成功率，并使患者免于手术。对于肝、脾和肾内的包容性和非包容性出血都可以使用血管内介入治疗。中至重度损伤的治疗因所涉及的器官而略有不同。

某些情况下，对于重度脾损伤患者也可以选择非手术治疗，尽管其有严重出血的影像学表现。虽然每个医院实际情况各不相同，但栓塞的指征一般包括 CT 检查发现活动性出血外渗、腹腔积血或导致动静脉瘘或假性动脉瘤形成的血管损伤。对于血红蛋白下降或低血压反复发作的患者，即使其对输液治疗反应性良好，栓塞也是可行的。在此类患者中，单纯的保守治疗往往会导致再出血和后期脾切除（非手术治疗失败），脾动脉栓塞治疗可降低这种风险（介入操作 5.5）。

介入操作 5.5　脾动脉栓塞

脾动脉栓塞可用于治疗出血或减少脾脏血液灌注，并在因隔离导致血小板减少的情况下缩小脾脏。此外，在某些胃底静脉曲张出血病例中，无法进行经颈静脉肝内门体分流术（TIPS），且存在重度脾大。可采取两种脾动脉栓塞方法，即近端或远端血管栓塞。

近端血管栓塞时插管至腹腔动脉，并在其向左上方走行时识别曲折的脾动脉。对脾脏进行血管造影，评估损伤程度。如果脾脏的多个区域损伤，并显示假性动脉瘤形成或活动性出血外渗，则在脾动脉近端放置栓塞剂或线圈（图 5.10）。近端栓塞的目的是降低脾脏的动脉压力，同时允许通过较小的侧支血管进行低容量脾脏灌注。栓塞血管应在胰背动脉起源的远端闭塞，以防止胰腺缺血，并允许脾脏侧支灌注。除了胰十二指肠动脉环，胃网膜动脉和胃短动脉也为脾脏提供侧支灌注，可以防止脾脏坏死。在灌注压力降低的情况下，患者固有凝血机制更有可能激活和促进器官愈合。近端脾栓塞类似于阻塞正在建设的高速公路，迫使交通通过较小的支路到达目的地，但速度较慢，因此，道路承受的压力较小。

远端脾栓塞更具挑战性，当损伤仅存在于部分脾脏时，可以考虑远端脾栓塞。微导管向远端推进入小分支，靠近出血部位，明胶海绵颗粒或线圈可用于损伤的脾段栓塞。应尽量减少血管闭塞程度，尽可能多地保留脾实质。远端栓塞应谨慎进行，因其比近端栓塞更易导致脾梗死。

对于病情稳定的肝脏创伤患者，非手术治疗是首选方案，肝损伤开放手术患者死亡率较高，应尽量避免。CT 检查发现活动性外渗出血时则需要栓塞（图 5.11）。在没有活动性外渗出血的情况下，通常保守治疗即可。但对于损伤严重者，即使无外渗出血现象，也可能需要进行经验性肝动脉栓塞。假性动脉瘤在急性期很少见，但可在随访的影像学检查中发现。根据血管损伤程度和大小，选择明胶海绵、线圈、栓子、胶和颗粒均可。由于肝脏具有双重血液供应，肝动脉栓塞不易造成局部缺血，可以积极地进行栓塞治疗。

肾脏损伤与其他实体器官相比最适合保守治疗。肾脏坚硬的包膜被肾周筋膜包裹在一个小空间内，使大容量出血的可能性降低。对

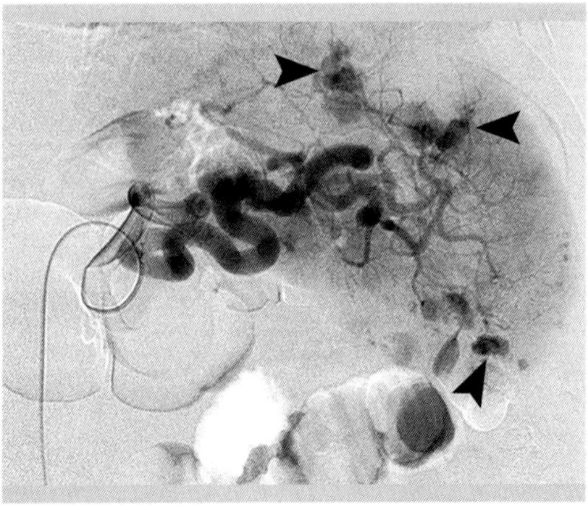

图 5.10　DSA 图像显示创伤患者多发性脾假性动脉瘤（箭头所示）。由于累及多个脾脏节段，患者接受了近端脾动脉栓塞治疗。近端脾动脉栓塞缩短了手术时间，减少了辐射剂量，降低了术后并发症的风险。（This image is provided courtesy of Matthew Evan Krosin，MD，University of Pittsburgh Medical Center.）

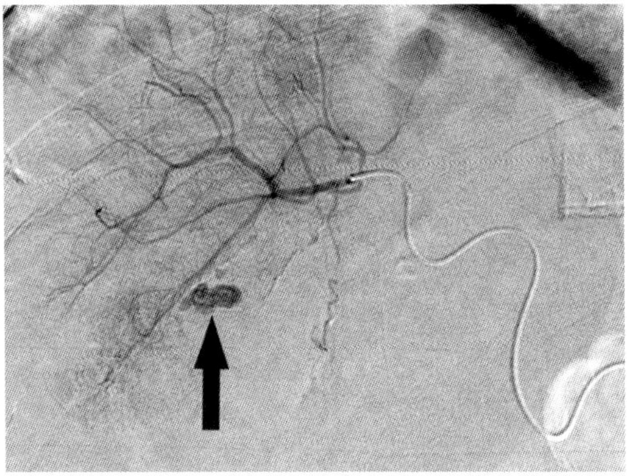

图 5.11 DSA 图像显示右肝动脉分支活动性外渗出血(箭头所示),成功进行线圈栓塞。(This image is provided courtesy of Matthew Evan Krosin, MD, University of Pittsburgh Medical Center.)

于肾创伤患者,如果 CT 示假性动脉瘤,则应进行栓塞。肾脏的侧支血供很少,应谨慎地进行栓塞。过度的栓塞可能会导致大部分肾脏梗死或肾功能不全。

肾损伤手术治疗仅用于尿液外渗或血管蒂损伤的患者。血流灌注中断可在受伤数小时内导致肾梗死,通常无足够时间进行血管介入治疗,应进行紧急手术挽救肾脏。

术后管理

对于腹部脏器损伤的患者,无论接受何种治疗都应在重症监护室进行监测,随着血流动力学变化、补充液体、控制疼痛和实验室检验结果的改善,逐渐降低护理级别。对于脾栓塞和脾切除的患者,应给予包括脑膜炎球菌、肺炎球菌和嗜血杆菌在内的包膜生物免疫接种。

胆漏是肝外伤特有的并发症,应通过系列肝功能测试监测肝损伤患者。当怀疑胆漏时,核医学肝胆亚氨二醋酸(HIDA)扫描有助于诊断和定位漏出的放射源。

重复 CT 增强检查一般在 24~48 小时进行,以评估早期并发症,包括组织坏死、创伤后动静脉瘘形成和延迟性器官破裂等。

脓肿形成可能发生在脾脏或肾脏，特别是在脏器远端血管栓塞后。患者在住院期间病情没有好转,或出院后又出现腹痛和全身感染症状,重复的横断面成像可以确定脓肿的诊断。治疗时通常行经皮引流术或脾切除术。由于肝脏具有双重血液供应,肝脓肿不常见。

5.5 骨盆创伤

骨盆创伤往往会危及生命,耻骨联合处的骨折或分离("开卷骨盆")增加了盆腔的容积,使大量血液积聚,导致患者迅速失血。

严重的骨盆损伤通常由车祸造成，也可能为高处坠落或穿透性创伤,可导致动脉、静脉出血和骨折骨的髓腔出血。

大多数严重骨盆创伤患者为多发伤、多处出血。多发的创伤使治疗更加复杂和困难。

骨盆创伤的检查流程

与其他急诊病例一样，骨盆创伤的病情评估从创伤救治室的一级和二级检查开始(图 5.12)。患者仰卧在创伤背板上,医师对双侧髂嵴施加前后向的力,以检查骨盆的稳定性。坚固表明骨盆完整,而在较少的力作用下骨盆出现活动或变形时,提示有骨盆破裂的可能。

骨盆损伤的间接征象包括血尿、髋关节脱位和耻骨上压痛,通过这些体检结果可以在影像学检查之前发现疑似骨盆损伤的患者。

大型骨折通常会在骨盆 X 线检查中被发现。X 线片对检测耻骨联合或骶髂关节分离(扩大)很敏感,还可检测到髋关节脱位。

FAST 扫描通常能够识别伴随的腹腔内损伤。如果患者的血流动力学不稳定,且 FAST 扫描阳性,则提示需要进行急诊外科手术。

CT 增强检查是患者稳定期盆腔损伤评估的金标准。造影剂外渗表明活动性出血,需要更积极地治疗。CT 对骨盆损伤的阴性预测值接近 100%。当 CT 显示出血为阴性时可考虑保守治疗。

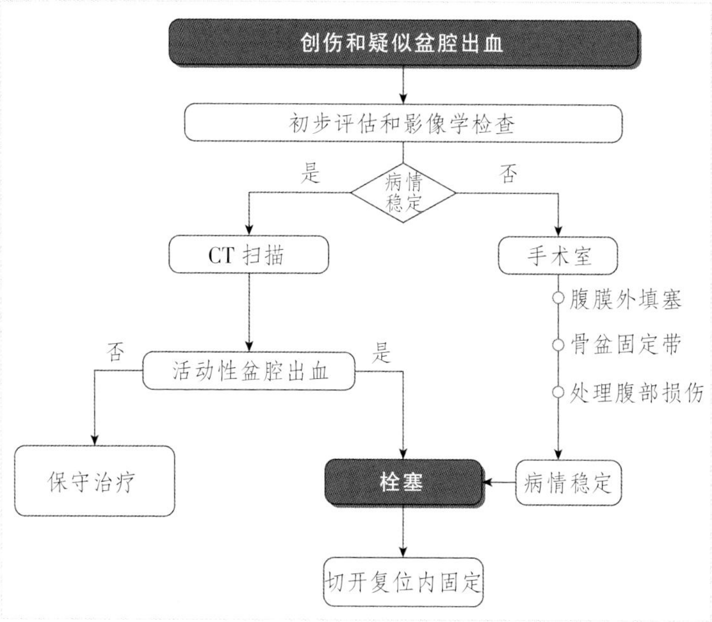

图 5.12　骨盆创伤治疗流程图。

骨盆损伤的治疗

对于无活动性动脉外渗证据的稳定患者,应选择保守治疗,不稳定患者应选择手术治疗。伴有腹腔内脏器损伤的患者也需要手术治疗。然而,手术并不是盆腔出血的最佳治疗方法。由于骨盆动脉存在大量吻合,骨盆损伤很难通过手术治疗。骨盆血管可能很难识别,因为它们单独包埋在腹膜后间隙内,由于存在侧支,术中止血也较为困难。

腹膜外填塞是控制盆腔出血的手术策略之一，通过将潜在的空间填满避免出血积聚。对于直接进行手术的不稳定患者,腹膜外填塞可以作为栓塞的桥梁。

对于骨盆损伤的不稳定患者，骨盆固定可用于增加骨盆内压力和压迫止血。骨盆固定亦有助于骨盆骨折的初始闭合复位。骨盆固定的作用通常是暂时的，因为固定去除后可能会再发出血。需要注意的是，骨盆固定会影响后续的介入治疗，因其覆盖了腹股沟区域，需要剪开固定带，暴露股动脉的入口。

无论病情稳定或不稳定，对于盆腔动脉出血患者，最终都需进行介入栓塞治疗。虽然各医疗机构治疗的标准有所不同，但因骨盆损伤接受栓塞治疗的患者特点通常为CT显示活动性外渗出血、血流动力学不稳定和复杂骨盆骨折（介入操作5.6）。如果无血尿或其他提示尿道损伤的临床症状，通常插入Foley导尿管对膀胱减压并清除膀胱内积聚的造影剂。此步骤可以避免充满造影剂的膀胱遮盖盆腔血管，影响血管造影的显示。

对于骨盆骨折患者，最终需要行切开复位，通常在危及生命的损伤得到解决后的急性后期进行。

介入操作5.6　盆腔出血的栓塞

如果出血位于盆腔一侧，盆腔血管造影术的股动脉通路应建立在出血的对侧或使用径向通路。选择髂内动脉插管进行血管造影，该血管通过其前后共11个分支提供广泛的盆腔动脉吻合。

当发现有多个远端血管损伤或外渗时，可从近端髂内动脉非选择性注射明胶海绵。如CT和血管造影显示损伤孤立于前支动脉，通常只对前支动脉进行明胶海绵注射栓塞，避开腰、臀肌肉组织和骶骨的后支。

明胶海绵对无凝血障碍的患者很有效，其依靠内在的凝血机制发挥效果。明胶海绵在骨盆创伤栓塞中的优势在于其效果是暂时性的，骨盆损伤愈合后血管可以再通，可长期保持盆腔动脉间交通。患者有严重凝血功能障碍时，明胶海绵可能无效，可以选择使用胶进行栓塞，但操作较难且血管再通困难。孤立性血管损伤，如局限的假性动脉瘤或局部外渗，可使用微导管输送线圈栓塞损伤血管进行治疗。

一个经常被忽视的重要血管造影征象是动脉突然截断，其可能表示一个完全横断的血管，因被盆腔固定带或邻近扩张的血肿压迫而暂时闭塞。如果不做处理，横断血管延迟再出血的风险很高。在损伤部位远端(如果可能)和近端进行线圈栓塞治疗可以降低持续出血的风险。

5.6 腹膜后和软组织出血

腹膜后出血(RPB)和某些形式的软组织出血具有共同的特征，有时需要介入医生处理。腹膜后出血通常很难诊断，并有可能变得非常严重。

腹膜后有丰富的血管结构和重要器官，出血来源较多，出血的位置可以为出血来源提供线索。腹膜后中央部出血(1区)可发生于腹主动脉、下腔静脉、腹腔干、SMA、IMA、肾血管系统、胰腺和十二指肠。腹膜后侧方出血(2区)发生于肾脏、肾上腺和近端输尿管。主动脉分叉部(3区)下方的出血发生于髂血管、结肠或远端输尿管。

软组织出血几乎可以发生在任何部位，常见的出血是腹直肌鞘血肿(RSH)。腹直肌鞘血肿发生在前腹壁内弓状线以下，此处血管固定，易受剪切力影响。尽管腹部筋膜层有束缚作用，但严重的外渗出血仍可导致出血性休克。

非创伤性腹膜后出血和腹直肌鞘血肿可分为自发性和医源性，自发性出血通常见于服用抗凝药物的患者。腹腔内压力增加，如咳嗽、呕吐或Valsalva动作可能是触发因素。腹膜后出血也可发生于实体器官肿瘤、动脉瘤或急性坏死性胰腺炎。

医源性腹膜后出血和腹直肌鞘血肿由手术、经皮或血管内介入治疗引起。肾切除术、肾造瘘管置入术和IVC滤器取出术有引发腹膜后出血的风险。腹直肌鞘血肿最常见的原因是穿刺或切开下前腹壁时，损伤下腹部下动脉或旋髂深动脉。忽视解剖标志而盲目进行穿刺最容易引发出血。应使用彩色多普勒超声来识别和避开具有潜在危险的血管。

腹膜后出血和腹直肌鞘血肿的检查流程

临床医生应警惕上述腹膜后出血和腹直肌鞘血肿的风险因素，因为其表现形式会有很大差异。尤其是肥胖患者的大出血，在发现血流动力学不稳定之前可能不会出现症状（图5.13）。缓慢但持续的出血常见于服用抗凝药物者，患者可能出现心动过速、血红蛋白下降、胁侧疼痛或瘀斑。

当发现软组织血肿或腹直肌鞘血肿时，在血肿边缘的皮肤上画

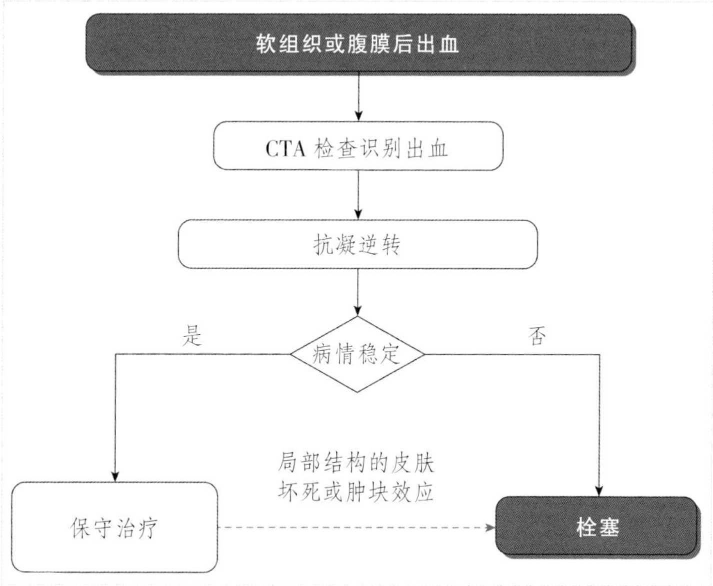

图5.13 腹膜后和软组织出血治疗流程图。

一个圆圈,使医护人员能够追踪血肿的生长或消退。应观察血肿处覆盖的皮肤的变化，因为皮肤的压力性坏死可能继发于巨大的皮下血肿。进行系统性检查时应评估血肿对相邻结构的影响。例如,对于四肢血肿需要进行外周血管和神经系统检查,对于颈部血肿需要评估气道等。

血肿较大时,CT 平扫表现为软组织密度肿块或血液密度聚集(图 5.14)。在有活动性出血时,CTA 可以识别高密度的出血。延迟扫描可以显示血肿内的高密度分层现象,进一步确认持续出血(图 5.15)。

最后,在因软组织血肿或腹膜后出血就诊的患者中,静脉出血是很常见的,因为血管内介入技术很难控制该区域的静脉出血。

腹膜后出血和腹直肌鞘血肿的治疗

由于受筋膜层的束缚,腹直肌鞘血肿通常是自限性的,所以对于大多数病例可以选择保守治疗。在血流动力学稳定的情况下,应首选保守治疗和逆转抗凝。许多软组织出血患者的凝血恢复正常后,血肿就自行消退。根据所使用的抗凝剂不同,可以采取被动等待,或使用逆转剂快速取得疗效。

软组织血肿患者的血流动力学持续不稳定时需要加强治疗。此

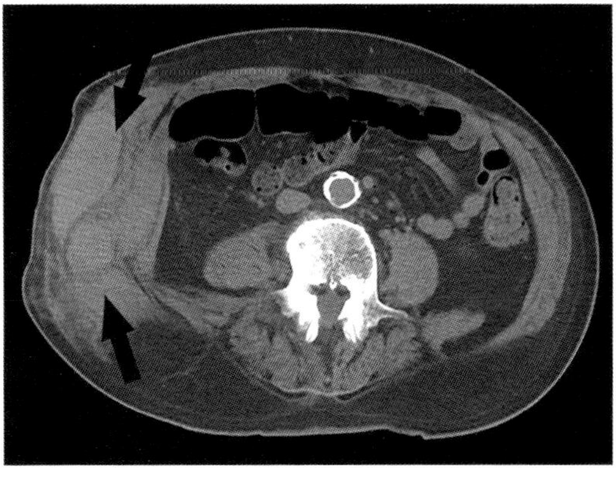

图 5.14　CT 平扫显示右侧腹壁血肿。血肿大小、外观和血流动力学不稳定均提示需行血管造影术以诊断和治疗活动性出血。(This image is provided courtesy of Matthew Evan Krosin, MD, University of Pittsburgh Medical Center.)

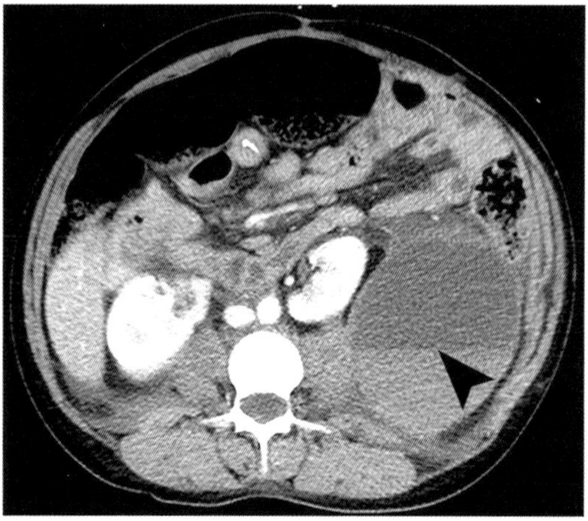

图 5.15　CT 增强扫描显示左侧腹膜后间隙（箭头所示）的液-液平面，密度分层表明近期发生或持续出血。患者的国际标准化比值高于正常范围。（This image is provided courtesy of Matthew Evan Krosin, MD, University of Pittsburgh Medical Center.）

外，血肿处皮肤坏死或对周围结构有占位效应也是进一步治疗的指征。

血管内介入治疗已取代手术成为主要的治疗手段（介入操作5.7）。血肿的手术切口和后续减压往往会减弱束缚效果导致再出血。但如果血肿发生在颈部，并有气道受损的可能，手术和麻醉团队需立即在确保气道安全的情况下实施手术，清除血肿。

介入操作 5.7　腹膜后和软组织出血

DSA 下腹膜后出血的血管内造影包含主动脉及其分支，如果CTA 提供的血管影像满足需要，可省略此步骤。对腹膜后主要分支进行选择性造影，通常从最常见的出血源——腰动脉开始。也可选择肋间动脉、膈下动脉、肾动脉、肾上腺动脉、肠系膜动脉和髂动脉（图 5.16）。一旦发现出血，采用线圈对较大或较近端的供血血管进行栓塞。由于腹膜后有丰富的侧支供应，明胶海绵常被用于远端或小血管栓塞。

尽管进行了保守治疗，但对于持续存在的腹直肌鞘血肿或血流动力学不稳定的患者，应继续对出血的腹壁下动脉或旋髂深动脉进行血管造影和栓塞，这两支动脉均来自腹股沟韧带水平的髂外动脉。首先进行髂动脉造影以识别分支起源，然后用基础导管选择分支起源造影。如发现异常，采用微导管进行动脉造影和栓塞。与腹膜后出血的治疗类似，首选明胶海绵用于微导管无法超选择的远端或小血管的栓塞；线圈可以放置在出血部位的近端和远端，以防止大血管损伤后侧支通路持续出血。

血流动力学不稳定的腹膜后出血患者与软组织血肿患者同样需要介入治疗。血管内介入治疗是首选方法，但有时必须采取手术。介入治疗的优势是可以很容易地进入腹膜后解剖结构，而手术探查则很困难。

对于自发性腹膜后出血的患者很少需要手术探查，手术适用于管内栓塞失败者，或患有腹腔隔室综合征者，或因其他原因需要手术的患者。

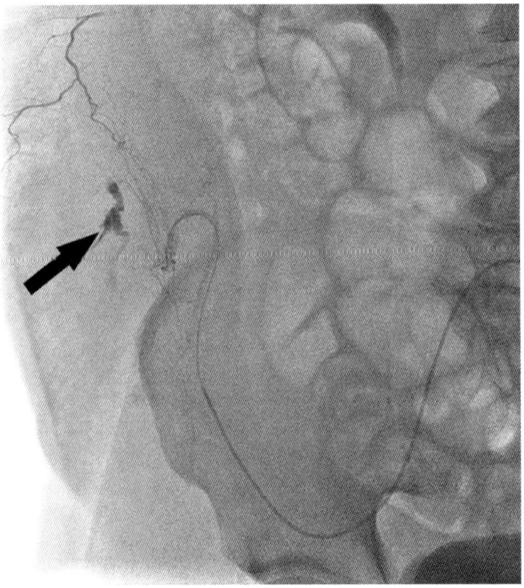

图5.16　DSA图像显示右回旋深动脉（箭头所示）造影剂外渗，此为腹壁出血的原因。采用N-BCA胶缓慢注入，达到栓塞止血效果。（This image is provided courtesy of Matthew Evan Krosin, MD, University of Pittsburgh Medical Center.）

术后管理

自发性腹膜后出血和腹直肌鞘血肿的患者栓塞成功率（血管造影止血证据)非常高。少数患者再出血,通常由新的自发性出血引起。

患者治疗过程中血红蛋白和凝血指标恢复正常是转好的迹象,但这也可能掩盖再出血的临床表现。对于疑似再出血的患者,通常可以进行反复栓塞。对于难治性出血、重叠血肿或腹腔隔室综合征的罕见病例,建议进行手术。

5.7 产科急诊

产科急诊包括继发于子宫收缩乏力或胎盘异常植入的产后出血。对于经液体、药物和子宫按摩治疗后无效的顽固性产后出血患者,可使用明胶海绵或颗粒进行子宫动脉栓塞止血。这种干预措施可以避免行子宫切除术,从而保护子宫和生育能力。

通常通过产前影像检查诊断胎盘异常植入，并可通过介入治疗进行预防性处理。在计划剖宫产和(或)子宫切除术之前,在双侧髂内动脉的前分支放置闭塞球囊。如果手术过程中出血无法控制,产科医生或介入医生可以充盈球囊,从而使扩张的子宫动脉闭塞,必要时甚至可以盲注明胶海绵悬浮液来控制出血。

5.8 骨科急诊

当伴有血管损伤时,骨科急诊有时需要介入干预。最常见于骨折造成相邻血管的撕裂。通常使用血管支架或线圈来处理受损的外周血管。

除了血管损伤,骨转移的患者也可能需要介入干预。某些癌症,如肾细胞癌、乳腺癌、肺癌和黑色素瘤,常发生骨转移且血供丰富。当发生病理性骨折时，骨科医生会进行手术以固定骨骼，并且通常需要术前栓塞以控制术中失血。骨肿瘤的栓塞可以使用多种栓塞剂，术后的管理需要骨科的配合。

推荐阅读

[1] Chimpiri AR, Natarajan B. Visceral arteriography in trauma. Semin Intervent Radiol. 2009; 26(3): 207-214

[2] Ierardi AM, Duka E, Lu, cchina N, et al. The role of interventional radiology in abdominopelvic trauma. Br J Radiol. 2016; 89(1061):20150866

[3] Khalil A, Fedida B, Parrot A, Haddad S, Fartoukh M, Carette MF. Severe hemoptysis: from diagnosis to embolization. Diagn Interv Imaging. 2015; 96(7-8):775-788

[4] Lopera JE. Embolization in trauma: principles and techniques. Semin Intervent Radiol. 2010; 27(1): 14-28

[5] Navuluri R, Kang L, Patel J, Van Ha T. Acute lower gastrointestinal bleeding. Semin Intervent Radiol. 2012; 29(3):178-186

[6] Navuluri R, Patel J, Kang L. Role of interventional radiology in the emergent management of acute upper gastrointestinal bleeding. Semin Intervent Radiol. 2012; 29(3):169-177

[7] Newsome J, Martin JG, Bercu Z, Shah J, Shekhani H, Peters G. Postpartum Hemorrhage. Tech Vasc Interv Radiol. 2017; 20(4):266-273

[8] Scemama U, Dabadie A, Varoquaux A, et al. Pelvic trauma and vascular emergencies. Diagn Interv Imaging. 2015; 96(7-8):717-729

第 6 章

肝胆系统疾病

Orrie Close, Alexandria S. Jo, Patrick Grierson, Bill Saliba Majdalany

介入放射科中急性和慢性肝胆系统疾病的患者较为常见。急性肝胆系统疾病患者最常表现为右上腹(RUQ)疼痛,结合实验室和影像学检查可进行诊断。慢性病患者可能无明显症状,仅在影像学检查中发现肝脏形态改变后才得以确诊。发现肝功能指标(LFT)变化通常是处理肝胆系统疾病的第一步。

结合患者病史和体格检查通常可以发现患者 LFT 异常的原因,这通常会比影像学检查更为快捷。因此,作为住院医师,即便不能对患者所有肝脏检查结果进行准确的分析,了解 LFT 的基本项目和异常变化的意义也十分重要。

转氨酶升高通常表明肝细胞受损,升高的程度不同,临床意义也不同。病毒性肝炎、药物相关或缺血性损伤患者转氨酶可高达数千。慢性肝炎、其他感染或与心力衰竭相关的肝充血患者为数百。酒精性肝病患者可能会出现转氨酶轻度升高。丙氨酸转氨酶(ALT)的变化对肝细胞损伤具有特异性,而天冬氨酸转氨酶(AST)特异性较差,横纹肌溶解症或其他肌肉系统疾病患者 AST 也会升高。

如果怀疑肝脏病变并且实验室检查显示碱性磷酸酶(ALP)显著升高,则应考虑存在胆汁淤积或胆道梗阻。与 AST 一样,ALP 是非特异性的,ALP 单项升高可能与许多不同的疾病有关。然而,ALP 与 γ-谷氨酰转移酶(GGT)一起升高则增加了对肝病诊断的特异性。直接胆红素升高提示肝细胞功能正常,但胆汁不能正常排泄,可能是由于胆道梗阻。间接胆红素升高更符合溶血或内源性肝细胞功能障碍的表现。

某些实验室检查还可以提示肝脏的整体健康状况。如果肝脏严重受损,可能会出现提示合成功能受损的指标异常,即凝血酶原时间(PT)/国际标准化比值(INR)升高和白蛋白降低,但需要排除其他影响因素,例如,营养不良、吸收不良或使用华法林,才能确诊肝脏合成功能障碍。

6.1 肝脏解剖

肝脏由 3 个功能叶组成:右叶、左叶和尾状叶。肝中静脉将左右叶分开。镰状韧带、门静脉和剩余的肝静脉将左右叶进一步细分为 8 个功能段,称为 Couinaud 分段(图 6.1)。每个肝段都有其供血动脉、静脉和引流胆道。

肝脏的动脉供血来自腹腔干发出的肝总动脉,但仅为肝脏血液供应的一部分。超过 75%的肝脏血供来自门静脉。

门静脉系统由汇集胃肠道、脾脏和胰腺血液的静脉组成。门静脉主干由肠系膜上静脉和脾静脉汇合而成。其在肝门处进入肝脏,并分成两支进入左、右肝叶。

肝静脉作为体循环的一部分,其内血液从肝实质流到右、中、左肝静脉汇合处的 IVC(图 6.1)。尾状叶的血液则直接流入 IVC(因此,其通常在疾病进展过程中不受影响)。体循环系统和门静脉系统之间有许多交通,这对于理解门静脉高压的产生原因很重要。

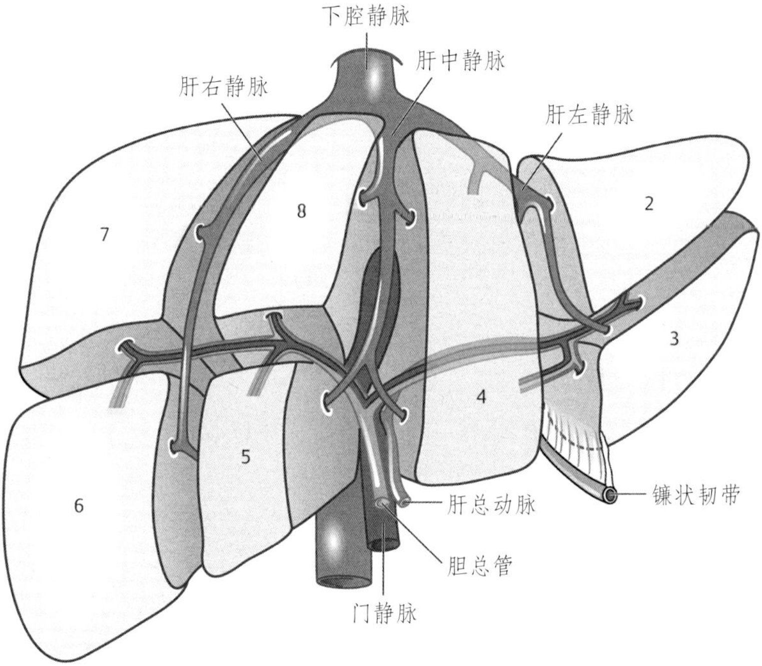

图 6.1 肝脏解剖图，显示肝段及其与肝静脉、肝动脉和胆管的关系。(Source:9 Normal Anatomy and Variants。In:Beek E,Van Rijn R,eds. Diagnostic Pediatric Ultrasound. 1st Edition. Thieme;2015.)

肝内胆管系统由与门静脉平行延伸的左右肝管组成，尾状叶胆道走行变异较多，但常连接于左肝管和右肝管。左右肝管汇合成为肝总管，肝总管在肝外与胆囊管汇合成为胆总管(CBD)。

6.2 胆道疾病

胆道系统的正常生理功能受神经激素调节，在禁食和消化状态下交替储存和排出胆汁。当这种平衡被破坏时，胆汁中胆固醇浓度升高，诱发胆管上皮炎症反应。炎症通常与胆道系统内机械性阻塞有关。

胆道疾病患者的表现因多种因素而异。胆道系统内梗阻/炎症的位置决定了实验室检查相关指标异常的程度,以及是否存在黄疸。疼痛通常与病变发展速度相关,并且在慢性疾病中可能不明显。疾病的严重程度及对应的处理方法取决于炎症反应的程度，有时还取决于是否合并多重感染。从IR的角度来看,胆道疾病可以分为胆囊、CBD或肝管的病变。

胆囊疾病

急性胆囊炎通常是由胆结石所致，但也可见于没有结石的患者(非结石性胆囊炎)。阻塞胆囊管的结石会导致胆囊发炎,患者典型表现为右上腹疼痛、低热、恶心、呕吐和白细胞计数升高。起初表现为绞痛,但随后转为持续疼痛。LFT通常正常或仅轻度升高。明显的LFT异常提示问题出现在胆道系统中除胆囊外的其他部分。

对于临床表现提示急性胆囊炎的患者，首先要进行右上腹超声检查。阳性结果包括胆囊增大伴胆石症、囊壁增厚、胆囊周围积液和超声墨菲征(用超声探头直接在胆囊上施加压力时出现疼痛)阳性。胆囊壁增厚是最敏感的征象，但无特异性。当超声检查结果不确定时,可以借助核医学HIDA扫描。HIDA扫描是诊断胆囊炎最准确的成像方式，胆囊缺乏放射性示踪剂填充为阳性结果，表明胆囊管阻塞。增强CT或MRI对诊断坏疽性胆囊炎更为敏感,坏疽性胆囊炎是由胆囊壁缺血引起的严重并发症。

需要结合阳性体格检查、全身炎症体征和至少一项特征性影像学表现来明确诊断急性胆囊炎。

确诊胆囊炎后,患者需要禁食,接受镇痛剂和抗生素治疗,并到普通外科就诊。对于身体状况良好,可以接受手术的患者,腹腔镜胆囊切除术是首选治疗方法。除缓解症状外,及时的手术治疗还可以预防急性胆囊炎的并发症,例如,胆囊破裂和败血症。理想情况下,手术应在住院的第1天进行，因为延迟手术已被证实会增加并发症的发生率,导致术式转为开腹胆囊切除。

对于病情太重而无法接受手术的患者，可以考虑放置经皮胆囊造瘘管(PCT)(介入操作 6.1)(图 6.2)。其目的是排出感染的液体并减轻胆囊炎症。虽然治疗效果不像手术那样明显,但可以充分控制患者症状,并降低并发症的风险,同时减轻炎症反应。放置 PCT 的禁忌证较少,尤其适合重症患者。腹水曾被认为是一种相对禁忌证,因其可能会阻碍引流管放置,但最近的研究推翻了这种说法。

对于患者应接受手术还是放置 PCT 目前尚无共识。《东京指南(2018)》提出了一个基于患者风险因素的分级系统可供参考(表 6.1)。

对于Ⅰ级(轻度)急性胆囊炎患者,应进行腹腔镜胆囊摘除手术,前提是患者一般状况良好,无手术禁忌证。对于一般状况较差,无法

介入操作 6.1 胆囊造瘘管

对于不能行手术治疗的急性胆囊炎患者，胆囊造瘘术是最常见的胆囊引流手段。经肝或经腹腔入路可实现经皮胆囊引流。通常经肝入路是首选,因为导管在肝脏内稳定性更好,窦道形成更快,胆汁性腹膜炎的发生率更低,肠道损伤的机会更少。经腹腔通路通常适用于弥漫性肝病、无法纠正的凝血功能障碍或胆囊下垂远离肝脏表面的患者。通常使用 21G 或 22G 细针进行穿刺,穿刺针到位后注入 5mL 造影剂,确认针尖进入胆囊内,注意避免大剂量注入造影剂,因为这可能会使脓毒血症加重。将导丝置入胆囊后,就可以通过导丝置入胆囊造瘘导管。对于某些特定的患者,也可以使用套管针技术直接穿刺胆囊。

术后,导管应每 24 小时冲洗 1 次。窦道形成需 4~6 周,长期留置导管应每 3 个月更换 1 次。如果确认胆囊炎消退并且经胆囊造影证实胆囊管通畅,可拔除引流管。有时,引流管会一直保留,直到行胆囊切除术时方可拔出引流管。

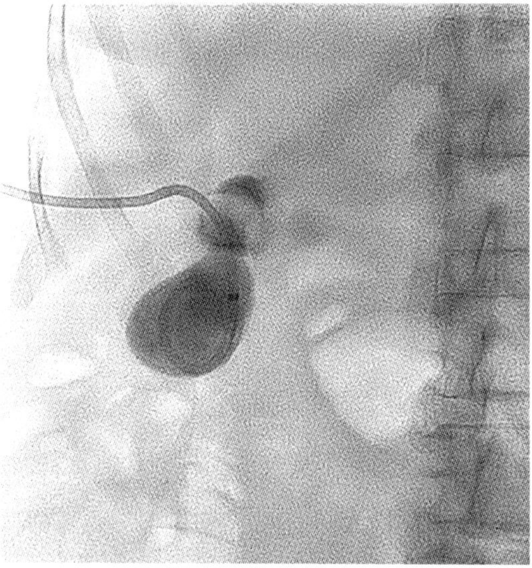

图 6.2　经肝入路放置 8.5F 猪尾胆囊造瘘管，用于不适合手术治疗的急性胆囊炎患者。

表 6.1　《东京指南(2018)》关于急性胆囊炎严重程度分级

分级	标准
Ⅰ	无器官功能障碍的健康患者,胆囊轻度炎性改变
Ⅱ	WBC>18 000/μL,可触及的右上腹肿块,临床症状>72 小时,胆囊炎并发症(坏疽性胆囊炎,脓肿形成,胆汁性腹膜炎)
Ⅲ	心血管功能障碍,需要使用升压药的低血压,呼吸衰竭,急性肾衰竭,神经系统功能障碍,肝功能障碍,血小板减少症

WBC,白细胞。

进行手术的患者,应使用抗生素进行保守治疗。如果患者状态变好,则考虑择期进行手术。对于Ⅱ级(中度)患者,如果其健康状况允许,则可以行腹腔镜胆囊摘除手术。如果患者经过最初治疗后没有好转,则应考虑使用 PCT 进行胆道引流。进行手术时,外科医生应准备好随时转为开腹胆囊切除,或在需要时进行胆囊次全切除。Ⅲ级(严重)患者存在器官功能障碍,且经评估不适合手术治疗。肾功能障碍和心血管功能障碍比其他类型的器官衰竭对手术影响更小，因此，如果患者经过适当的治疗，则可以考虑进行手术。然而，大多数Ⅲ级患者接受PCT放置治疗效果更好。

对于放置PCT的患者，炎症消退后，患者一般状况允许的情况下，可以择期进行胆囊切除术。目前还没有随机对照试验来明确放置PCT后胆囊切除术的理想时机，但将观察性研究表明，经皮胆囊引流术后过早手术与较高的并发症发生率有关。目前对于放置PCT后的最佳手术时机还没有达成共识，但随着更多数据的积累，后续可能还会有新的发现。

《东京指南》分级系统得到了大量回顾性研究证实，这些研究指出了急性胆囊炎患者手术的风险因素。但仍很难直接比较急诊胆囊切除术和经皮引流（伴或不伴随后的胆囊切除术）之间的结果，因为研究中对重症患者接受引流治疗存在选择偏倚。CHOCOLATE试验是一项多中心前瞻性研究，将高危急性胆囊炎患者随机分为胆囊切除组和PCT组。这项大型前瞻性研究的结果可能会重新定义PCT是如何在急性胆囊炎治疗中发挥作用的。

非结石性胆囊炎较为特殊，对于此类患者放置PCT可能有效。与结石性胆囊炎不同，此类患者通常是住院患者且伴有严重的不明原因的脓毒症。作为脓毒症诊断的方法之一，如果怀疑患者有胆道病变，可以进行RUQ超声检查。非结石性胆囊炎患者胆囊会出现炎性改变，但找不到结石存在的证据，且某些患者符合急性胆囊炎的部分诊断标准，如果对患者进行PCT治疗，并且症状有所改善，即可判定非结石性胆囊炎是脓毒症的主要病因。此外，引流出的液体还可以进行培养，用于指导抗生素使用。

当胆囊结石引起亚急性胆囊炎反复发作时，最终会导致慢性胆囊炎。影像学表现为胆囊纤维化，萎缩，充满结石。慢性胆囊炎的治疗方法是胆囊切除，尤其对于瓷性胆囊者（因为瓷性胆囊也可见于胆囊癌)。慢性胆囊炎患者的治疗过程通常不需要介入放射科参与,除非患者伴有急性发作,并存在放置 PCT 的适应证。

胆道疾病

胆囊炎会对胆囊和胆囊管造成影响,但多数情况下,胆道其余部分不受影响,胆汁可以顺畅地从肝脏流向十二指肠。当梗阻和炎症影响胆总管或肝管时,胆汁流出受阻,导致其在肝脏内堆积,引起肝功能障碍,并且进入体循环的胆汁成分增加。此类患者的实验室检查通常会有直接胆红素升高,患者可能会出现巩膜黄染,黄疸和黏土色的大便。

CBD 结石可引起 CBD 急性梗阻。CBD 结石进入 CBD 导致梗阻,其病理生理类似于胆囊炎,是胆汁淤积引起的炎症反应。患者有右上腹疼痛、恶心、呕吐和轻度发热,以及高胆红素血症。实验室检查显示转氨酶、ALP 和 GGT 升高。

胆道壶腹或胆管慢性阻塞的病因可能为良性,如吻合口狭窄,也可能为恶性,如胰腺癌或胆管癌等(表 6.2)。由于进展缓慢,患者通常表现为无痛性黄疸。当 CBD 完全闭塞时,胆囊扩张,在查体时可触及(Courvoisier 征)。

胆道梗阻,无论其病因或是否为慢性,都是逆行性胆管炎的危险

表 6.2 胆道梗阻的病因

良性	恶性
外伤	原发性肝胆系统肿瘤
手术和放射性损伤	胰腺肿瘤
感染	胆囊癌
原发性硬化性胆管炎,假性囊肿,慢性胰腺炎	局部淋巴结增大
缺血	
Mirizzi 综合征,胆囊结石,肝门部胆管病变	

因素。胆汁正常流动的中断会使细菌从小肠逆行迁移到胆道,一旦进入胆道,感染会迅速扩散到血液中,导致脓毒症。患者表现为黄疸、发热和右上腹疼痛(夏科三联征),以及白细胞升高和最终的低血压休克。

许多肝内过程(如原发性胆汁性肝硬化、原发性硬化性胆管炎、药物反应)也可能导致胆汁淤积。其机制可能是肝细胞功能障碍、胆汁分泌代谢紊乱或肝内胆管破坏。肝内胆汁淤积最常见的症状是瘙痒,黄疸比肝外胆汁淤积少见。对于胆汁淤积型 LFT 患者,应尽早区分肝内和肝外原因,因为不同病因的处理方法不同。

当患者出现黄疸时,在进行影像学检查之前,首先要排除急症,包括急性胆管炎、肝衰竭或大量溶血。以上症状可能危及生命,需要紧急处理。

如果根据病史和实验室检查怀疑患者有胆道梗阻,应首选超声检查。超声显示 CBD 扩张提示胆管远端梗阻,如果梗阻严重,可能会存在胆总管结石。虽然超声不一定能够准确发现梗阻性结石(通常是由于肠气覆盖),但胆囊内结石的存在和 CBD 扩张提示很有可能存在胆总管结石。如果胆囊内没有结石则提示可能存在其他梗阻原因,如果 CBD 不扩张,则梗阻部位可能更靠近肝内胆管。腹部 CT 也常用于初筛(表 6.3),CT 具有快速、操作简便的特点。虽然不是最理想的检查手段,但是 CT 可以清晰显示扩张的导管和(或)钙化结石,并排除其他诊断。以下 2 种情况中 CT 可作为首选检查方式:①梗阻的可能性较低时,需要详细进行肝脏检查;②怀疑恶性梗阻时,CT 扫描可以更好地显示肿块。恶性梗阻的影像学特征包括:胆道周围肿块、胆道明显强化、壁厚>1.5mm、长节段受累和不对称壁增厚。光滑、对称或局灶性狭窄则更有可能为良性梗阻。

如果超声或 CT 显示 CBD 梗阻的可能性很高,通常需进行内镜逆行胰胆管造影(ERCP)。ERCP 通常由消化内科来进行检查,对鉴别

表6.3 胆道梗阻的成像选择

诊断工具	优点	缺点
上腹部超声	对于评估胆囊、胆总管、局灶性肝脏病变效果较好	依赖操作者水平；会受患者身体状态和肠道气体影响
腹部CT	可提供全面的横断位解剖图像；快速，普及性高，可重复	有辐射，评估胆囊病变不如超声；不适合评估远端胆管
MRCP	可以完整显示胆管	价格昂贵，费时，受运动伪影影响大
ERCP	可以观察远端的扩张胆管；可以通过放置支架缓解远端的梗阻，可以行括约肌切开取石术；可以对远段病变进行活检	有创操作；有胰腺炎、出血、胆道损伤的风险；近端胆道系统可能显影困难
PTC	完整显示胆道（近端和远端）；可通过放置支架缓解梗阻；可为胆道引流提供途径	侵入性操作，经过肝包膜有出血风险；如果引流管留在体内，有时会造成患者不适

ERCP 内镜逆行胰胆管造影；MRCP：磁共振胰胆管成像；PTC：经皮肝穿刺胆管造影。

胆总管结石、胆道狭窄和CBD远端肿块具有良好的诊断价值。其优点是能够在诊断的同时进行干预或提取组织样本。缺点是有手术相关的医源性胰腺炎的风险。ERCP只适用于胃肠道解剖正常者。

磁共振胰胆管造影（MRCP）是ERCP的替代方法。MRCP避免了放射线和造影剂的使用，并且没有类似于ERCP的医源性损伤风险。其可以显示整个胆道的解剖结构，包括梗阻远端的胆管（ERCP则不能）。其缺点包括易受与MRI相关的伪影影响，检测小结石或病变的敏感性较低。当患者病情严重，无法接受手术时，或者当没有必要在诊断的同时进行干预时，通常选择 MRCP 而不是 ERCP。

胆道梗阻的治疗

虽然对良性和恶性胆道梗阻的介入治疗有较大的重叠，但仍应该根据治疗目标的不同而采取不同的处理方法。

良性胆道梗阻最常见的急性原因是胆总管结石。对于胆总管结石患者，治疗目标是症状缓解，以及避免最严重的并发症，即胆管炎和胰腺炎出现。部分患者在最初就诊时可能已经有并发症出现，需要及时治疗。

对于伴有急性胆管炎的患者需要补液、使用广谱抗生素抗感染，且通常需要进入重症监护室进行治疗。通常在入院 1~2 天内，当患者的病情通过治疗得到改善后，可以通过 ERCP 尝试移除阻塞性结石。在 Vater 壶腹插管后，可以通过圈套器或球囊取出结石。清除结石，对上游感染的胆汁进行减压是实现源头控制的关键（类似对脓肿的引流）。当不能进行 ERCP 或尝试后失败时，IR 可以辅助对患者进行经皮肝穿刺胆管造影术（PTC）和经皮肝穿刺胆管引流术（PTBD）（介入操作 6.2）（图 6.3 和图 6.4）。PTBD 治疗急性胆管炎的成功率优于 ERCP，但并发症的发生率较高。

胆石性胰腺炎的临床严重程度不一。对所有患者首先都应进行对症支持治疗，然而，几项研究表明，在入院前 48 小时 LFT 迅速上升的严重病例中，急诊 ERCP 有助于迅速恢复胆道通畅。该方法已被证明是一种安全的治疗手段，且同样适用于急性胰腺炎的患者。经皮胆道引流对此类患者无效，主要原因是患者体内存在梗阻性结石，而不是单纯的胆汁淤积。患者病情稳定后，为防止胰腺炎复发，应考虑切除胆囊。

在无胆管炎或胆石性胰腺炎的情况下，ERCP 仍是非复杂性胆总管结石的一线治疗方法，且取石成功率极高。但当存在较大的结石或结石位于胆道近端时，内镜器械操作难度较大。

介入操作 6.2 PTC/PTBD

经皮胆道穿刺可用于诊断性胆道造影、胆道引流或支架放置、胆道镜检查、胆管成形术和结石的治疗。右侧或左侧入路胆道穿刺都是安全的。放置肝右叶导管时,通常通过较低的肋间隙从右中腋线进入,而左叶导管一般从剑突下方的上腹部进入。无论使用哪种入路,穿刺过程中都应避免经过胃、肠。

对腹部消毒后,使用超声或透视引导将21G或22G针穿刺进入肝脏。超声引导下通常可以直接将针穿入胆道分支,而透视引导下需要边回撤穿刺针边注射造影剂,直到使胆道显影。由于透视下静脉和动脉往往是不可见的,因此,在回撤注射的过程中,应十分了解肝脏的解剖结构。透视过程中应多角度进行胆管造影,并确定最适合的进针点;如果穿刺点过于靠近中央,可以在透视引导下,根据显影胆道位置,选择边缘部位进行第二次穿刺。

在进行胆道造影后,进一步将导丝置入到胆管中。拔出穿刺针针头并替换为扩张器,扩张器可以拆卸,因此,能够保证导管和(或)更大的导丝穿过,为放置硬导丝和进行下一步的引流或介入操作做准备。如果梗阻不能解决,则可在胆管中央放置猪尾引流管进行外引流。经过数周的外引流,炎症通常可以消退,狭窄或梗阻可能会变得更通畅。但需要注意的是,对于伴有胆管炎的患者,穿刺扩张放入导管的过程中应避免注射造影剂或反复使用导丝或进行介入操作,以免引发胆道脓毒症。PTC/PTBD的严重并发症包括出血、胆汁漏和气胸。当进针点过于靠近中央时更有可能引起动脉出血,甚至危及生命。轻微出血临床上可能无症状,但大量出血可能危及生命,需要紧急肝动脉栓塞治疗。

对于ERCP难以治疗的大结石,可以进行体外冲击波碎石。该方式对治疗大结石非常有效,但由于疼痛剧烈,通常需要全身麻醉。

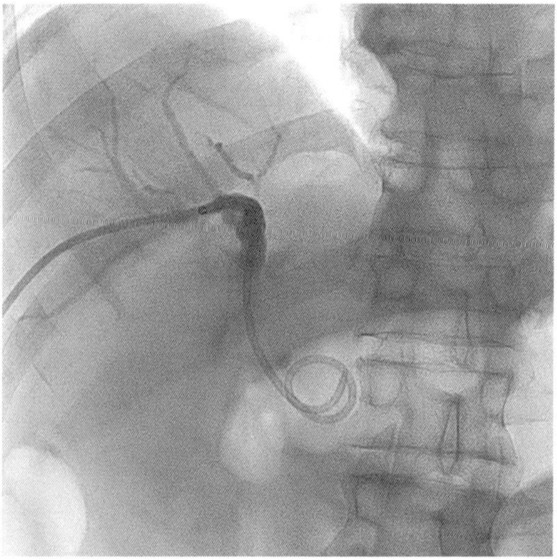

图 6.3 胆总管空肠吻合口狭窄，需经皮放置胆总管内外引流导管。将一根 8.5F 的胆道导管放置到位，随后进行胆管造影确保导管在肠内的成袢。导管侧孔应跨越整个胆道。

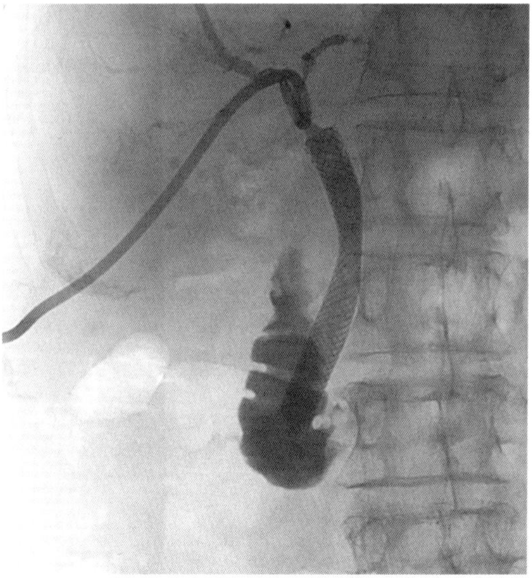

图 6.4 恶性胆道狭窄患者的胆管造影显示需要放置胆道支架。在支架上方留置外引流管 1 周，以确保胆道充分减压，之后将外引流管移除。

如果 ERCP 失败或由于解剖原因（Roux-en-Y 吻合术后）而无法进行 ERCP，介入放射医师可以进行 PTC/PTBD，并通过经皮穿刺部位摘取结石，或用血管成形球囊行括约肌切开术，并将结石推至十二指肠。此外，可以通过经皮入路并将导线穿过 CBD 进入十二指肠，并可以实现逆行进入胆道——这被称为“会合操作”。

手术后吻合口狭窄是良性胆道狭窄中较常见的一种。由于解剖结构的改变，不能对胆管–肠（胆总管–空肠）吻合的患者行ERCP。对于此类患者通常需要进行狭窄成形术治疗，并留置胆道内外引流管数周，后续需要进行胆管造影，如果吻合口通畅，则可以拔除引流管。如果球囊扩张失败，则需要在吻合口狭窄处植入支架，有些患者可能需要再次手术。对于医源性狭窄（例如，胆囊切除术后），经常需要进行经皮治疗。对于恶性梗阻，通常需要在介入前行内镜超声引导活检或胆管刷检进行组织学诊断。确诊恶性肿瘤后，首先要考虑是否可以手术切除，因为手术可能是根治性的。胰胆管恶性肿瘤手术的适应证不在此进行讨论。如果病灶无法切除（由于病灶位置、血管受累或其他合并症），治疗的目标是姑息性支架置入以保持胆道通畅。

支架置入术可通过 ERCP 或介入的方法经皮（见图 6.4）进行。对于肝脏或肝门的近端梗阻，更适合选择经皮入路，而远端梗阻更适合行 ERCP。

支架置入术中可以使用塑料或金属支架。塑料支架易在几个月内阻塞，需要每 3 个月更换 1 次，而金属支架（尤其是覆膜支架）阻塞的可能性较小。

6.3 慢性肝病和肝硬化

如要真正了解慢性肝病，首先要了解肝脏是如何对损伤做出反应的。出现急性肝损伤时，人体通常依赖于肝脏的自我修复，随后实验室检查中的异常指标也会逐渐恢复正常。因此，对于偶然发现的伴有轻度 LFT 异常的无症状患者，仅需要观察。但是如果 LFT 持续升高（>6 个月）则表明炎症持续存在，需要进一步的治疗，即使对无症状的患者也是如此。对于肝损伤的患者，首先需要进行病毒性肝炎筛查。如果结果为阴性，则需要考虑不常见的慢性肝病，如自身免疫性肝炎、血色病或威尔逊病。如果患者有慢性胆汁淤积，还应考虑原发性胆汁性肝硬化或原发性硬化性胆管炎。对于有长期酗酒、丙型肝炎或肥胖等已知危险因素的患者，可能无须进行全面的血清学检查。

肝活检仍然是诊断肝病的基础。当患者有不明原因的肝病或疑似某种肝病但需要进一步确诊时，肝活检尤为重要。当诊断已明确时，如慢性肝炎，肝活检也可用于预后评估和治疗方案的制订。肝活检的选择包括经皮、外科手术或经静脉途径（介入操作 6.3）。

肝损伤的共同的病理生理改变是随时间推移炎症反应超过肝组织愈合程度，以及由此导致的肝实质纤维化，组织学上称肝硬化。肝脏本身有较好的代偿能力，直到大约 80%的肝脏出现纤维化，症状才

介入操作 6.3 经静脉肝活检

经静脉肝活检为难治性凝血功能异常（经皮活检风险较高）患者提供了一种肝组织取样的方法，并可以进行门静脉压测量。

经静脉肝活检首选右颈内静脉入路，因为此方式经过肝静脉时角度更为合适，但是对于晚期肝硬化，肝脏严重萎缩的患者或既往接受过肝移植的患者可能并不适用。在选择右颈内静脉通路后，超选一条肝静脉（通常为肝右静脉）并进行静脉造影。肝右静脉位于最后方，活检针由此向前可进入肝实质。术中通常通过斜位透视图像来确认导管位置。

将活检针通过鞘管送入肝右静脉，鞘管指向前方。将活检针穿入肝实质内进行取样。通常同时进行肝静脉测压，将导管置入小的肝远端静脉或用充气球囊暂时阻断血流，然后将球囊导管连接到压力监测器进行测压。此方法类似于肺楔压测量，可以用于估算门静脉压力。

开始显现。因此,肝硬化通常在很长一段时间内不会被发现。

引起症状的原因包括:①肝脏的合成或解毒功能无法满足机体的需求;②瘢痕和纤维化使血流进出肝脏的负荷增加,导致门静脉高压。

对于有症状的患者通常需进行 CT 或 MRI 等影像学检查,这些检查可能显示肝脏或脾脏形态的改变,同时可能伴有静脉曲张、腹水或灌注改变(图 6.5)。以上解剖学发现提示患者存在一定程度的门静脉高压,需要进一步评估。相对较新的技术是超声或 MR 弹性成像,这种技术可以测量组织弹性,用于量化肝内纤维化程度。该技术虽然没有被广泛采用,但使用率一直在增加。

肝硬化分为代偿期或失代偿期。代偿期肝硬化患者几乎没有肝功能障碍,可能会伴随不明原因的症状,如体重减轻,虚弱或食欲下降。此类患者应定期进行复查,以早期发现肝细胞癌(HCC)和胃底食管静脉曲张。患者应每 6~12 个月进行肝脏超声和甲胎蛋白检查,以监测 HCC。

当患者出现黄疸、静脉曲张出血、腹水、自发性细菌性腹膜炎或肝性脑病时,提示患者进入失代偿期肝硬化阶段。许多评分/分级系统

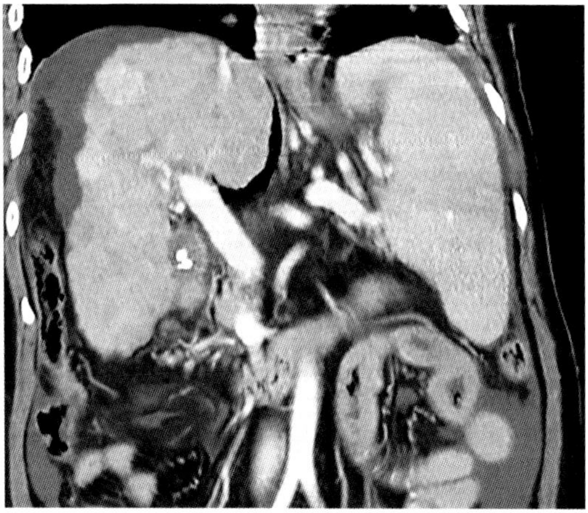

图 6.5　腹部冠状面 CT 图像显示肝硬化征象:结节状肝轮廓,脾大,腹水,门静脉扩张。[Source:Herzog C. Differential diagnosis of diseases of the spleen(CT). In:Burgener F,Zaunbauer W,Meyers S,et al.,eds. Differential Diagnosis in Computed Tomography. 2nd Edition. Stuttgart:Thieme;2011.]

可用于量化评估肝功能障碍的程度。最常用的是终末期肝病模型(MELD)评分和Child-Pugh评分。

MELD或MELD-NA评分纳入血清胆红素、血清肌酐、PT/INR和血清钠。在线计算程序可以提供与3个月死亡率相对应的数据(表6.4)。器官共享联合网络(UNOS)参考该数据对肝移植供体进行分配。

Child-Pugh评分最初旨在预测手术死亡率,但目前已成为接受移植评估患者的预后指标。评分依据患者的总胆红素、人血白蛋白、PT/INR、腹水程度和肝性脑病情况(表6.5)。

表6.4 MELD评分

MELD评分	3个月死亡率
>40	71%
30~39	53%
20~29	20%
10~19	5%~10%
<9	2%

MELD,终末期肝病模型。

表6.5 Child-Pugh分级标准

	1分	2分	3分
总胆红素	<2	2~3	>3
人血白蛋白	>3.5	2.8~3.5	<2.8
凝血酶原时间	<4	4~6	>6
腹水	无	轻度/可控制	中度/重度/难治性
肝性脑病	无	Ⅰ~Ⅱ期	Ⅲ~Ⅳ期

Child-Pugh A级:5~6分(2年生存率85%);Child-Pugh B级:7~9分(2年生存率57%);Child-Pugh C级:10~15分(2年生存率35%)。

6.4 门静脉高压

肝硬化患者的肝血管内阻力增加是肝窦内结构破坏和生化相关因素介导血管收缩的结果。血管直径的减小增加了血管内压力,导致门静脉系统下游血管充血。肝硬化是门静脉高压症最常见的原因,也存在其他破坏肝血管系统不同部位的血液流动而导致门静脉高压的原因,如门静脉血液流入、经过肝窦和从肝静脉流出的过程中出现的问题(表 6.6)。

肝静脉压梯度(HVPG)是临床常用的门静脉高压定量指标。压力梯度可以反映腹腔静脉和门静脉系统之间的压力差, 并可以通过经肝静脉系统来测量。将测压导管尖端楔入肝静脉,测得门静脉压力,实际上此时测量的是肝窦压力,但在肝硬化时,肝窦压力和门静脉压力平衡,因此,能够测得门静脉压力。肝静脉游离压是在肝静脉中测量的,位置在其接近下腔静脉处。

正常压力梯度为 1~5mmHg(1mmHg≈0.133kPa),压力超过这个值被定义为门静脉高压。需要注意的是,HVPG 测量值为近似值,即使几分钟后重复测量,梯度值也可能会出现波动,这与用袖带测量全身血压的情况类似。尽管其为近似值,但是可以参考此数值来对患者进行分级,以及决定何时进行干预治疗。

门静脉高压的临床症状仅在 HVPG>10mmHg 时才开始出现,研究表明,降低压力梯度有助于降低门静脉高压的风险。经静脉肝内门

表 6.6 常见引起门静脉高压的原因

位置	病理
肝前性	门静脉血栓,胰腺炎
肝性/肝窦性	肝硬化,肿瘤,渗透障碍
窦后性	布加综合征

体分流术(TIPS)是在IR的指导下进行的一种手术。

TIPS手术是通过肝实质建立一个通道，使门静脉与肝静脉直接连通，对门静脉系统进行减压。TIPS口径越大，压力梯度减小的幅度越大。治疗目标是使压力降低至≤12mmHg，甚至对于非静脉曲张适应证可以降至更低，如顽固性腹水。此手术风险较高，在操作前应充分了解术后生理改变(介入操作6.4)。

TIPS减少了通过肝脏内正常解剖循环的血液量。肝实质的大部分供血来自门静脉。晚期肝硬化患者没有足够的肝功能储备，无法耐受TIPS后发生的门脉血分流(表6.7)。MELD评分>18或Child-Pugh

介入操作6.4 经静脉肝内门体分流术

在肝硬化或肝静脉流出道阻塞时，进行TIPS手术可以为压力过高的门静脉系统提供流出道。由于腹水张力使肝包膜和周围组织之间的潜在空间扩大，建议TIPS手术之前先进行腹腔穿刺，以防针头在手术过程中穿过肝包膜(可能导致危及生命的出血)。

建议TIPS之前静脉使用抗生素预防感染。肝硬化患者的胆管和腹膜可能存在定植细菌，可能导致细菌易位入血或定植在支架中。许多医院在TIPS时进行全身麻醉，但是，对于某些患者，该手术可以在镇静下进行。

右颈内静脉是首选入路，因为入肝静脉路线相对较直。使用弯曲导管和导丝进行肝静脉导管置入，肝右静脉是首选穿刺静脉，因其位置靠后，降低了穿刺过程中穿破包膜的风险。将导管推进到肝右静脉后，将导管插入小静脉并使用CO_2进行楔形肝静脉造影；CO_2黏度较低，很容易通过肝窦并进入门静脉，为后续进针方向提供指导。另一种方法是使用血管内超声引导进行穿刺。可以使用带有超声探头的导管来观察门静脉位置并可见TIPS术中针进入门静脉。还可以测量TIPS前的门静脉压力。

目前有很多种 TIPS 套件可用于肝脏穿刺。通过硬导丝将 TIPS 穿刺导引套件穿入肝静脉并指向门静脉方向（在肝右静脉行 TIPS 时，可以稍靠前部和外侧）。将针头穿过门静脉后，连接注射器负压抽吸并退管，直至抽出血液。注射造影剂确认套件针尖位于门静脉内。

如果穿刺入门静脉位置适当，则送入导丝，移除套管，并将导管通过导丝送入门静脉系统。记录压力测量值并进行门静脉造影，以确认门静脉高压存在并显示交通道的长度。然后用球囊预扩张通道，使鞘管能够通过。

大多数 TIPS 手术都会使用特制支架（图 6.6）。支架有一个覆膜部分（位于通道实质内）和一个位于门静脉中的 2cm 长的未覆膜部分。未覆膜的部分可使支架外的血流进入下游门静脉通畅。覆膜部分超出通道进入肝静脉，有时也会延伸到 IVC 水平，有助于降低近肝端支架狭窄的风险。

上述操作完成后，使用 8~10mm 的球囊对支架进行扩张（图 6.7）。进行重复门静脉造影并测量压力值。门静脉压力降低 50%或门静脉压力梯度<12mmHg 提示效果良好。

表 6.7　TIPS 手术的禁忌证

绝对	相对
充血性心力衰竭	严重的凝血异常（INR>3）
重度肺动脉高压（MPWP>45mmHg）	巨大肝脏肿瘤
重度三尖瓣反流	血小板减少（血小板<20 000）
脓毒血症	
肝衰竭	
无法逆转的胆道梗阻	

INR，国际标准化比值；MRWP，平均肺楔压。

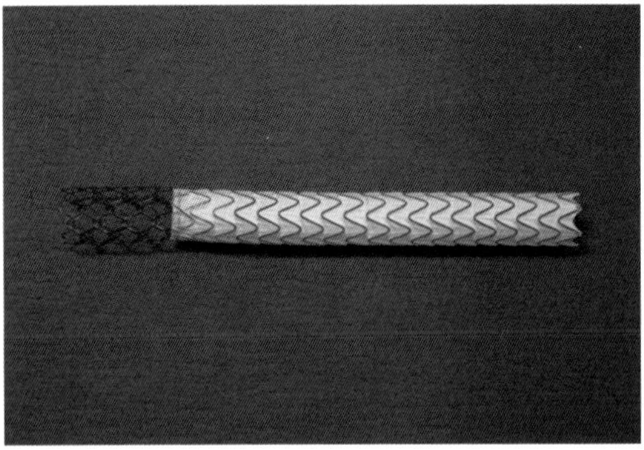

图 6.6 用于经静脉肝内门体分流术的支架。其有一个覆膜部分位于肝脏新建立的通道内，而未覆膜部分位于门静脉内。

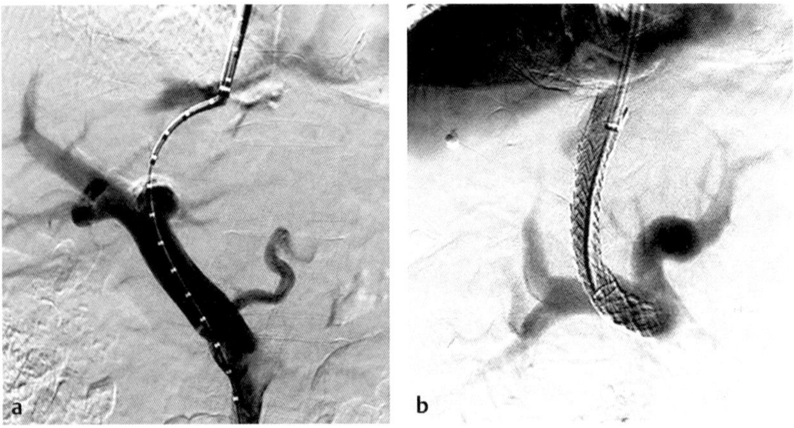

图 6.7 (a)显示经静脉肝内门体分流的血管造影图像,导管在肝静脉中,经过肝实质穿入门静脉。(b)放置覆膜支架,保持分流。支架覆膜部分位于新交通道内,而未覆膜部分留在门静脉中。

C 级的患者通常不适合接受 TIPS 手术，因为此类患者术后可能会出现急性肝衰竭(有时也会对顽固性静脉曲张出血且如果不做此手术生存希望渺茫的患者进行 TIPS 手术治疗)。严重心力衰竭的患者也不应接受 TIPS 手术,因为分流会增加心脏前负荷并导致失代偿。对于准备行 TIPS 手术的患者最好提前做超声心动检查，只有当超声显示右心房压力<20mmHg 时，才可考虑行 TIPS。

TIPS 最常见的术后并发症之一是血氨升高，可能导致肝性脑病，因为新建立的肝内分流会使血液直接从门静脉进入体循环，绕过肝脏的解毒过程。许多患者会出现新发或加重的脑病，并在分流形成后 2~3 周内表现出来。年龄>65 岁、先前存在肝性脑病、分流管径大是 TIPS 后脑病发生的危险因素。口服乳果糖和(或)利福昔明是治疗TIPS 后肝性脑病的一线药物，其剂量以达到每天 2~3 次排便为目标。肝性脑病的治疗十分困难，可能需要二次 TIPS 手术，并尝试减少分流，甚至阻断分流。

TIPS 也可能出现口径变窄或完全闭塞，术后管理难度较高。术后 4 周应进行多普勒超声监测，然后每隔 6~12 个月测量一次通过分流处的血流速度。血流速度≤50cm/s 或>250cm/s 是诊断分流功能障碍的敏感指标。支架内狭窄或血栓形成时需要行静脉造影。对于血栓形成可用溶栓或取栓治疗，狭窄可通过血管成形术治疗；少数情况下，需采用新的支架重新进行分流(特别是原来的分流术采用未覆膜的支架时)。如果腹水、静脉曲张出血或肾功能不全复发，可能提示分流通道存在问题，需要通过超声进一步评估。有时症状的复发仅由门静脉压力降低效果不佳导致。此时，可以与第一个 TIPS 并列行第二个 TIPS。

6.5 胃食管静脉曲张和门体分流术

当出现严重门静脉高压时，一个生理性后果是门静脉血流通过连接门静脉和体循环的“天然”侧支通路走行。随着压力的增加，正常、低流量的静脉交通会变得扩张和曲折，称为静脉曲张。静脉曲张有随时破裂的可能，可导致危及生命的出血。对于此类患者的治疗目标是尽可能降低出血风险。了解曲张静脉的基本解剖和生理改变有助于了解 IR 在门脉高压患者诊疗中的重要意义。静脉曲张可在全身多个不同部位形成,介入治疗最适用于食管和胃的静脉曲张。

食管上 2/3 的静脉是体循环的一部分，其内血液流入奇静脉,随后流入 SVC。食管下 1/3 处的食管静脉是门静脉循环的一部分,其内血液流入胃左静脉。食管上静脉与下 1/3 处的食管静脉交通(图 6.8)。肝硬化门静脉高压使进入该通路的肝血流增加(肝脏远端),导致食管静脉扩张。

胃静脉曲张更为复杂,因为胃有几个不同的门静脉支流。由于流入和流出血管的数量较多,且引流路径的变化较多,其分类也会更加复杂。为了安全地进行胃静脉曲张治疗,了解血管复杂性非常重要。其中一种分类方法是将胃静脉曲张分类为贲门型和孤立型。贲门型静脉曲张由从贲门水平胃左静脉分出的黏膜下静脉形成，并与正上方的食管静脉相交通。孤立型静脉曲张位于胃底或体部，由胃短静脉、胃后静脉和胃网膜静脉供应。其到达体循环的主要途径是流入左肾静脉的胃肾分流。小部分的胃静脉曲张通过胃腔分流管流入下腔静脉(图 6.9)。与食管静脉曲张相比,胃静脉曲张往往在门静脉压力较低的情况下出血,并且死亡率也更高。

食管和胃静脉曲张多通过断层扫描偶然发现，可通过对肝硬化患者进行内镜检查寻找曲张静脉，或在患者出现继发于静脉曲张出血的呕血之后发现。

静脉曲张的治疗

胃食管静脉曲张的治疗通常分为 3 个阶段：①对从未发生过出血的患者进行初级预防;②在活动性静脉曲张出血期间和之后立即进行复苏和止血;③对已发生出血者术后二级预防以防止再次出血。

静脉曲张分类和初级预防

对于初次诊断肝硬化的患者，在诊断时应进行 EGD 以寻找静脉曲张(图 6.10)。食管静脉曲张以直径大(>5mm)、小(<5mm)进行区分。

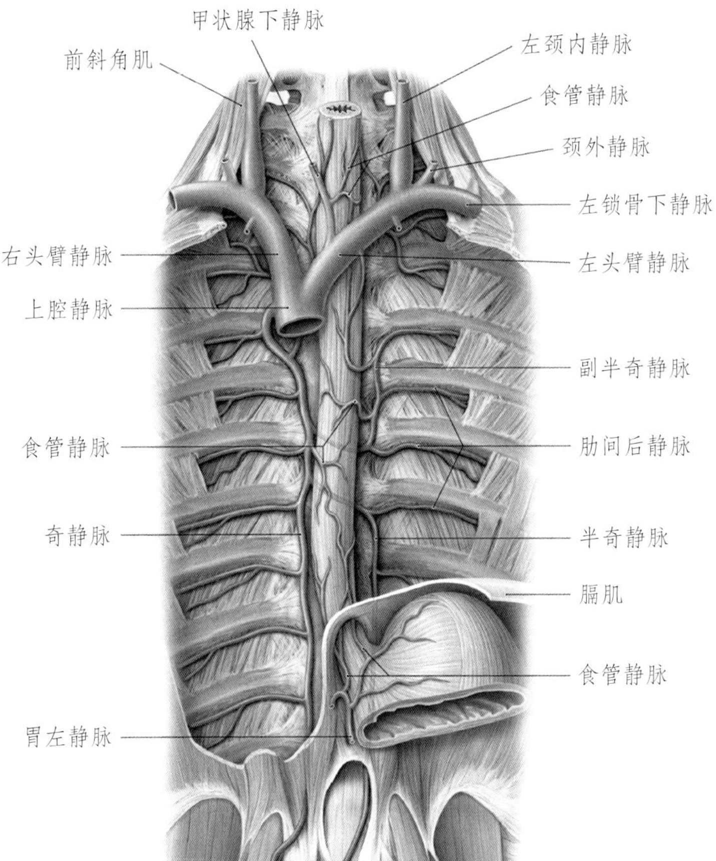

图6.8　食管静脉引流。注意，远端食管由胃左静脉(门静脉循环的一部分)引流，而近端食管由奇静脉系统(体循环的一部分)引流。食管远端静脉与食管上静脉相交通。(Source：Gilroy AM，MacPherson BR，Ross LM，eds. Atlas of Anatomy. 2nd ed. Stuttgart：Thieme；2013：107.)

内镜检查可以通过曲张静脉外观识别出血高风险迹象（红色条纹、“白色乳头迹象”），并诊断活动性或近期出血。胃静脉曲张可以根据

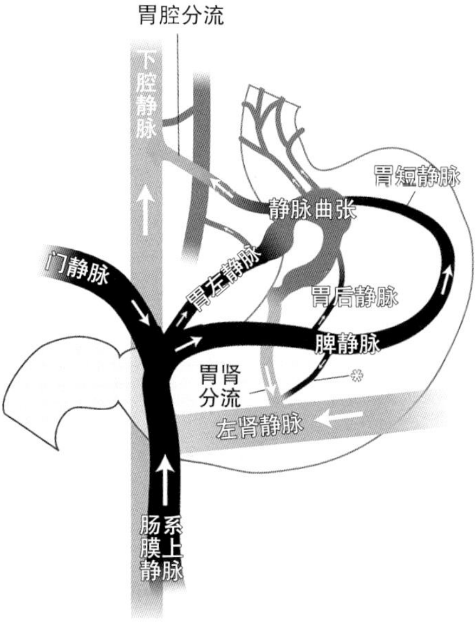

图 6.9 胃静脉曲张的解剖示意图。门静脉高压迫使门静脉血流进入胃静脉及曲张静脉中，可通过胃肾分流引流到左肾静脉。或者，静脉曲张可以通过胃腔静脉分流进入下腔静脉。血管中的箭头表示流动方向，胃肾分流是常见通路。（Source：Al-Osaimi A，Caldwell S. Medical and Endoscopic Management of Gastric Varices. Seminars in Interventional Radiology. 2011;28(03):273-282.）

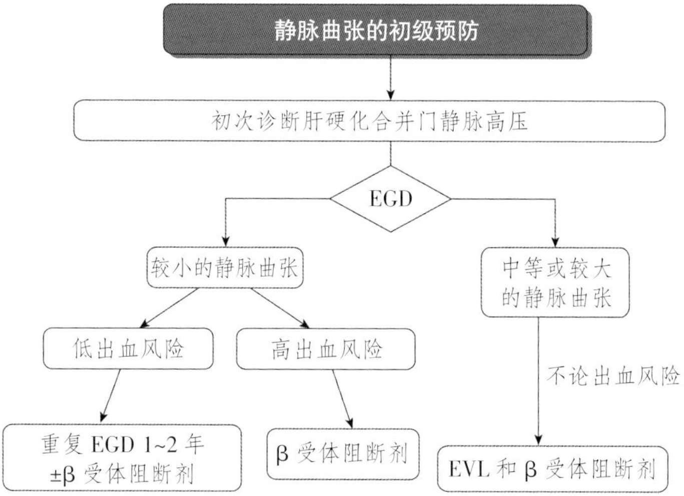

图 6.10 胃食管静脉曲张初级预防流程图。EGD，食管胃十二指肠镜检查；EVL，内镜下静脉曲张结扎术。

位置(Sarin分级)和曲张静脉供给或引流血管的数量进行分类。在食管和胃静脉曲张中，出血风险随着静脉曲张大小的增加和门静脉高压的恶化(即压力梯度增加)而增加。

根据静脉曲张大小、内镜下高危体征和肝功能障碍对患者进行风险分层。如果初始EGD未发现静脉曲张,则无须进行预防性治疗。患者可以在2~3年内行EGD重复监测。

处在代偿期的肝硬化,伴随小而稳定的静脉曲张被视为低风险,通常使用预防性非选择性β受体阻滞剂进行治疗。β受体阻滞剂可以减少心输出量并引起内脏血管收缩。内脏血管收缩可减少门静脉循环中的血流量,进而降低曲张静脉内的压力。有研究表明,静脉曲张较小的患者使用预防性β受体阻滞剂时，初始静脉曲张出血的发生率显著降低。然而,该结果仍具有争议,因为还有多项其他研究未能证明该类药物能够使出血风险降低，尤其是对于出血风险最低的患者。另外,β受体阻滞剂会在少数患者中出现副作用,并且可能需要在初始试验后停药。

如果对小静脉曲张和代偿期肝硬化患者(低风险患者)不进行预防性治疗,建议在1~2年内重复EGD以评估静脉曲张扩大/高风险体征的发展。

如果小静脉曲张伴随内镜下高危表现，应直接使用β受体阻滞剂进行治疗。当静脉曲张直径扩大、出现即将出血的迹象或肝功能恶化时,应被归类为高危患者。高危患者适合接受预防性内镜下静脉曲张结扎术(EVL),EVL是指在内镜下,在静脉曲张根部周围用橡皮筋绑扎曲张静脉,使血栓形成并最终脱落的技术。该过程通常每1~3周重复1次,直到曲张静脉形成血栓闭塞。有数据支持在高危患者中使用EVL而非β受体阻滞剂进行一级预防,以防止首次出血,目前认为这两种方法都是合理的。

β受体阻滞剂和EVL实际上都不能降低死亡率,只能降低出血率。

接受 EVL 治疗的患者需要每 6~12 个月进行 1 次 EGD 以进一步监测。

急性静脉曲张出血

肝硬化患者呕血被视为继发于静脉曲张破裂的出血。治疗时应从气道、呼吸和循环开始,此类患者相对其他患者插管标准可能要放得更宽,以保证及时进行救治(图 6.11)。此类患者可能会迅速出现失

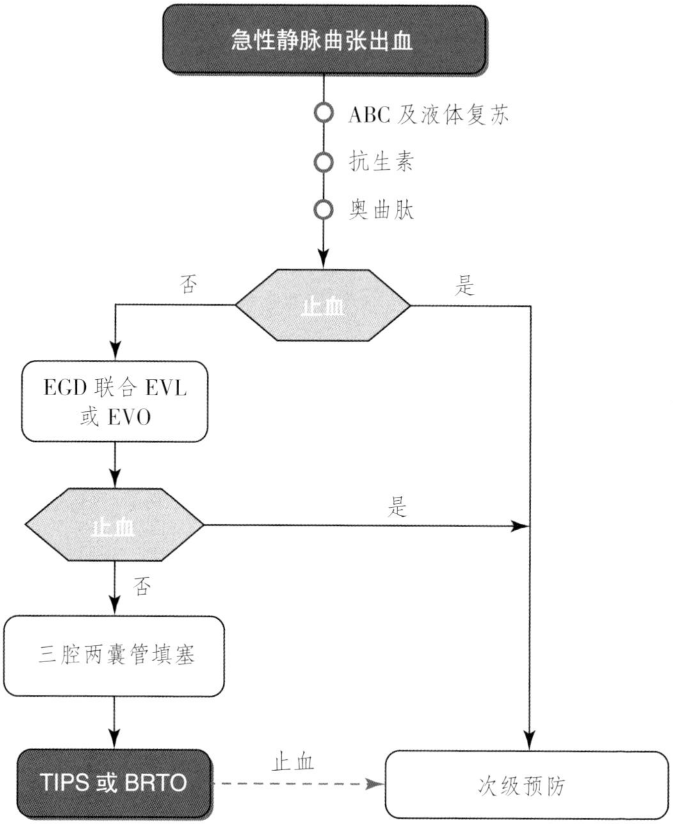

图 6.11 急性静脉曲张出血治疗流程图。BRTO,逆行经静脉球囊闭塞;EGD,食管胃十二指肠镜检查;EVL,内镜下曲张静脉结扎;EVO,内镜下曲张静脉闭塞;TIPS,经颈静脉肝内门腔静脉分流术。

代偿,并且通常需要 ICU 级别的护理。

应尽早给予内脏血管收缩剂(如加压素或奥曲肽)以减少出血。也应预防性给予抗生素(如诺氟沙星),因为静脉曲张出血会导致细菌肠道易位并引起感染。

患者血流动力学稳定后进行 EGD。内镜检查会明确食管或胃静脉曲张的诊断并可进行干预治疗。

对食管静脉曲张出血通常使用 EVL 进行治疗，与初级预防中使用的技术相同。硬化疗法是一种较旧的技术,通过将化学物质注入曲张的静脉,导致血栓形成。硬化疗法目前被视为二线疗法,因为 EVL 更安全,然而,当无法进行 EVL 时,它仍被用作替代治疗方法。

对于食管交界处的胃静脉曲张，可以通过结扎或硬化疗法进行治疗,但对于体内或胃底的胃静脉曲张,需要通过内镜下静脉曲张栓塞术(EVO)进行治疗。该部分胃黏膜较厚,结扎较为困难甚至不能进行结扎。EVO 通过将强力胶状材料注射到曲张的静脉中,以引起血栓形成。

如果患者接受内镜治疗后仍继续出血，仍有多种挽救治疗措施可使用。Sengstaken-Blakemore 导管是一种球囊装置,可以将其插入食管中,作为临时止血措施,以压迫曲张出血静脉。随后可以再次尝试 EVL 或 EVO，或对患者进行介入治疗。TIPS 可以用于对急性静脉曲张出血患者进行止血,也可以减少再出血的可能性。

急性胃底静脉曲张出血(但不适用于食管静脉曲张)的治疗选择是球囊阻塞下逆行经静脉栓塞术(BRTO)。BRTO 是一种介入手段,可在内镜止血失败时用于治疗胃底静脉曲张出血，前提是患者解剖结构良好,并且不能进行 TIPS。

BRTO 是将硬化剂经血管内注射到曲张静脉中(介入操作 6.5)。由于分流途径被阻塞,BTRO 术后门脉血流量(和门脉压力)趋于增加。BRTO 后,门静脉血流量的增加可以改善肝脏功能并降低某些患

介入操作 6.5 BRTO

通常在门静脉高压无法进行 TIPS(例如,在存在肝性脑病的患者中)时选择 BRTO 栓塞胃底曲张静脉,防止出血。在非急症情况下,无论患者是否可接受 TIPS 治疗,BRTO 都可以用于胃底静脉曲张。术前需要使用 CTA 或 MRA 进行成像,以评估是否存在胃肾/脾肾分流,因为多数患者都存在上述分流情况。

该手术最常见的方式是通过右股静脉入路,也可以通过右颈内静脉入路。超选肾静脉时一般选择左肾静脉,需要使用的器材包括导管和鞘管。超选左肾静脉后先进行造影,然后选入胃肾分流通路(通常起自中肾静脉的起始部)。使用顺应性闭塞球囊导管阻塞胃肾分流的血流,阻塞位置应避开其他重要静脉(如左肾上腺静脉)。球囊闭塞静脉造影可以显示静脉曲张和相关解剖结构。曲张静脉填充物为硬化剂、造影剂或碘油和空气的混合物(可持续产生泡沫并在靶血管中停留时间更长)。可以通过选入的导管或邻近球囊导管来实现。硬化剂暴露于生物组织时会引起炎症反应。以往有报道过使用油酸氨基乙醇(EO),十四烷基硫酸钠(STS)和聚多卡醇引起炎症反应的例子。在美国,主要使用 STS 作为硬化剂。注射硬化剂时,需要填满曲张静脉,但应在药物反流到门静脉系统之前停止注射。可以通过放气之前在球囊阻塞导管的位置处放置线圈或塞子,将硬化剂控制在分流血管内,或者将球囊放置在原位数小时后再撤出。

者的肝性脑病发病率。然而,门静脉血流量的增加也会加重门静脉高压。对于食管静脉曲张伴胃静脉曲张的患者,BRTO 可以缓解胃底静脉曲张,但可能会使食管静脉曲张恶化。

另一个主要并发症是急性静脉曲张破裂。当充盈球囊以阻塞分流或将硬化剂注入静脉曲张时,增加的静脉内压力可能会导致静脉曲张破裂，并引起可能危及生命的出血。在亚洲，BRTO 已经使用多年，并且现在其在美国也越来越受欢迎。

短暂性和自限性上腹部、胸部和背部疼痛，发热和血尿是术后最常见的并发症。BRTO 的一个严重并发症是球囊破裂，当硬化剂顺血流进入左肾静脉时，其可以异位传播至全身。在球囊闭塞和注射硬化剂期间，曲张静脉本身可能会出现破裂，导致大量出血。目标血管通常非常脆弱，应谨慎移动导丝以避免穿孔。

次级预防

尽管有多种治疗方法对急性静脉曲张出血均有效，但在几天、几周甚至几年后出现再出血的风险仍很高（约 60%）。静脉曲张的最初诊断大多是由急性出血提示的，对于此类患者，通常推荐出院前就开始使用 β 受体阻滞剂（图 6.12）。当用于次级预防时，β 受体阻滞剂通常与硝酸盐类结合使用。这些药物联用明显降低了再出血率，但风险

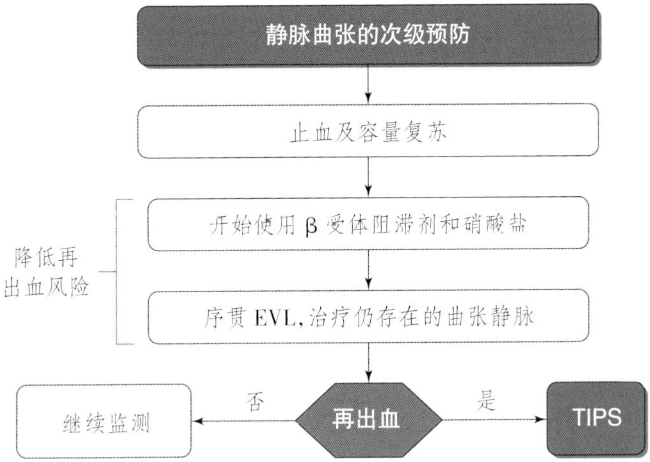

图 6.12 静脉曲张出血后次级预防流程图。EVL，内镜下曲张静脉结扎；TIPS，经颈静脉肝内门体静脉分流术。

仍然较大，而且这些药物在临床上也经常受到副作用的限制。

更好的方案是尝试消除静脉曲张。可以多次重复 EVL，目的是将所有存在潜在危险的曲张静脉结扎。消除所有高危静脉后，即可进行定期监测，每 6 个月做一次 EGD，并根据需要重复行 EVL。联合使用 β 受体阻滞剂，定期监测和进行 EVL 进一步降低了再出血发生率。

用于次级预防的 TIPS 是再出血率最低的方法之一。但其缺点是与手术相关的肝性脑病的发生率相对较高，可能使患者病情更难以控制。更重要的是，再出血率降低的同时死亡率并没有明显降低。因此，TIPS 更常用于抢救治疗而不是预防。如果预防性地使用 β 受体阻滞剂和 EVL 后仍然发生了再出血，而患者以前未接受过 TIPS 的话，TIPS 可能是唯一可行的方法。

6.6 腹水

腹水是肝硬化最常见的并发症。门静脉高压相关内脏血管舒张会激活肾素-血管紧张素途径，导致水钠潴留。随着内脏血管中的静水压力增加，液体溢出到腹膜腔中。

在某些情况下，腹水实际上是失代偿期肝硬化的最初表现。患者表现为腹围增大，并经常出现继发的不适症状。结合实验室和腹部影像学检查（超声或 CT）可以进行诊断。腹水可分为轻度、中度或重度 3 种，对新发腹水应通过诊断性穿刺来寻找根本原因，明确腹水原因对于确定治疗方法十分重要。在肝硬化相关的腹水中，腹水化验通常显示多形核（PMN）细胞计数<250，血清腹水白蛋白梯度（SAAG）≥1.1，总蛋白<2.5g。如果患者已被明确诊断为肝硬化，有的临床医生则会跳过诊断性穿刺这一步骤。

临床上首先通过药物对腹水进行治疗。一线治疗是使用利尿剂（主要为螺内酯和呋塞米）。患者需要将钠摄入量限制在 2g/d。此外，在酒精性肝硬化中，戒酒对减少腹水具有显著作用。

难治性腹水通常是肝脏疾病已经进展到完全不可逆的信号。即使穿刺引流出大量的液体,液体也会迅速重新出现。治疗选择仅限于①反复进行穿刺引流;②TIPS 手术;③选择符合条件的供体进行肝移植。

通常首先采用反复穿刺引流，对于最终将进行 TIPS 或移植的患者来说,可以作为临时过渡方法。穿刺的时间间隔通常为 2 周。有时,在反复穿刺不可行的情况下,可以为患者放置腹腔引流导管,但是会导致感染风险增加。

TIPS 对无禁忌证的难治性腹水患者有效，但通常仅在患者无法规律地接受穿刺引流时效果才更明显。

6.7 肝移植及并发症

终末期肝病患者的预后较差,肝移植通常是最佳选择。在过去的几十年中，接受肝移植的慢性和急性肝衰竭病例显著增加。不幸的是,肝移植术后并发症较常见。介入放射科在此类患者的多学科管理中起着重要作用。

肝移植候选人资格

可供移植的肝脏数量有限,而等待移植的患者越来越多。在决定患者优先次序时,特别是在预测死亡风险方面,需要谨慎考量。分配移植肝的目标是使最多患者获得最大收益。急性肝衰竭的患者应优先接受肝移植,如果没有立刻更换肝脏,则会迅速死亡。对患有慢性终末期肝病的患者,优先考虑使用 MELD 评分进行评估,肝硬化是肝移植最常见的适应证。

MELD 评分最初用于预测患者在 TIPS 术后 3 个月的死亡率。后来证实其对于预测慢性肝病患者 3 个月死亡率同样有效。

MELD 评分>15 的患者被视为肝移植候选者,并被列入国家肝移植候补名单。MELD分数会随时更新。随着MELD评分的上升，患者在名单上的排名则会更靠前。

在伴随某些疾病时，MELD会给予额外分，最主要的为肝硬化和HCC。较小的HCC通常不会影响患者的肝移植资格，但是，Ⅱ期HCC患者可能因没有严重的肝功能障碍，而无法获得较高的MELD评分。因此，此类患者可能会在很长一段时间内处于移植名单中较靠后的位置，从而因肿瘤迅速进展导致失去移植机会。解决此问题的方法是给此类患者额外分配分数，称为额外分。额外分增加了患者接受移植的机会。

当患者符合移植候选资格时，首先要进行完整的检查，以评估是否适合接受大型手术，排除身体其他部位的恶性肿瘤或感染，并确保患者具有较高医从性，能够遵从术后治疗方案。

肝移植的禁忌证包括心肺储备差，身体其他部位存在无法治愈的肿瘤性疾病（如转移性肝癌和胆管癌的肝外扩散）。如果移植前社会心理评估表明患者可能不能遵循移植后的要求（每天服用免疫抑制剂、定期随访、戒酒、戒毒等），即使符合候选资格，此类患者也可能无法接受移植。

年龄较大、肾功能不全、高血压和糖尿病并非禁忌证，但却是接受肝移植的患者短期和长期预后不良的已知危险因素。对于此类患者，移植后的监测应更为密切。

肝移植类型、技术和术后解剖

获得移植肝供体的途径有以下几种：从已故的捐赠者获取整肝进行移植；从已故的捐赠者获取部分肝脏进行移植；获取与活体相关的供体进行移植，将活体供体的肝左叶或右叶移植到受体中；劈裂式肝移植时，会将供体肝脏分成两个移植物，每个移植物被分配给单独的受体。

移植术后患者肝脏的解剖结构会根据移植的类型、供体肝脏的大小,以及先前存在的异常解剖结构而有所不同。在进行介入操作之前,医师必须了解移植解剖结构。

肝移植手术时,首先切除受体的患病肝脏和所有血管/胆道连接。然后将供体肝脏引入受体的腹部。首先进行肝上下腔静脉吻合术,然后进行门静脉、动脉和胆道吻合术(图6.13)。

IVC吻合时,可以原位吻合,也可以通过"背驮式"方式进行吻合。在原位吻合术中,将受体的一部分IVC与患病的肝脏一起切除,并用供体IVC的相应部分代替。原位吻合术已经过时,因其需要静脉-静

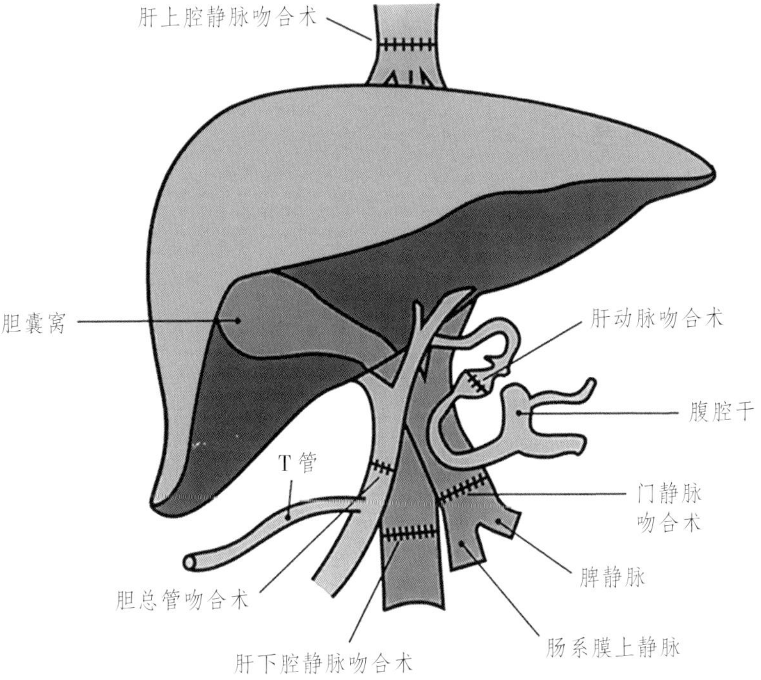

图6.13 肝移植术中吻合位置示意图。(Source:Standard Orthotopic Cadaveric Liver Transplantation. In:Sidhu P,Baxter G,eds. Ultrasound of Abdominal Transplantation. 1st Edition. Thieme;2002.)

脉旁路和阻塞 IVC 血流,这在某些患者中无法进行。背驮式吻合是在进行肝切除术时将受体的肝后下腔静脉保留，将供体 IVC 与肝脏一起移植,并与受体肝静脉的残端吻合,或与受体 IVC 侧侧吻合。

供体腹腔干在左右肝动脉的分叉处或胃十二指肠动脉的起始处与受体肝动脉进行吻合。对于肝动脉不足的受体,可能需要供体髂动脉搭桥吻合,直接与受体主动脉吻合。该方式被称为“卡雷尔瓣”。

门静脉吻合在原位移植术式中更为常用,连接供、受体门静脉主干。在劈裂或部分肝移植时,采用的是从供体的右或左门静脉到受体的门静脉主干原位吻合。

胆道吻合术可以通过导管-导管重建术[胆总管对口吻合术(CDC)]实现,该方式更为常用,也可以通过导管-肠管吻合术[Roux-en-Y 胆总管空肠吻合术(CDJ)]进行。在某些情况下(硬化性胆管炎,胆道闭锁,导管大小不匹配),CDJ 是唯一的选择。部分患者可能有多个 CDJ 部位。

肝移植术后并发症

肝移植术后短时间内 LFT 升高很常见,可能是手术期间的缺血和再灌注损伤所致。转氨酶在手术后不久可以上升到正常上限的 4~5 倍。正常患者的 LFT 在大约 1 周内逐渐恢复正常。此外,移植术后的患者还会伴随影像学异常表现,包括右侧胸腔积液,少量腹水,肝周血肿和门静脉周围水肿,通常会在几周内消退。

由于同种异体移植物没有神经支配，伴有移植并发症的患者最初可能没有症状。当存在持续的实验室异常或 LFT 恢复正常但随后又变得异常时,应怀疑肝移植术后并发症的存在。在常规的移植后超声评估中,也可能发现无症状患者存在吻合口并发症。断层成像有助于发现肝移植患者可能存在的多种并发症。

移植失败的最常见原因是急性排斥反应，其次是血管和胆道吻合口并发症。尽管只有通过肝活检才能做出明确的诊断,但对于出现发热和 LFT 改变的肝移植术后患者应怀疑存在急性排斥反应。通常需要使用大剂量皮质类固醇治疗排斥反应，还可能需要联合二线免疫抑制疗法。

肝动脉吻合术的并发症是最常见的吻合并发症。肝动脉血栓形成可以通过溶栓进行治疗,但是可能增加出血风险。肝动脉狭窄可以通过血管成形术治疗,避免支架置入,因支架会使将来的血管重建变得困难(无论手术或经皮)。因此,仅当血管反复狭窄或在血管成形术期间发生内膜剥脱,血流受限时,才考虑进行支架置入。肝动脉狭窄也可能导致胆道缺血,因为肝动脉同时供应胆管。少见并发症包括肝动脉假性动脉瘤和肝活检继发的肝内动脉门静脉瘘。可通过线圈栓塞治疗假性动脉瘤,在很多病例中可能会观察到瘘管的存在,当瘘管引起明显症状时可能需要血管内治疗。

胆道相关并发症通常在术后早期出现(<3 个月)。胆漏可以出现在胆囊管残端处、胆管吻合处和肝脏切缘处。如果术后放置了引流管,则胆汁漏表现为引流液增多;如果没有放置引流管,则随着胆汁在腹腔内的蓄积,患者会出现腹痛、腹胀和黄疸。对于胆汁漏的患者,需要通过内镜放置胆道支架或者经皮穿刺引流对胆汁进行分流,通常需要数周时间,直到漏口长好。腹腔内淤积大量胆汁时,也应进行引流。

胆道狭窄通常发生在手术吻合处或继发于肝动脉缺血，并伴有黄疸/直接胆红素升高。虽然也可能存在其他 LFT 异常,但直接胆红素升高是最显著的标志。如果狭窄引起明显的胆汁淤滞,则采用成形术和支架置入进行治疗。但由于术后解剖结构改变,经皮穿刺移植肝后的胆道及分支通常更加困难,并且在引流情况下,由于导管减压,手术难度会更大。

门静脉和肝静脉/IVC 吻合术的并发症较少见。发生门静脉并发症时,可引起门静脉高压(腹水,静脉曲张等)恶化,肝静脉吻合并发症可引起肝脏增大,肝功能障碍,甚至下肢水肿。与肝动脉狭窄一样,对于静脉狭窄首先通过血管成形术进行治疗,对于难治性或复发病例可进行支架置入。

推荐阅读

[1] Ahmed O, Mathevosian S, Arslan B. Biliary interventions: tools and techniques of the trade, access, cholangiography, biopsy, cholangioscopy, cholangioplasty, stenting, stone extraction, and brachytherapy. Semin Intervent Radiol. 2016; 33(4):283–290

[2] Friedewald SM, Molmenti EP, DeJong MR, Hamper UM. Vascular and nonvascular complications of liver transplants: sonographic evaluation and correlation with other imaging modalities and findings at surgery and pathology. Ultrasound Q. 2003; 19(2):71–85, quiz 108–110

[3] Garcia-Tsao G, Sanyal AJ, Grace ND, Carey W; Practice Guidelines Committee of the American Association for the Study of Liver Diseases. Practice Parameters Committee of the American College of Gastroenterology. Prevention and management of gastroesophageal varices and variceal hemorrhage in cirrhosis. Hepatology. 2007; 46(3):922–938

[4] Gulaya K, Desai SS, Sato K. Percutaneous cholecystostomy: evidence-based current clinical practice. Semin Intervent Radiol. 2016; 33(4):291–296

[5] Keller FS, Farsad K, Rösch J. The transjugular intrahepatic portosystemic shunt: technique and instruments. Tech Vasc Interv Radiol. 2016; 19(1):2–9

[6] Patel A, Fischman AM, Saad WE. Balloon-occluded retrograde transvenous obliteration of gastric varices. AJR Am J Roentgenol. 2012; 199(4):721–729

[7] Pomerantz BJ. Biliary tract interventions. Tech Vasc Interv Radiol. 2009; 12(2):162–170

[8] Quiroga S, Carmen Sebastià M, Margarit C, Castells L, Boyé R, Alvarez-Castells A. Complications of orthotopic liver transplantation: spectrum of findings with helical CT. Radiographics. 2001; 21(5):1085–1102

[9] Runyon BA; Practice Guidelines Committee, American Association for the Study of Liver Diseases (AASLD). Management of adult patients with ascites due to cirrhosis. Hepatology. 2004; 39(3):841–856

[10] Saad WE. Transjugular intrahepatic portosystemic shunt before and after liver transplantation. Semin Intervent Radiol. 2014; 31(3):243–247

[11] Saad WE, Darcy MD. Transjugular intrahepatic portosystemic shunt (TIPS) versus balloon-occluded retrograde transvenous obliteration (BRTO) for the management of gastric varices. Semin Intervent Radiol. 2011; 28(3):339–349

第 7 章

肿瘤

Shantanu Warhadpande, Alex Lionberg, Junjian Huang, Carl Schmidt, Jonathan G. Martin

对肿瘤患者最好的治疗方案是多学科治疗，由介入放射科医生、内科医生、外科医生和放疗科医生共同参与。肿瘤治疗领域的专家共同为患者制订个体化治疗方案。随着介入肿瘤学不断发展，介入医生除了要具有精湛的介入技术外，还要具有足够的临床知识，以应对肿瘤临床治疗的复杂性。本章内容主要介绍肿瘤患者的介入治疗。

7.1 肝细胞癌

肝脏病变的检查方法

当患者的影像学检查资料发现肝脏病灶时，通常会被转诊给该领域的专科医生进行治疗，根据影像学表现的特点，医生会提前判断病变的类型并提出相应的治疗方案（表 7.1）。但是在某些病例中，影像学无法提供精确的诊断依据，此时需要对患者进行更进一步的检查。超声、CT、MRI 各有优缺点，在肝脏疾病的诊断方面均发挥着重要

表 7.1 肝脏病变的影像学特点

病变类型	影像学特点
腺瘤	影像学变化显著,动脉期强化明显,门脉期与延迟期与正常肝实质强化幅度相仿
局灶性结节增生	动脉期明显强化,门脉期与延迟期强化程度降低,病灶中间瘢痕组织不强化为本病主要特点
血管瘤	由外向内渐进性强化
肝细胞癌	“快进快出”,通常有包膜
胆管细胞癌	延迟强化,向心性逐渐强化,并且持续时间较长
肝转移瘤	表现多样,为边缘强化或动脉期明显强化,通常结节数量较多

作用(表 7.2)。

肝脏病变早期大多缺少明显症状，单一的影像学诊断缺乏特异性。在行介入治疗前应详细了解患者病史,并行相应实验室检查,有助于进一步确诊病变性质。对于影像学表现不够典型的患者,结合患者自身患病危险因素往往有助于更准确地判断病变类型。例如,有口服避孕药物史的年轻女性更易患肝腺瘤;对于有肝硬化病史的患者,发现肝脏占位时应首先怀疑 HCC。进行体格检查时应注意患者有无

表 7.2 不同类型影像学检查在肝脏病变诊断方面的意义

检查类型	优势	缺点
CT	腹腔解剖结构显示较清晰;扫描速度较快	有辐射;通常需要注射造影剂;对胆道系统显示不清晰
MRI	对胆道结构显示较 CT 清楚;对肝脏病变筛查更为敏感	肠道运动会影响其成像质量;扫描时间较长;费用较 CT 高
US	快速、便携且价格便宜;适合进行初筛	影像学表现不典型;有时易漏诊

肝硬化相关体征(如黄疸、皮肤黄染等)、肝外肿瘤,并且对患者一般状态进行评估。基线实验室检查包括血常规(CBC)、LFT、凝血功能检查、肝炎病毒检测,以及肿瘤标志物检查。

发现疑似肝癌时的检查流程

当患者疑似肝癌时,应首先确认患者是否患有肝硬化,如果患者有肝硬化病史,则大概率为HCC(图7.1)。对于此类患者,通常可以仅通过影像学检查确诊。

没有肝硬化病史的患者肝脏上发现具有恶性征象的病变时,多考虑为转移瘤。对此类患者应进行全面的进一步检查,包括年龄特点筛查,肺部、腹部及盆腔CT检查或MRI检查,尤其是当病灶在CT上表现不明显时,应进行MRI检查进一步帮助诊断,必要时可以通过活检确诊(介入操作7.1)。

肿瘤标志物检测在确诊肿瘤病变时通常具有重要意义，如果怀疑患者有恶性肿瘤,同时患者肿瘤标志物升高,则大概率可以确诊。但是如果患者肿瘤标志物不升高，也不能完全排除肿瘤的可能性。

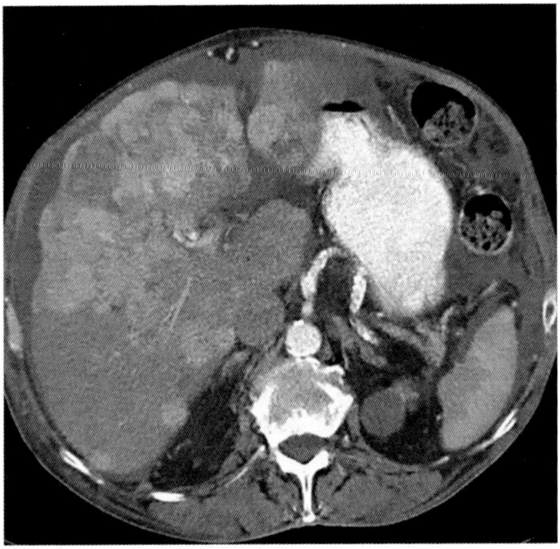

图7.1　增强CT显示肝脏多发病变，符合肝细胞癌强化特点。[Source: Herzog C. Diffuse hepatocellular carcinoma (HCC). In: Burgener F, Zaunbauer W, Meyers S, et al., eds. Differential Diagnosis in Computed Tomography. 2nd edition. Stuttgart: Thieme; 2011.]

当怀疑患者有 HCC 时，应进行甲胎蛋白（AFP）检测，AFP、CA19-9 和癌胚抗原分别被用于评估 HCC、胆管癌和结直肠癌患者的治疗效果。

介入操作 7.1 经皮穿刺活检

穿刺活检可以在 CT 或超声引导下进行。进行活检手术时应注意以下几点：①活检前确定穿刺路径的安全性，如果病灶位置较深或进针路径上有其他重要结构阻挡，应尽可能重新规划路径而不要盲目穿刺；②术前准确定位病灶，做好充分准备应对穿刺后脏器特异性并发症。穿刺活检虽然看似简单，但是有时也会出现严重的并发症。

针吸活检一般使用 20~25G 的穿刺针，由于穿刺针较细，安全性较强，有时甚至可以经过肠管穿刺而不引起严重并发症。但是针吸活检的缺点在于获取的组织量较少，影响诊断准确率。同轴活检针通常为 14~20G，通过同轴针取材可以获得充足的标本量。当发现来源不明的病灶且无其他相关病史时，多需要足量组织明确诊断，此时适合选择同轴针活检，但由于同轴针较粗，应尽量避开肠道结构。

肝脏活检时，应明确患者是否伴有腹水及肝硬化，因为以上病变会使穿刺肝包膜的难度和出血风险增加。膈顶部病变穿刺时有时会经过胸腔。当肝脏病变位置较浅表时，不要经最短路径直接穿刺，而是尽量经过一部分正常肝组织，一旦出血发生，可以经过该针道进行止血。

患者被确诊为 HCC 后，应对其肝脏病变的严重程度进行整体评估。大部分 HCC 患者都有不同程度的肝硬化，可以通过 Child-Pugh 及 MELD 评分评估其肝功能。

Child-Pugh 评价标准最初是为了预测手术死亡率而建立的，目前还作为预后指标用于评价肝脏病变的严重程度，以及评估肝硬化患者是否需要进行肝移植。其参考标准主要包括总胆红素、白蛋白、凝血 PT/INR、腹水量，以及是否存在肝性脑病（表 7.3）。

MELD 主要评价参数包括血胆红素、肌酐、PT/INR、血钠含量等。一般可以通过线上评分计算系统评估患者 3 个月死亡率（表 7.4）。

在为患者制订治疗方案前，评估其身体功能状态十分重要。ECOG 评分较为常用，巴塞罗那肝癌分期（BCLC）及香港肝癌分期（HKLC）标准囊括了对患者疾病严重程度及身体功能状态的评估，有助于治疗

表 7.3　Child-Pugh 分级标准

	1 分	2 分	3 分
总胆红素	<2	2~3	>3
人血白蛋白	>3.5	2.8~3.5	<2.8
凝血酶原时间	<4	4~6	>6
腹水	无	轻度/可控制	中度/重度/难治性
肝性脑病	无	Ⅰ~Ⅱ期	Ⅲ~Ⅳ期

Child-Pugh A 级：5~6 分（2 年生存率 85%）；Child-Pugh B 级：7~9 分（2 年生存率 57%）；Child-Pugh C 级：10~15 分（2 年生存率 35%）。

表 7.4　MELD 评分

MELD 评分	3 个月死亡率
>40	71%
30~39	53%
20~29	20%
10~19	6%
<9	2%

MELD，终末期肝病模型。

方案的确定。除上述两种外,还有白蛋白-胆红素(ALBI)评分也较为常用。

肝细胞癌的治疗

HCC 的治疗手段包括外科手术切除、肝移植、化疗栓塞、放射性栓塞、消融、立体定向放射治疗(SBRT)和化疗等(图 7.2)。

手术切除

对于评估后不适合做肝移植的 HCC 患者，外科手术切除是首选治疗方式,疾病治愈率相对较高。术前应依据病变解剖位置、毗邻关系,以及肝脏及患者身体功能状态综合评估手术可行性。

Child-Pugh A 级且不伴有门脉高压的肝硬化患者,通常可以耐受大部分肝脏外科手术。Child-Pugh B 级且不伴有门脉高压的患者可以耐受范围或创伤较小的切除手术(如腔镜手术)。肝大部分切除通常

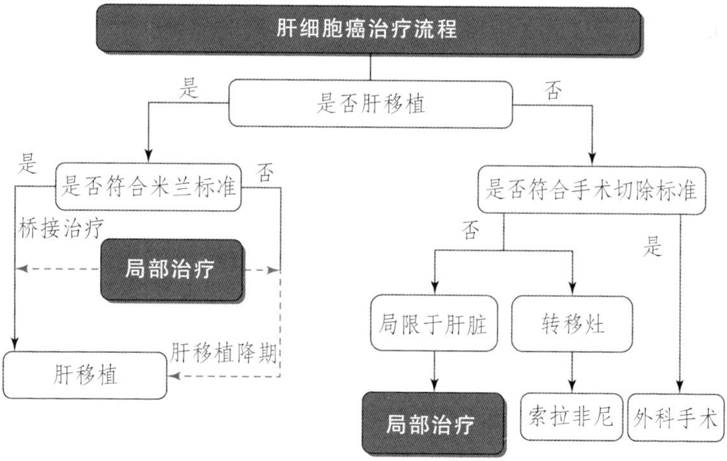

图 7.2 肝细胞癌治疗流程图。局部治疗包括经动脉放射性栓塞、化疗栓塞和经皮消融。

不可取。对于 Child-Pugh C 级的患者和伴有门脉高压的患者，通常不适合行外科切除治疗，应考虑其他治疗方式。

如果 HCC 患者不伴有肝硬化，则可手术切除约 80%的肝脏，而不会造成严重的肝功能损伤。但是当患者同时合并有肝硬化时，切除肝脏体积应不超过 50%。对于此类患者，介入科医生可以在手术前进行门静脉栓塞（介入操作 7.2）。通常在手术前数周至数月行门静脉栓塞手术，促进未栓塞部分肝组织增生，体积增大，提升肝脏功能及手术安全性（图 7.3）。

介入操作 7.2 门静脉栓塞术

通常在肝部分切除术前进行门静脉栓塞术，以诱导剩余肝组织增生，体积增大。需要使用穿刺针穿刺入门脉系统内（图 7.4）进行操作，通常在门脉右支内进行。如果病变位于肝左叶内，并拟行切除治疗，通常剩余的右叶足以保证患者正常肝脏功能。相反，如果需要进行右叶切除，由于剩余左叶体积较小，通常需要进行门静脉栓塞以诱导肝左叶体积增加。

当穿刺针穿入门脉后，需要用导管超选入需要切除肝叶的供血分支内进行栓塞，常用的栓塞材料包括线圈、明胶海绵、氰基丙烯酸正丁酯（NBCA）、PVA，Tris-acryl 微球和酒精。由于外科手术在栓塞后数周至数月内进行，临床上通常首选非可吸收材料进行栓塞。

只要肝脏病变不影响肝脏的血液流入道（肝动脉和门静脉）和流出道（至少一支肝静脉），通常可以考虑通过手术切除病灶。中央型病灶无法被彻底切除就是出于上述原因。当然，同其他手术患者一样，呼吸及循环系统合并症仍然是重要的手术风险因素。

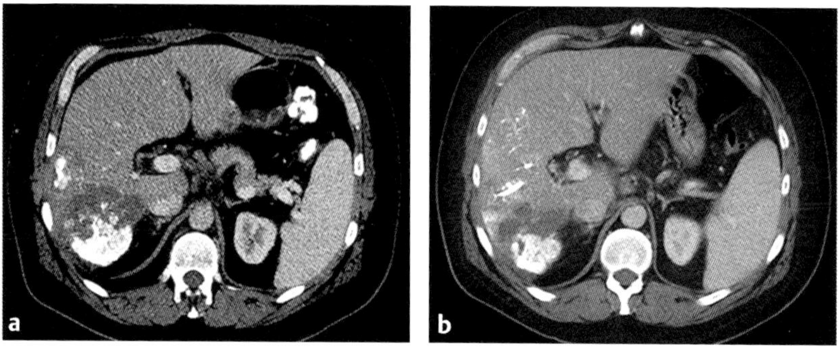

图 7.3 拟行肝右叶切除的患者术前行门脉右支栓塞术。注意肝左叶 PVE 术前(a)术后(b)体积大小变化。

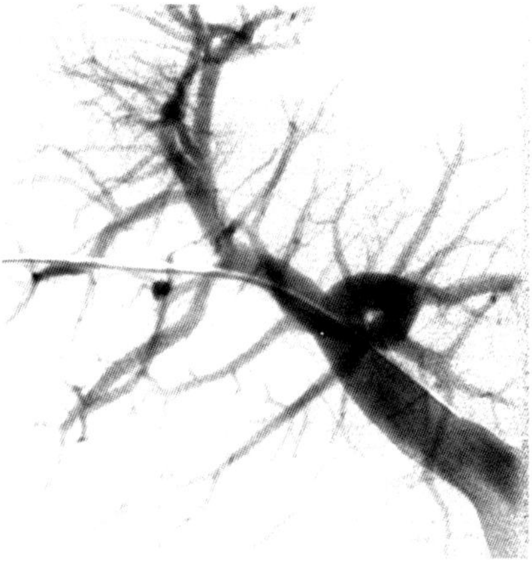

图 7.4 经皮穿刺门静脉造影。

肝移植

肝硬化是形成 HCC 的基础,大多数 HCC 由肝硬化发展而来。肝移植不仅可治疗 HCC,还解决了原有肝功能异常问题,降低了肝脏新发肿瘤的概率。对于肝硬化合并早期肝癌的患者,如果符合条件,肝移植是最佳选择。大部分医院会通过米兰标准评价患者是否适合接受移植,主要评价指标包括肿瘤大小、数量及位置(表 7.5)。1996 年,

表7.5 米兰标准

单发肝细胞癌直径<5cm,或多发病灶数目<3个、最大直径<3cm
不伴有血管受侵
不伴有局部淋巴结或远处转移灶

Mazzaferro等发表的一篇文章中提到符合该标准接受肝移植的HCC患者,术后获益等同于非肿瘤肝移植患者,但是由于对肿瘤的大小及数量限制过于苛刻,该标准存在一定局限性。并且,此后的数据也显示对肝癌体积较大的患者进行肝移植后，其5年生存率没有明显降低。美国加州大学旧金山分校(UCSF)标准对米兰标准中的不足进行了补充。无论是否合并肝癌,肝移植术前需要做好充足的准备工作,并且对术后患者按时进行随访。关于肝移植的详细内容见第6章。

局部治疗

肝脏局部治疗方式包括经动脉栓塞或经动脉放、化疗栓塞和消融术。通常当HCC患者不适合肝移植及手术切除治疗时，可选择局部治疗。当患者有肝移植机会但不能马上进行手术时,可采用局部治疗作为过渡。甚至在某些病例中,局部治疗可以达到治愈效果。

对于符合移植标准的患者,最重要的是控制肝内肿瘤的生长,避免在手术前夕肿瘤进展而失去移植机会。局部介入治疗手段能够在移植前控制肿瘤的生长,因此,介入科医生在移植前“桥接治疗”方面扮演着重要的角色。按照规定,患者要在移植评估前等待6个月,在此期间肿瘤侵袭性较高的患者可能会出现疾病进展，肿瘤恶性程度相对较低的患者虽然也存在进展的风险，但是仍然有很大的机会等到评估结果。桥接治疗可以帮助患者在这段时期控制疾病进展。

对于不符合移植标准的患者，主要的问题是能否通过某些治疗手段使肿瘤数量减少、体积减小以达到移植标准。例如,患者肝上同时存在直径 2cm 和 4cm 的两个病灶，此时患者不符合肝移植的标准。如果通过局部治疗，可以使 4cm 的病灶缩小到 2.5cm，则患者转为符合肝移植的标准。这种治疗被称为移植前的“降期治疗”。

如果降期治疗不可行，则治疗的目的应该是尽量减缓肿瘤进展速度，延长患者的生存期。此时可以考虑进行消融或者栓塞治疗，必要时可以重复进行。

对于直径<3cm 的肿瘤，热消融如射频（RFA）和微波（MWA）消融是很好的选择。RFA 和 MWA 主要通过经皮（有时也会在腔镜下或开腹术中）方式将消融针穿刺到病灶内进行加热，使病灶最终坏死（介入操作 7.3）。对直径≥3cm 的病灶也可以进行消融治疗，但是复发概率较高。通常消融治疗不适合靠近胆道汇合处或者血管的病灶，血管内血液流动引起的热沉效应会导致消融不彻底。在某些病例中（如孤立的、小 HCC 结节），消融有时可以达到根治效果。

经动脉化疗栓塞（TACE）是通过肝动脉分支血管将化疗药注入肿瘤内。这种治疗方式利用肝脏双重供血的特点，肿瘤大部分由肝动脉供血（>80%），而正常肝组织主要由门脉系统供血，因此，对肝动脉进行灌注化疗可以治疗肝癌。作为一种选择性动脉灌注治疗方式，TACE 可以在治疗肿瘤的同时保证正常肝组织不受损伤（介入操作7.4）。

肝动脉栓塞的方式有很多，主要区别在于使用的材料不同。传统 TACE 手术注射的药物包括化疗药、碘化油及栓塞材料。

TACE 使用的化疗药种类也较多，没有研究提示哪种药物效果更好。联合用药方案包括乳化的表柔比星、顺铂及丝裂霉素。也可以使用不含化疗药物的材料进行单纯栓塞。载药微球（DEB-TACE）栓塞可以在体内缓慢释放化疗药物，最常用的是阿霉素。

碘化油的主要成分是罂粟籽油，主要用于配合化疗栓塞。其在肿瘤组织内沉积后影像学检查时由于不透射线而显影。因此，碘化油的

介入操作 7.3 消融技术

消融是一种不需要联合手术切除或全身化疗，通过经皮的方式即可对肿瘤进行灭活的介入治疗技术。最常用的消融技术是通过高温（如 RFA 和 MWA）或低温（如冷冻消融）对肿瘤细胞进行灭活。

冷冻消融相对于热消融的优势之一是其形成的冰球在 CT 图像上显示清晰，这一点在消融时尤为重要，清晰的消融边界可以避免对周围重要组织的损伤，例如，使用冷冻消融肾细胞癌（RCC）时，清晰的冰球范围可以避免损伤周围肠道。此外，冷消融术中患者疼痛感比热消融轻。在使用 RFA 和 MWA 消融时，应注意热沉效应对消融的影响，由于血液流动会带走消融区域的热量，导致消融区温度不足，因此，消融靠近血管的病灶时，热沉效应可能导致消融不彻底。

消融与活检有相似之处，需要在影像学（如 CT 或超声）引导下计划经皮穿刺路径，进针时应避开周围重要脏器，必要时可以使用水分离技术，分隔消融区和周围重要结构。选择合适的消融设备和器材，使消融区域足够覆盖整个病灶及部分周围正常组织，以确保完全消融病灶。

在超声或 CT 的引导下，将消融针穿刺到病灶内，接着采用冷或热的方式对病灶进行消融。热消融的时间一般为 10~20 分钟。消融术中可以通过超声或 CT 对消融效果进行监测，并且可以调整消融针位置。

消融结束后，拔出消融针，重复扫描确认是否有出血或其他并发症（如对周围组织的损伤等）发生。消融后数月内要进行增强扫描确定是否需要进行后续治疗。

介入操作 7.4 经动脉化疗栓塞和放疗栓塞

TACE 和 Y-90 栓塞是局部介入治疗的手段，采用载有化疗药和 β 射线的材料直接对肿瘤进行栓塞治疗，安全性较高。除了材料不同，TACE 和 Y-90 栓塞手术方式十分相似。

股动脉穿刺后，经 SMA 延迟造影确定门静脉是否通畅，并排除某些血管解剖学变异，如右肝动脉的异常起源，如果患者近期做过增强 CT 或 MR，可以省略此步骤。动脉导管选至腹腔干进行造影，明确分支血管走行。如果可以，超选至肝总动脉并将导管固定，通过此通路可以采用微导管对远端分支进行进一步选择。

在 TACE 手术过程中，通过肝左动脉或肝右动脉直接进行栓塞治疗，即肝叶栓塞，主要用于肝脏病灶多发且无法进行逐一治疗时。如果仅对单发小肿瘤进行栓塞，则可选择肝段栓塞。如果病灶较大，微导管应该位于近动脉开口处。注射栓塞剂时应在透视下缓慢注射，避免注射速度过快或压力过大，导致栓塞剂反流到其他血管。

经动脉放射性栓塞(TARE)术中，栓塞剂反流的后果较 TACE 更为严重。术中应注意以下两点：栓塞前行聚合白蛋白(MAA)肝外摄取及反流评估；如果发现异常交通及反流血管，应使用线圈进行栓塞。

沉积是评估介入治疗效果的一个重要指征。通常在使用碘化油混合化疗药进行栓塞后注射栓塞剂(明胶海绵、PVA 颗粒、微球)。

肝叶栓塞时，通常在肝动脉近心端注射栓塞材料，常在肝脏多发病灶(或单个病灶体积较大)且由同一主要动脉供血时使用(图 7.5)。肝段栓塞适用于单发且体积较小的肝癌，通常导管放置的位置较远，如第二或第三级分支血管。

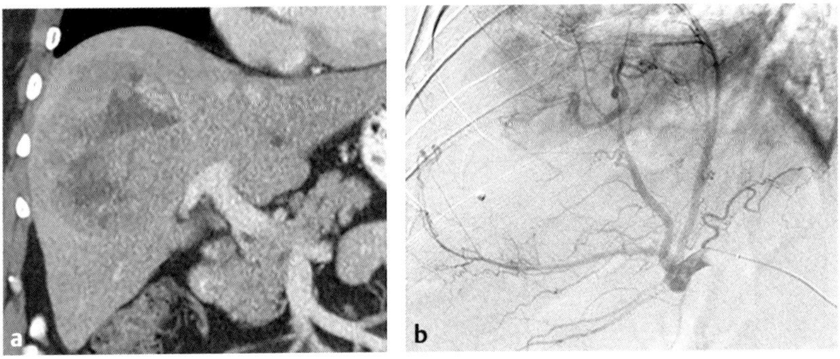

图 7.5 (a)对患者拟行右半肝扩大切除术,但由于肿瘤体积、位置(靠近门静脉)及患者伴随疾病等,无法进行手术。最终考虑行经动脉化疗栓塞。(b)血管造影清晰显示病变周围血管。

虽然相较于外科手术,肝脏化疗栓塞的禁忌证较少,但也要对患者进行严格筛选(表 7.6)。

对于肝功能储备差的患者,不适合进行化疗栓塞。长期进行化疗栓塞的患者一般会在肝硬化的基础上出现肝功能不全。在进行栓塞治疗时,虽然可以有效控制肿瘤生长,但同时也会对周围正常肝组织造成损伤。如果对肝功能储备较差的患者行化疗栓塞,术后可能会引起急性肝衰竭,甚至引起患者死亡。因此,TACE 的主要禁忌证是本身肝功能比较差的患者,应在术前充分评估。

如前所述,化疗栓塞会阻断肿瘤的供血动脉而保留肝脏门静脉血供。如果门脉血流已经中断,则肝组织主要依靠动脉系统供血。肝硬

表 7.6 经动脉化疗栓塞禁忌证

巨大跨叶肝占位(>50%)
门静脉血流受阻(如门静脉血栓、离肝性血流)
肝硬化失代偿期(张力性腹水、肝性脑病、肝肾综合征)
肾功能不全
高胆红素血症

化的患者伴随门静脉血栓较为常见,因此,在术前应提前确定门脉血流是否通畅,主要方式包括超声、CT、MRI 或门静脉期血管造影。

如果患者出现其他症状或体征提示肝功能不全，包括总胆红素升高(>20mg/L)或肝硬化失代偿期(张力性腹水、肝性脑病、肝肾综合征),则不宜行栓塞治疗。如果肿瘤几乎占据整个肝脏,行介入栓塞治疗可能是弊大于利的(如导致暴发性肝衰竭)。

化疗栓塞后的并发症主要是由缺血性肝损伤或异位肝栓塞导致的，胆道系统损伤及肝脓肿的形成是栓塞导致正常肝组织损伤的结果。其中胆道系统损伤较为常见,主要原因是胆道系统主要由肝脏动脉进行供血。栓塞剂的反流会导致胃十二指肠动脉异位栓塞,引起胃及十二指肠溃疡。

栓塞术后约 90%的患者会出现栓塞后综合征,包含一系列症状,如低热、恶心、呕吐、右上腹疼痛和转氨酶升高等,此时 CT 扫描可发现类似肝脓肿表现，这种表现是正常的，通常会随时间而进展或消失,但是脓肿一般会持续存在。如果不能确定患者是否为栓塞后综合征,影像学表现无法帮助判断,此时可以继续观察,栓塞后综合征一般会在 1 周内缓解。

Y-90 放射性栓塞通常被称为 TARE 或选择性内放疗(SIRT),手术与 TACE 类似,但也存在一些不同(介入操作 7.4)。术中使用 Y-90 微球(树脂或玻璃微球)替代化疗药物,直接注射至肿瘤供血血管中,与 TACE 和单纯栓塞不同的是,Y-90 主要依靠细胞凋亡导致肿瘤缩小而不是坏死,并且不会引起栓塞后综合征。TARE 的另一个优势是可以用于伴随有门静脉血栓的患者。由于 Y-90 直径较小,对肝动脉血流影响较小，术后可以保证肝细胞功能正常。Y-90 栓塞的禁忌证与 TACE 相似,但还有一些其他禁忌(表 7.7)。

在进行 Y-90 栓塞前,需要对注射血管进行标记,避免出现非靶血管的异位栓塞,保证手术安全性。此外,进行血管标记还有助于计

表 7.7 TARE 禁忌证

TARE 绝对禁忌证	TARE 相对禁忌证
妊娠女性	既往肝脏放疗史
不可纠正的肝肺分流	肿瘤浸润门静脉
不可纠正的胃肠道血管反流	胆红素升高
哺乳期患者	

算最优放射剂量。

TARE 手术的主要问题是放射性栓塞剂可能异位灌注到非靶组织,如肺或胃肠道。所以通常在进行栓塞之前,要先行血管造影明确血管走行及异常。如果造影结构提示有一些分支血管无法通过术中调整介入导管而规避,如分布到皮肤、胃、十二指肠或其他脏器的供血血管,应在进行 TARE 前对这些血管进行栓塞封堵。

做完所有准备工作后,从导管内注射 ^{99m}Tc-MAA。MAA 与其他放射性栓塞材料类似,且能够通过同位素标记显示其分布(图 7.6)。栓塞术后行核医学扫描,可以显示其肺内及其在他肝外组织的分布比例。虽然少量的肝肺血液分流是正常的,但仍可能影响 TARE 手术的安全性。如果单次手术肺内剂量>30Gy 或多次累积剂量>50Gy,则不适合继续进行放射性栓塞治疗。使用 MAA 评估分流有助于计算放射性

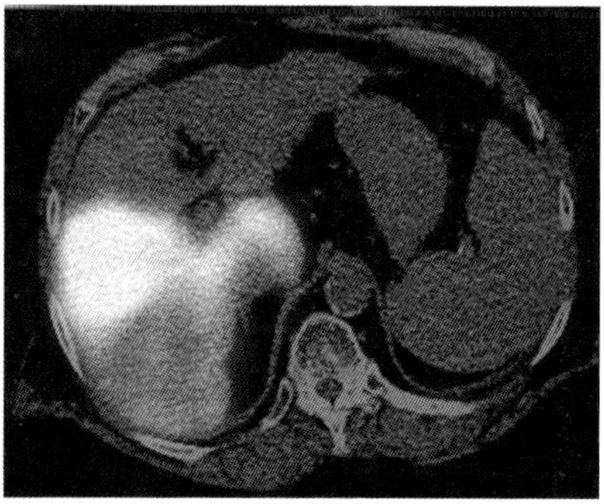

图 7.6 在 Y-90 放射性栓塞术前行 MAA 灌注扫描。通过肝动脉注射放射性示踪剂后进行扫描,追踪示踪剂显像。图像显示放射性示踪剂局限在肝脏病灶内,未出现胃肠道及肺内分流。

栓塞治疗剂量。应避免出现胃肠道分流,即使分流量很小也会造成严重后果。

在 TACE 术中,少量的栓塞剂胃肠道分流可能会引起患者术后一过性不适。但是在 TARE 术中,即使只有很少量的放射性栓塞剂分流到胃肠道供血血管时,也会引起严重的肠炎和溃疡。胆囊动脉的异位栓塞会引发急性胆囊炎,如果肺内分流量过多则会引起放射性肺炎,而通过镰状动脉的异常分流会造成脐周皮肤的放射性坏死。虽然有潜在的造成严重后果的风险,但上述情况发生率并不高。

立体定向放射治疗

SBRT 是一种短程放疗技术,由放疗科医生进行操作。治疗过程中放射线除了可以精准照射到肿瘤组织外,还不可避免地会经过一部分正常肝脏或周围其他正常脏器,因此,其使用剂量受到一定限制。Y-90 微球可以选择性使用高剂量射线对肿瘤进行局部照射,而 β 射线本身辐射范围较小,因此,对周围软组织的损伤更小。

全身化疗

对于晚期肿瘤患者,全身化疗是最后的选择。HCC 患者常用的内科治疗药物是索拉非尼,但是其有效时间仅数周至数月,且药物本身与多种副作用有关,尤其是对肝硬化的患者。索拉非尼适用于晚期肝癌且渴望延长生存期的患者。

7.2 肝转移瘤

在大多数西方国家,最常见的肝脏实体瘤是转移瘤,如来自胃肠道、乳腺和肺部的恶性肿瘤。很多患者是由于转移瘤引起肝脏不适而就诊发现。可以通过介入方式治疗多数肝脏恶性肿瘤,最常见的是结直肠癌及神经内分泌转移瘤。虽然治疗方式类似,但是仍旧认为肝转移瘤与 HCC 存在区别。

结直肠癌肝转移瘤的治疗

对于结直肠癌伴有肝转移的患者(mCRC),要明确肝转移瘤是在发现原发肿瘤时就已经存在，还是在确诊原发肿瘤或经过治疗后才出现肝转移。

对于发现原发肿瘤同时伴有肝转移瘤的患者，要考虑是否可以同时切除原发及转移灶。对于 HCC 患者，在不伴有其他部位转移瘤的情况下,同时手术切除肝脏转移瘤是可行的。外科手术仍然是此类患者首先需要考虑的治疗方式（图 7.7)。手术时机应视具体情况而定,有时患者需要马上手术,以及时缓解某些临床症状,有时则需要参考辅助化疗时间而安排手术。

当患者经原发肿瘤治疗后出现新发肝转移瘤，应尽可能手术切除。如果无法手术,则化疗是首选。氟尿嘧啶(5-FU)联合奥沙利铂(FOLFOX),5-FU 联合依替立康(FOLFIRI),以及贝伐单抗是部分结直肠癌患者的常用化疗方案。有效的诱导化疗可以使肿瘤缩小,达到手术切除的标准。但是对于肝转移瘤的患者,尤其是原发肿瘤经过一线治疗后仍出现转移的患者,化疗效果明显降低。

对于出现肝转移且化疗无效的患者,可以选择局部治疗。消融、

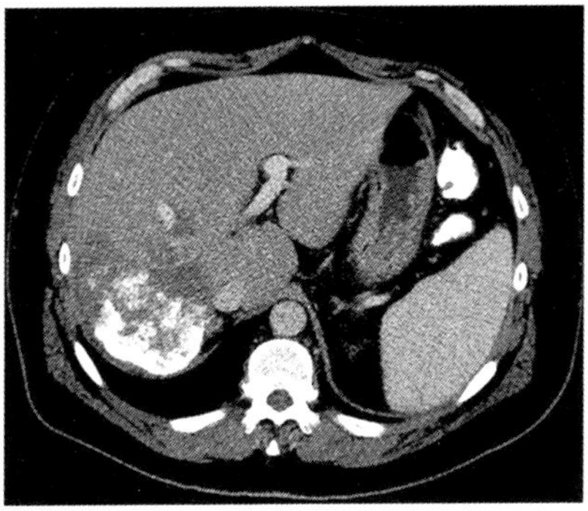

图 7.7 患者确诊肠癌时已伴有肝转移。在行部分结肠切除术后,患者接受了门静脉栓塞术以促进左半肝增生,随后患者又成功接受了右半肝切除手术。

TACE、Y-90 栓塞都可以作为肝转移瘤患者的治疗方案。对于 HCC 患者，消融适用于体积较小（直径<5cm）且无法切除的病变。

肝神经内分泌转移瘤的治疗

肝神经内分泌转移瘤（mNET）主要来源于胰腺及胃肠道原发肿瘤。此类肿瘤在出现肝转移时通常会伴有典型症状，类似肝脏的"首过效应"。主要症状包括面红、腹泻、喘息和心悸。通过血清 5-羟色胺（5-HIAA）或其他血管活性肽水平而确诊。胸、腹部及盆腔增强 CT 扫描有助于发现较大的肿瘤，但对于发现肠道原发病灶，CT 扫描意义有限。放射性标记奥曲肽扫描或间碘苯甲胍显像（MIBG）对于发现原发肿瘤更为敏感。即便如此，仍有 5%~10%的原发病变难以被发现。

虽然 CT 扫描可以发现肝脏转移病灶，但 PET-CT 更有临床意义。一般肝转移瘤不会对肝功能造成严重影响，大部分患者确诊 mNET 时并无明显肝功能改变。干预的主要原因通常是其对内分泌水平的影响或为了控制某些临床症状。

对 mNET 的治疗方式包括使用生长抑素类似物、化疗、手术切除和介入手段，如化疗栓塞及放疗栓塞。

生长抑素类似物，如奥曲肽可以抑制肿瘤释放激素类物质，达到减轻症状的目的，更适合低级别的肿瘤，减少有创治疗风险。部分研究显示该类药物可以稳定甚至缩小肿瘤体积，降低肿瘤负荷。化疗对于此类患者的疗效并不显著，反而存在较多副反应，所以并不常用。

对于孤立的原发肿瘤，外科手术切除是标准治疗手段，且可达到根治性效果。对于肝转移瘤是否应手术切除目前仍存在争议，主要因为对于生长较缓慢的肿瘤手术切除效果仍不明确。数据显示手术患者在减轻症状及无进展生存期方面均有获益。

对于不能手术或药物治疗无效的 mNET 患者，化疗栓塞及放疗栓塞在减轻症状方面是较好的选择（图 7.8）。在治疗前，患者通常需

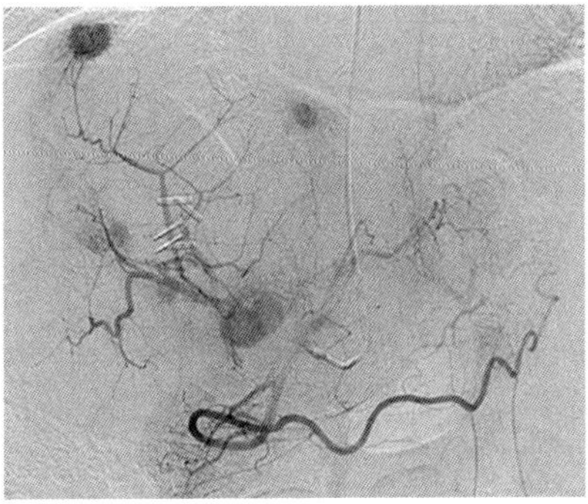

图 7.8 肝脏神经内分泌转移瘤（原发为小肠恶性肿瘤）患者为缓解临床症状行经动脉化疗栓塞术。DSA 图像显示肝脏多发富血供肿瘤。（This image is provided courtesy of Joshua Pinter,MD,University of Pittsburgh Medical Center.）

要预防性应用奥曲肽,避免术中出现大量血管活性物质释放,引起高血压危象。

2018 年,肽受体放射性核素治疗转移性神经内分泌肿瘤(来自胃、胰腺）获批应用。镥氧奥曲肽是一种放射性标记的生长抑素受体拮抗剂,通过结合 NET 细胞,由其荷载的镥-177 放射性杀伤肿瘤细胞。

7.3 恶性肿瘤的消融治疗

射频消融、微波消融和冷冻消融已经成为肝外实体肿瘤常见的治疗方式之一,尤其是肾脏肿瘤。对于其他部位肿瘤,消融并不是常用的治疗方式。即便如此,也应该了解消融手术是如何进行的。

非小细胞肺癌和继发性肺部病变

肺部病灶常在 CT 检查或筛查时被发现,尤其是吸烟人群中更常见。对影像学检查中疑似恶性的病变,应由介入医师在 CT 引导下通过经皮方式进行穿刺活检，或由呼吸科或胸外科医师通过气管镜或胸腔镜的方式进行活检。

当评估病灶是否适合进行 CT 引导下肺活检时,应该考虑是否有安全的活检路径。最合适的病灶是周围性的病变且直径至少达到

1cm。此外,还要考虑进针角度,穿刺针应该尽可能垂直于胸膜,在有肋骨和肩胛骨阻挡时,穿刺存在一定难度。对中央型病灶穿刺时存在更高的血管损伤风险。对于靠近支气管结构的病灶,应选择经气管镜活检的方式。对靠近膈肌的病灶进行经皮穿刺也存在较大难度,因为呼吸会导致病灶移动,增加穿刺取样次数。如果病灶位置特殊,既不能经皮活检也不能经气管镜活检,则应考虑经胸腔镜的方式进行穿刺活检。

肺穿刺活检后患者可能会出现咯血,大部分为正常现象。大量咯血并不常见,但是较粗大的血管损伤而导致的咯血可能会危及生命。在 CT 引导下经皮穿刺活检中,气胸是相对常见的并发症,发生率约为 20%。所以活检的患者应在术后 2 小时行胸部 X 线检查,明确是否有气胸发生,但是气胸通常在此之前就可以确诊。气胸的患者术中可能出现胸闷、气短的表现,大部分可以通过术后完整胸部 CT 扫描发现。少量的气胸没有明显症状,可自行吸收,约有不到一半的患者需要进行胸腔闭式引流。目前没有标准的气胸量数值来确定是否需要进行置管引流。在临床上除了考虑气胸量以外,医生通常还会根据患者的症状及基础肺功能情况来评估需要如何进行处理。如果患者在穿刺同轴针还没有被拔出胸腔时出现气胸,经过该针道进行置管可以避免二次穿刺胸腔。

已确诊为非小细胞肺癌(NSCLC)的患者的治疗方案包括外科手术、以顺铂为基础的全身化疗、放疗和消融治疗。

外科手术中肺叶切除及肺段切除是Ⅰ期和Ⅱ期肺癌的标准术式。Ⅰ期 NSCLC 不需要进行辅助化疗,除非病灶的直径>4cm。大部分Ⅱ期患者需要进行术后辅助化疗。

SBRT 一般用于 NSCLC Ⅰ期患者或手术后仍伴有阳性切缘的Ⅱ期患者,当患者不满足手术条件时也需要进行 SBRT。

对于Ⅰ期和Ⅱ期 NSCLC 患者有时也会采用消融治疗方案,放疗通常是在患者无法接受外科手术时选择的治疗方案，而消融治疗则仅当患者因某种原因也无法行 SBRT 时选择。主要原因是缺乏足够的数据证明患者可以从这两种局部治疗方式中明显获益。肺癌消融的研究数据正日益增加，并且未来消融治疗可能会发挥越来越大的作用。在肺消融治疗时，要注意气胸、肺脓肿、肺炎的形成风险，以及消融时对周围重要组织造成损伤的风险。

对于肺转移瘤同样可以选择消融治疗，但是治疗效果尚不清晰，应根据具体情况选择治疗方法。

肾细胞癌

可以通过 CT 扫描发现肾脏肿瘤，诊断时首先要明确肿块是囊性还是实性。囊性肿块多根据 Bosniak 分级进行评估。单纯囊肿通常为 Bosniak Ⅰ级，无须定期随访。Ⅱ级囊肿为复杂性囊肿，可存在多发薄分隔或轻度强化，部分需要定期随访。Ⅲ/Ⅳ级囊肿分隔较厚并伴有钙化，可能伴有部分实性成分。对于Ⅲ/Ⅳ级病变及所有实性病灶，均需要超声或 MRI 进一步检查，但是肾脏活检目前极具争议性，大部分影像学表现上高度怀疑恶性的病变最终还是在手术切除后得以确诊。

肾脏原发恶性肿瘤比转移瘤更为常见。RCC 是肾脏原发恶性肿瘤中最常见的类型，通常症状隐匿，大多是在行影像学检查时偶然发现或由于转移灶溯源而发现。

RCC 的治疗方案取决于肿瘤体积、肾外转移程度和患者身体状况。治疗手段包括外科手术切除、密切随访监测和肿瘤消融。

肾切除术是原发 RCC 的治疗金标准。当肿瘤直径>7cm，侵犯周围组织，或肿瘤位于肾中央区时，根治性切除是首选。当肿瘤体积较小，且没有侵犯周围组织时，首选肾部分切除术，也称保肾手术。部分切除术适合双肾病变、独肾和伴有慢性肾病的患者。

虽然肾切除术可以达到根治性效果，但并不是所有患者都适合接受手术治疗。对不适合手术切除的患者可以选择密切随访观察或消融治疗。

当患者病灶较小时可以选择密切随访观察，这种方式适合有其他伴随疾病，无法手术且预计生存期有限的老年患者。小肿瘤通常生长速度较慢，对于此类患者，手术风险可能会超过肿瘤本身。随访期间应密切监测肿瘤体积变化，当肿瘤短时间内迅速增大时，应考虑采取干预措施。

另一种保肾治疗方式是经皮消融(图 7.9)。这种治疗方式适合体积较小(直径<4cm)并且位于肾实质，远离肾门的肿瘤(尤其是肾周脂肪包围的外生性病变)。虽然肾消融常用于不能接受外科手术的患者，但 Thompson 等 2015 年的研究结果显示，对于 T1 期患者，消融治疗效果在局部控制和无瘤生存期方面与外科手术相同。但是即便如此，消融治疗在目前的共识中仍未作为此类患者的推荐治疗方式。

与肝脏类似，冷冻消融、RFA 和 MWA 均适用于肾脏肿瘤消融。冷冻消融和射频消融的应用已有数十年的历史。MWA 虽然是新兴技术，但是近年的应用也越来越多。在消融时，消融区域应超过肿瘤边界至少 0.5cm 以确保完全灭活肿瘤。冷冻消融的主要风险是出血和血尿形成，而 RFA 主要风险为神经和(或)尿道的损伤。

对于无法从上述治疗中获益的终末期患者，可以考虑免疫疗法

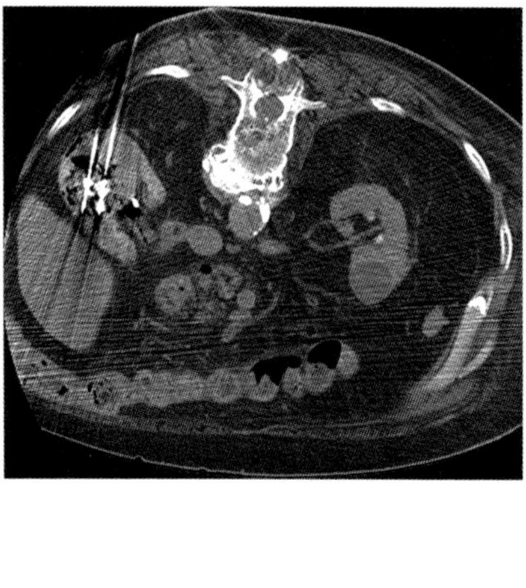

图 7.9 右肾 RCC 患者，肿瘤直径 5.6cm，无法行外科手术切除，选择行微波消融术。术中图像显示两根消融针经皮穿刺入肿瘤内。(This image is provided courtesy of Joshua Pinter, MD, University of Pittsburgh Medical Center.)

或抗血管内皮因子生成药物(抗 VEGF)治疗。

骨转移瘤

很多实体肿瘤会出现骨转移,引起病理性骨折和剧烈疼痛。对于此类患者,如何减轻疼痛十分关键,常常需要多学科合作治疗。

临床上常用镇痛药、类固醇和二磷酸盐等缓解症状,放射治疗也较为常用,多数患者在周期性放疗后会有明显的疼痛缓解。术后辅助放疗常用于预防局部复发并促进骨组织愈合。

手术治疗在减轻患者疼痛方面疗效并不明显。长骨骨转移引起病理性骨折(或存在较高风险)时应通过手术治疗。椎体骨转移引起神经系统受侵时有时也需要手术治疗。如果患者预计生存期较短,甚至短于手术后恢复的时间,则不建议进行手术。

以上治疗方法并不能完全缓解骨转移患者的疼痛。如果放疗无效或者患者未从放疗中获益,可以选择消融治疗。已有研究证实消融治疗可以缓解骨转移患者的疼痛症状, 并且冷冻消融可以降低肿瘤的局部复发率,但是目前仅有少数医院使用消融治疗。

推荐阅读

[1] Atwell TD, Callstrom MR, Farrell MA, et al. Percutaneous renal cryoablation: local control at mean 26 months of followup. J Urol. 2010; 184(4):1291-1295

[2] Boas FE, Bodei L, Sofocleous CT. Radioembolization of colorectal liver metastases: indications, technique, and outcomes. J Nucl Med. 2017; 58(Suppl 2):104S-111S

[3] Hickey R, Vouche M, Sze DY, et al. Cancer concepts and principles: primer for the interventional oncologist-part I. J Vasc Interv Radiol. 2013; 24(8):1157-1164

[4] Hickey R, Vouche M, Sze DY, et al. Cancer concepts and principles: primer for the interventional oncologist-part II. J Vasc Interv Radiol. 2013; 24(8):1167-1188

[5] Lencioni R, Crocetti L, Cioni R, et al. Response to radiofrequency ablation of pulmonary tumours: a prospective, intention-to-treat, multicentre clinical trial (the RAPTURE study). Lancet Oncol. 2008; 9(7):621-628

[6] McMenomy BP, Kurup AN, Johnson GB, et al. Percutaneous cryoablation of musculoskeletal oligometastatic disease for complete remission. J Vasc Interv Radiol. 2013; 24(2):207-213

[7] Salem R, Gordon AC, Mouli S, et al. Y90 radioembolization significantly prolongs time to progression compared with chemoembolization in patients with hepatocellular carcinoma. Gastroenterology. 2016; 151(6):1155-1163.e2

[8] Thompson RH, Atwell T, Schmit G, et al. Comparison of partial nephrectomy and percutaneous ablation for cT1 renal masses. Eur Urol. 2015; 67(2):252-259

第 8 章

动脉疾病

Shantanu Warhadpande, Alexander Maad El-Ali, Andrew Niekamp, Kurt Stahlfeld, Geogy Vatakencherry, Kyle J. Cooper

8.1 外周动脉疾病

外周动脉疾病（PAD）是指除脑和心脏之外，循环系统中的主动脉、四肢和脏器的主要血管进行性狭窄。PAD 多由动脉粥样硬化引起，动脉粥样硬化的原因是胆固醇和炎性细胞在血管壁内积聚。PAD 的其他病因包括栓子形成、外在压迫、创伤、外膜囊性病变、外周动脉瘤和血管炎。

动脉粥样硬化是一种全身性病变，PAD 患者也常患有冠状动脉和脑血管疾病。此类患者的心血管系统疾病发病率和死亡率很高，多数治疗方案的目标为降低患者总体心血管疾病发生的风险。PAD 中，下肢血管最容易受累，约 50%的 PAD 患者伴有临床症状，有症状患者的治疗方案与无症状患者不同。

无症状疑似外周动脉疾病患者的检查方法

无症状 PAD 可以在门诊诊断。许多疾病可以和 PAD 共存，对于吸烟、糖尿病、年龄>50 岁(尤其是男性),以及高血压、高脂血症、冠心病或既往有脑卒中史的患者,应高度怀疑存在外周血管疾病。无症状患者的确诊也很重要。外周血管病是全身血管疾病的高风险指标,对无症状患者使用适当的药物治疗,可有效预防心脏病或脑卒中。

对于有危险因素的患者,应首先通过详细病史筛查 PAD。询问运动及静息时是否存在下肢疼痛,伤口是否不易愈合。体检时应对全身脉搏搏动强度及有无杂音进行检测。应对下肢和足的外观进行详细的视诊。溃疡不愈合、皮肤变色或坏疽提示疾病进展。部分患者下肢检查正常而其他部位可能有血管疾病征象。需听诊颈动脉杂音、测双臂血压(双臂之间血压差异可能是锁骨下动脉狭窄所致)、触诊腹主动脉。

对疑似 PAD 的患者可以采用静息踝肱指数(ABI)进一步评估(表 8.1)。该测试计算每侧下肢的踝部血压与手臂的肱动脉压力比值。ABI<0.9 可诊断为 PAD,但是 ABI 值正常并不能排除 PAD。

对于 ABI 正常或临界的患者,如果仍高度怀疑 PAD,可用运动 ABI 进一步评估。这有助于区分 PAD 与其他劳力性肢体疼痛(骨关节炎、椎管狭窄、静脉高压)。与运动前相比,运动后 ABI 降低 15%以上,提示患有外周血管病。

ABI 假性升高在慢性肾病和糖尿病患者中较为常见,与钙化导致

表 8.1 踝肱指数

踝肱指数	意义
>1.3	假性升高
0.9~1.3	正常
0.7~0.9	轻度 PAD
0.4~0.7	中度 PAD
<0.4	重度 PAD

PAD,外周动脉疾病。

动脉不可压缩有关。如果出现这种情况，应在 ABI 基础上补充趾肱指数(TBI)。即使近端血管钙化严重，第一足趾的血管也通常不受累。TBI<0.7 可诊断为 PAD。

有症状疑似外周动脉疾病患者的检查方法

当患者下肢疼痛时，应注意下肢疼痛的非血管性病因(表 8.2)。PAD 的症状从轻微到严重不等，通常描述为痉挛或疼痛。疼痛由神经和肌肉缺血引起。疼痛部位多为狭窄血管远端的肌肉群(股腘动脉闭塞引起小腿疼痛；主髂动脉闭塞引起臀部和大腿疼痛等)。PAD 的伴随症状通常包括以下 3 种：间歇性跛行、非典型下肢痛或严重肢体缺血。通常使用 Rutherford 量表对有症状的患者进行评估分级(表 8.3)。

间歇性跛行(IC)是 PAD 最轻的伴随症状，属于 Rutherford 量表的 1~3 级。其特点是步行一定距离后出现肢体疼痛，休息后缓解。引发症状的行走距离通常固定，且可反复出现，但在上坡或上楼梯时该距离会缩短。

非典型下肢痛与 IC 相关，但患者没有典型的 IC 症状。患者可能会在行走后感到疼痛，但疼痛不会导致患者停止行走，或导致其他非特异性下肢症状。非典型下肢痛是此类下肢症状的总称，但不符合跛行的定义。因此，即使患者没有跛行的典型表现，也要注意 PAD 可能

表 8.2 下肢疼痛的鉴别诊断及鉴别特征

下肢疼痛的病因	鉴别特征
神经源性疼痛	沿下肢辐射的尖锐疼痛；通过改变体位可以再现/减轻疼痛
肌肉骨骼痛	肌肉和关节疼痛，通常触诊时出现疼痛；疼痛随活动而发生
静脉疾病疼痛	行走后下肢疼痛、“沉重”“紧绷”；下肢抬高时疼痛缓解
跛行	步行一定距离后出现的下肢肌肉疼痛，可反复出现；休息后疼痛迅速缓解

表 8.3 Rutherford 慢性肢体缺血分级

0 级	无症状
1 级	轻度跛行
2 级	中度跛行
3 级	重度跛行
4 级	静息痛
5 级	组织缺损/溃疡
6 级	大面积组织缺损/溃疡/坏疽

会导致非典型的腿部症状。

严重肢体缺血(CLI)属于 Rutherford 量表的 4~6 级,其特征是休息时疼痛、皮肤溃疡、伤口不愈合和(或)坏疽。间歇性跛行和严重肢体缺血都是 PAD 的表现,后者更为严重。

对于有症状的疑似外周血管疾病患者应进行 ABI 评估。当疑似严重肢体缺血时,将对患者进行多项检测以确诊并评估动脉粥样硬化程度,最终制订治疗计划。超声通常用于定位和评估疾病的严重程度。动脉血管重度狭窄或闭塞时,远端血管内的频谱由三相波变成单相波(俗称小慢波)。其他检测包括分段压力测量、脉搏容积描记(PVR)、经皮氧分压($TcpO_2$)测量和皮肤灌注压(SPP)测量。这些检测用于评估疾病严重程度或区分缺血性和非缺血性溃疡。还可以用来预测干预后伤口愈合的可能性。本书对以上方法不进行详细讨论。

部分临床医生使用 CT 血管造影术帮助诊断,其可以快速确定动脉病变的部位和严重程度,包括主髂动脉疾病、股腘动脉疾病和胫骨踏板动脉疾病。

外周动脉疾病的治疗

对于所有的 PAD 患者,药物治疗都非常重要。患者需服用抗血小板药物阿司匹林或氯吡格雷,以及中等强度或高强度的他汀类药物。

对高血压和糖尿病应按照相关指南加以控制，并鼓励患者戒烟。适当的药物治疗和生活方式可以减缓动脉粥样硬化疾病的进展，有助于预防未来的心血管事件。

无症状患者确诊 PAD 是一种警示，提示患者体内可能存在动脉粥样硬化性疾病。如果外周动脉受影响，则冠状动脉、颈动脉、肾动脉和肠系膜动脉也可能受影响。无论年龄、性别或吸烟情况，对所有 PAD 患者都应行锁骨下动脉狭窄、颈动脉狭窄和腹主动脉瘤（AAA）的筛查。

对于仅有间歇性跛行的患者，治疗目标包括控制症状、改善行走状态和降低心血管事件发生风险。间歇性跛行对患者肢体未构成严重威胁，患者可在门诊进行治疗。在药物治疗开始后，配合适当的运动会使多数患者获益。通常需要配合每周至少 3 次，每次 30 分钟以上的步行训练。在运动期间，患者应步行到出现疼痛前的最大距离（如果可能，可稍微超过），随后休息直到疼痛减轻，然后重复进行。休息时间不计入 30 分钟的目标时间。CLEVER 试验表明，与血管内治疗相比，进行恰当的运动可以延长无痛步行距离。

长期锻炼可改善整体心血管健康状况。在重新评估症状之前，运动应持续约 3 个月。

如果进行运动治疗后，患者症状依然存在，可服用西洛他唑（一种磷酸二酯酶抑制剂）。西洛他唑同时具有抗血小板和血管扩张作用。其被证实可增加无痛步行距离，且不会导致疾病的进展。但许多患者因药物副作用（头痛、腹泻、头晕、心悸）而不能耐受，心力衰竭患者禁止使用该药物。

大多数跛行患者在保守治疗后症状明显改善，仅有少数患者的生活仍受跛行影响，对这部分患者应考虑进行干预治疗。糖尿病患者病情往往不能像非糖尿病患者那样快速或完全地改善，需要更频繁地干预。

严重肢体缺血（静息痛、皮肤溃疡、不愈合伤口、坏疽）的患者疾病已经进展到威胁患肢的程度。对此类患者的治疗目标首先是保肢，早期干预和血管重建可以最大程度保留组织，减轻静息痛，促进伤口愈合。如果无法保肢或保肢失败，则可能需要进行截肢。

当有肢体血运重建的指征时，一般有两种方案可供选择：手术或血管内介入（图 8.1）。影响治疗方案选择的因素很多，并且效果经常受到操作者经验的影响。

治疗 PAD 的手术包括动脉内膜切除术和搭桥术。动脉内膜切除

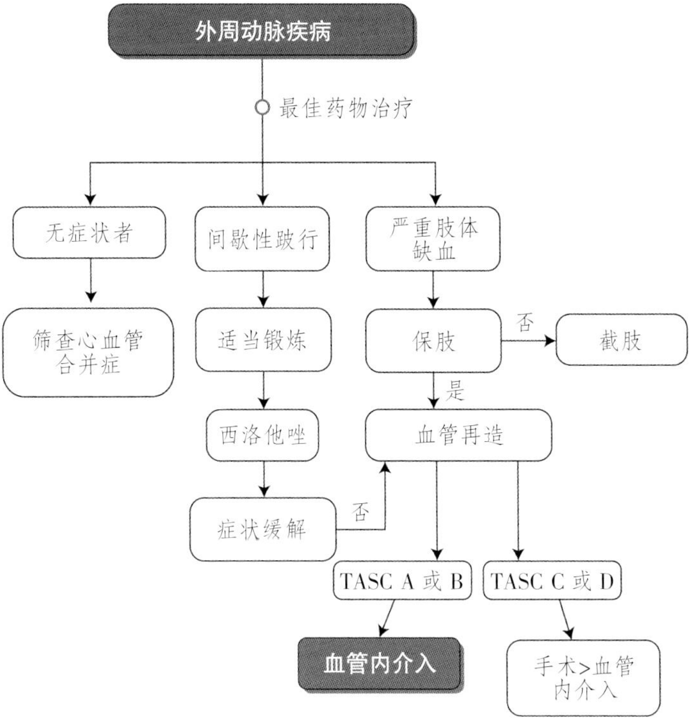

图 8.1　外周动脉疾病治疗流程图。目前，对于许多 TASC C 级和 D 级病变建议进行血管内介入治疗。治疗方式的选择取决于患者的合并症、手术风险和病变特征等。TASC，泛大西洋协作组。

术需在术中暴露患病的动脉节段，并通过动脉切开术去除血栓和斑块，通常与贴片血管成形术相结合。贴片血管成形术需在闭合期间将生物假体或人造补片缝合到动脉切开部位上，以加宽动脉内腔并避免术后瘢痕形成造成的管腔狭窄。搭桥术需在病变节段上游动脉建立交通管道（静脉或合成移植物），并将其缝合于患病节段下游以远部分，可以有效地重新引导血液流动，使其跨过患病的动脉节段。常见的旁路包括主股动脉/主双股动脉、腋股动脉、股股动脉、股腘动脉和股胫腓动脉。

为了最大限度地保证移植物的通畅性，无论是近端还是远端吻合部位，都应该选择血管的无病变段移植，保证移植物流入和流出道通畅。如选择自体静脉搭桥，通常选择大隐静脉，其血流通畅率比人造血管[聚四氟乙烯（PTFE）]更高。如果可能，应该在搭桥术前进行静脉标测，以保证采集的静脉血管质量。

自 20 世纪 60 年代以来，PAD 的血管内介入治疗已成为疏通动脉并增加下游血流量的重要手段，主要包括血管成形术、支架置入术和（或）粥样斑块切除术的联合方式。对于伴随局部狭窄的大动脉，血管内介入治疗最为有效。对于病情较为复杂的跛行患者，单独治疗主髂动脉疾病通常足以改善患者症状。所采用的方法取决于病变段的位置、长度和钙化的存在与否。

现在，特殊的导丝、新器械和新技术已经使介入治疗可以解决以前无法解决的动脉闭塞。由胫骨和足部逆行入路增加了进针舒适度，并更具有专业性，使得以前"无法跨越"的闭塞病变能够得到治疗。通过新技术，医生可将导丝引导到刚好靠近病变的内膜下空隙中，并沿着病变切割。经过闭塞段后，可以使用折返装置来重新选择从内膜下空间返回到天然动脉腔中的通路。此外，球囊和支架上的药物洗脱技术改善了血管内介入的通畅性。

外周动脉疾病血管内介入治疗与手术治疗

泛大西洋协作组(TASC Ⅱ)指南根据病变位置和严重程度对患者病变进行分级。TASC 将下肢 PAD 分为 3 类:主髂动脉(流入)、股腘动脉(流出)或胫腓动脉(流出)疾病。然后按照 A~D 对每类疾病严重程度和复杂性进行分级。这是一种简化的 TASC 病变分级方法。TASC A 级和 B 级包括单侧或双侧短节段血管狭窄或闭塞(图 8.2)。

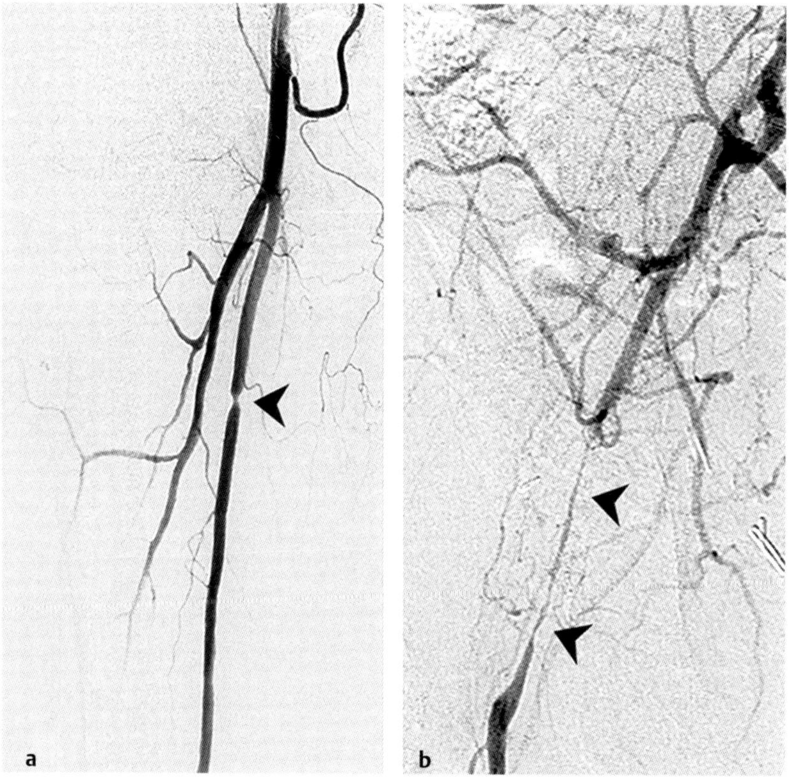

图 8.2　(a)血管造影图像显示短节段 TASC A 狭窄累及股浅动脉。(b)较长的 TASC B狭窄累及股动脉。(These images are provided courtesy of Matthew Czar Taon, MD, Kaiser Permanente Los Angeles.)

TASC C 级病变段则稍长。TASC D 级病变包括弥漫性、多灶性或大血管狭窄或闭塞(图 8.3)。

TASC Ⅱ分类基于病变长度、位置和所涉及的脉管系统对其复杂性进行分级,有助于判断血管内血运重建的技术难度。

对于所有血管病变(主髂动脉、股腘动脉或胫腓动脉疾病),血管内治疗被认为是 TASC A 级和 B 级病变的一线疗法, 而对于 TASC C 级和 D 级病变的患者,手术通常是首选(见图 8.3)。需要注意的是,随着血管内介入技术的提高和经验的不断丰富, 血管内介入治疗的使用越来越多,尤其是在不具有外科手术条件的患者中,除了某些极为顽固的病变,血管内介入治疗在技术上都是可行的。

鉴于这些技术优势, 许多专家对 PAD 优先采用血管内介入治疗的方式。临床上,许多 PAD 患者同时伴随有多种合并症,因此,外科手术治疗无法作为首选,对于此类患者,应优先选择创伤较小的方法。

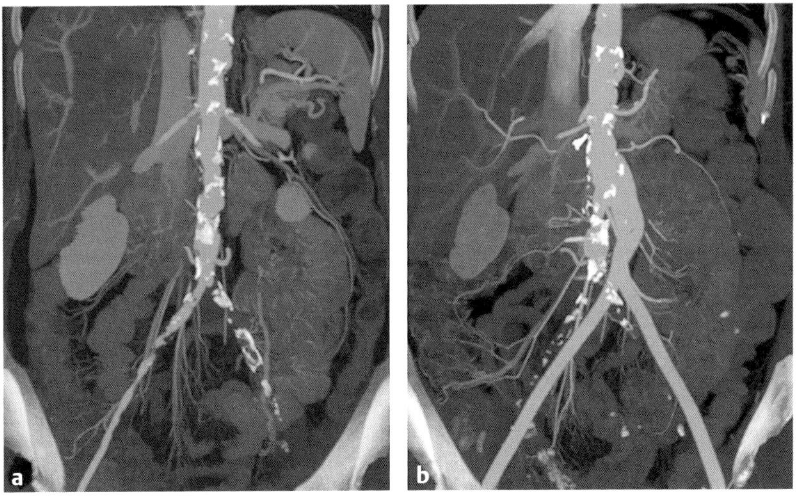

图 8.3 (a)腹部和骨盆 CT 显示广泛的主髂动脉粥样硬化病变,与 TASC D 病变一致。(b)主动脉-双股动脉搭桥治疗该病变。(These images are provided courtesy of Matthew Czar Taon, MD, Kaiser Permanente Los Angeles.)

如果考虑手术,则应充分评估自体静脉管路是否具备移植条件。

除了病变引起的症状之外，是否进行手术治疗还取决于病变动脉的位置,例如,许多专家倾向于选择手术治疗股总动脉病变,因为该区域手术操作相对简单，而使用血管内介入治疗存在支架断裂或剥离等风险。同样的,考虑到在跨血管连接处释放支架存在较高的失败风险,对腘动脉疾病也更多采用手术搭桥的方式进行治疗。

另一个重要的考虑因素是患者的整体预后和预期寿命。Basil 试验(2005)的研究结果表明,对于预期寿命较长的患者,应首选手术搭桥。尽管与搭桥术相关的并发症发病率增加,但预期寿命较长的患者可能从该项治疗中受益最多。对于预期寿命较短的患者,首选血管内支架置入。

尽管这项研究结果具有里程碑式的意义,但是 Basil 试验的数据已经有十多年的历史。最近发表的研究已经证实了血管内介入方法是安全且有效的,即使对于年轻的患者也是如此。随着技术的不断改进,血管内和手术治疗的选则将需要重新定义。

8.2 急性肢体缺血

外周动脉粥样化疾病的自然病程是动脉逐渐变窄，其症状严重程度与管腔狭窄程度相对应。然而,当动脉急性闭塞时,局部肢体缺血可迅速出现,称为急性肢体缺血(ALI)。如果不立即治疗,ALI 患者通常有很高的截肢风险,与慢性动脉闭塞的患者不同,许多 ALI 患者常缺乏侧支循环血液供应。

急性肢体缺血患者的检查流程

对所有出现急性肢体疼痛的患者的鉴别诊断都必须包括 ALI。ALI 的典型征象包括 6P:疼痛(pain)、肢体苍白(pallor)、无脉(pulselessness)、感觉异常(paresthesia)、肢体温度低(poikilothermia)和肢体瘫痪(paralysis)。疼痛通常是最早且最典型的表现。

ALI 的出现有两个主要原因：原位血栓形成和由栓子引起的闭塞。有 PAD 病史的 ALI 患者最可能有原位血栓形成。动脉粥样硬化斑块，血凝块的快速积聚导致血管阻塞(类似于冠状动脉疾病导致心肌梗死)。

对于患有 ALI 且无 PAD 病史的患者，应强烈怀疑由栓子引起的闭塞，特别是患者没有 PAD 风险因素且对侧肢体有良好脉搏时。心脏来源(来自心房纤颤)的栓子是最典型的，但栓子也可源自主动脉或外周动脉瘤。栓子在动脉中向下游移动并自行停留，通常在分支点处停滞。

ALI 是临床诊断。ABI 可以在必要时确认诊断，但治疗应仅基于病史或从体检时开始。低于闭塞水平的血压读数通常为 0，许多临床医生使用动脉多普勒超声来确认闭塞的位置并评估介入的紧急性，如果时间允许，CTA 也可以确认阻塞位置并用于指导治疗。

急性肢体缺血患者的治疗

对所有急性肢体缺血的患者都应立即给予肝素滴注。抗凝剂可减少凝血块的游离和肢体缺血的恶化。其他治疗的紧迫性则取决于肢体损伤的程度。血管和外周神经病学检查对于确定肢体有活性、存在失活风险或无活性是至关重要的。怀疑 ALI 时，确诊是最重要的初始步骤。表 8.4 是针对急性肢体缺血的 Rutherford 分类，注意其不同于慢性疾病的 Rutherford 分类。

神经对局部缺血更为敏感(在 6~8 小时内会出现不可逆性损伤)，而肌肉可耐受较长时间的缺氧，因此，感觉丧失总是先于运动缺失。即使没有动脉搏动，静脉多普勒信号通常是可检测到的，直到严重的局部缺血出现，信号才会缺失。感觉和运动缺陷同时存在，以及动脉和静脉多普勒信号同时缺失提示肢体不可逆的损伤。

肢体的活性(有活性、存在失活风险或无活性)决定了干预的紧

表 8.4 Rutherford 对急性肢体缺血的分类

类型	临床表现	肢体活性	治疗
Ⅰ	1.有多普勒动脉搏动 2.静脉信号可见 3.感觉正常 4.运动正常 5.疼痛急性发作;四肢有或无静息痛	有活性	TX:栓子切除术(<48 小时)
Ⅱa	1.有多普勒动脉搏动 2.静脉信号可见 3.感觉减退 4.运动正常 5.四肢静息痛	轻微失活风险	紧急取栓(<24 小时)
Ⅱb	1.动脉无多普勒搏动 2.静脉信号可见 3.感觉减退 4.运动强度减退 5.四肢静息痛	几乎失活	时间窗至关重要,立即取栓,四肢尚可挽救(<4 小时)
Ⅲ	1.无多普勒动脉搏动 2.无静脉信号(静脉系统血栓继发于血液瘀滞) 3.四肢无感觉 4.肢体无活动	无活性	截肢;肢体损伤不可逆;不要尝试血运重建,因为缺血组织会释放毒素导致心脏骤停

迫性和干预方式。根据 Rutherford 分类,对有活性的肢体(Ⅰ类和Ⅱa 类)需要侵入性治疗,但不紧急,可以选择手术和血管内介入治疗。对于Ⅱb 类肢体,需立即行手术血管重建。Ⅲ类肢体被认为是不存在活性的,血运重建可导致毒素从坏死组织释放到血液中,增加心脏骤停的风险。截肢通常是唯一的解决方案。

手术选择包括栓子切除术、动脉内膜切除术或搭桥术。栓子切除术需要切开闭塞近端的动脉,通过动脉上的切口插入导管,并使其通过凝血块。导管穿过凝血块后,顶端的球囊就会膨胀,然后将导管撤回,将凝血块拉出。动脉内膜切除术需要暴露血栓形成的动脉,通过较大的切口物理去除血栓形成的斑块。如果斑块太大,搭桥可能是唯一的选择。临床上,这些技术常会被联合使用。

血管内介入治疗包括导管内溶栓和机械血栓切除术（介入操作8.1，介入操作8.2)。导管内溶栓指将导管超选至血栓处并注入溶栓剂,通常为tPA,tPA最适合新发血栓,而非慢性机化血栓(包括慢性栓塞物质)(图8.4)。

Topas试验(溶栓或外周动脉手术)和Stile试验(溶栓治疗下肢缺

介入操作8.1 导管内溶栓治疗急性肢体缺血

选择动脉入路(通常使用从对侧股动脉的逆行入路)后,将导丝穿过闭塞处,穿过血栓后,将带有多个侧孔的灌注导管放置在血栓处,并注射造影剂验证导管是否留在管腔内。然后通过导管缓慢注射溶栓剂,使其从侧孔排出并使血栓溶解。通常在导管置入后4~24小时对患者进行溶栓效果检查,并处理潜在或持续性病变。

溶栓剂包括尿激酶和tPA,后者更常见。"脉冲喷雾"技术通常用于溶栓剂的初始注射,随后需要整夜维持输注。肝素也应以略低于治疗量的剂量通过鞘管注入,以防止在导管或鞘管上形成血栓。肝素不应与溶栓剂同时通过溶栓导管给药，因为可能会导致药物沉淀。为了避免出血并发症风险的增加,不推荐同时进行全剂量抗凝治疗。

术后,患者应被送入ICU进行密切监测和实验室检查。应监测患者溶栓治疗过程中出现的并发症,包括介入部位或远端出血、栓塞或筋膜室综合征。在输注溶栓剂的过程中,应密切监测血小板计数、血红蛋白和纤维蛋白原水平,以尽早发现具有严重出血风险患者。

介入操作 8.2　机械血栓切除术

机械血栓切除术包括物理破坏和移除血栓，并可在手术过程中结合使用溶栓剂（药物机械性血栓切除术）。在选择血管入路并将导管穿过阻塞处后，可以通过以下几种方法破坏/移除血栓。①抽吸血栓切除术：抽吸导管产生的真空效应可以通过导管腔吸出血栓，或使血栓停留在导管尖端，移除导管同时将其抽出。专用的真空辅助血栓切除导管管腔较大，且使用可以抵抗负压的材料制成，但必须注意不要从未形成血栓的血流通畅区域抽吸过多血液；②流变血栓切除术：利用导管尖端处的独立孔道连续输注及抽吸，既破坏血栓又可以产生连续的负压涡流，去除血栓碎片。与抽吸血栓切除术不同，该方法可以通过导丝进行，保证病变远端通畅。血栓瓦解和导管尖端处的液体快速流动会使红细胞裂解，因此，存在心动过缓（由于腺苷释放）和肾损伤的风险。注射脉冲的数量取决于导管直径，以及其是用于治疗完全形成的血栓还是部分游离在血管内的血栓碎片。应告知患者，手术后出现红色或褐色尿液是正常的治疗后副作用，这种现象将会随时间推移而减轻。

血）均表明，对于有活性的肢体（Ⅰ类和ⅡA 类急性肢体缺血），溶栓治疗安全有效，溶栓除了能够溶解闭塞血管的血栓外，还能溶解更小的、更远端的血栓。使用溶栓剂的主要禁忌证包括活动性出血、近期脑卒中史或手术史。

机械血栓切除术包括血管内破坏和移除血栓。因为存在下游栓塞的风险，其在过去比导管定向溶栓使用频率更低，但是新的工具和栓塞保护装置增加了机械血栓切除术作为 ALI 的治疗方案的可行性。血管内介入治疗的主要优势是恢复时间更短，并且避免了全身麻醉（这一点很重要，因为大多数患者都有严重的心肺合并症）。

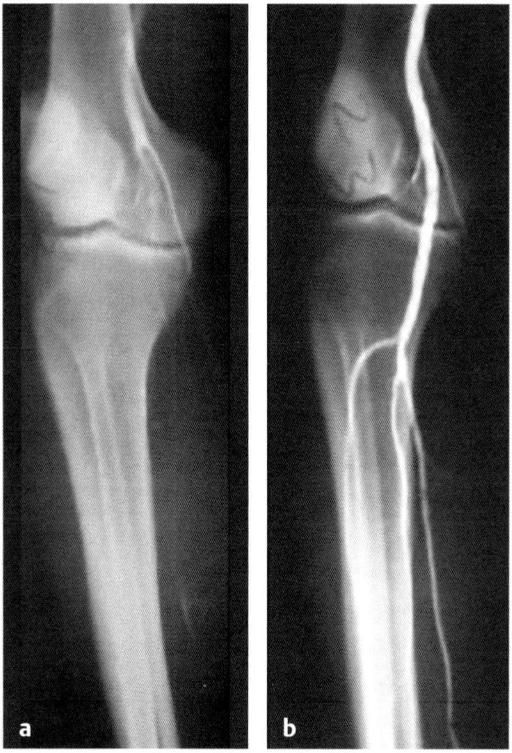

图 8.4 (a)腘动脉在膝盖上方走行突然中断，继发于急性栓子。请注意，此时未见侧支血流，为急性肢体缺血的典型表现。(b)溶栓治疗成功后，随访影像显示血栓溶解，腘动脉血流恢复正常。(Source: Acute Ischemia of the Lower Extremities. In: Bakal C, Silberzweig J, Cynamon J, et al., ed. Vascular and Interventional Radiology. Principles and Practice. 1st Edition. Thieme; 2000.)

无论选择何种治疗方法，都可能发生再灌注损伤，以及由此产生的筋膜室综合征。筋膜室综合征表现为患肢的剧烈疼痛和肿胀。患者将会有剧烈的疼痛感，同时足出现轻微的被动背屈/跖屈。如果筋膜室内压力过高，会导致神经压迫性坏死，从而导致肢体神经功能缺损。严重时会出现静脉阻塞和肢体功能失用，需要截肢。

临床诊断骨筋膜室综合征后，需要紧急筋膜切开。诊断性测试只会延迟治疗时间，增加永久性损伤的风险。部分临床医生甚至会在治疗缺血性肢体损伤后进行预防性筋膜切开术，以预防筋膜室综合征的发生。

对于 ALI 患者，还需要解除诱发因素。包括对 PAD 的药物治疗，以及对血栓栓塞的及时处理。对于接受外科搭桥手术的患者,需在每次随访时对移植物进行超声检查。移植物内的局部流速增加，或速度<40cm/s,或移植物 ABI 下降>0.15 提示即将发生再狭窄或闭塞。需要通过断层扫描或血管造影进一步评估。

8.3 肾动脉狭窄

如原发性高血压患者改变生活方式后仍不能充分控制血压,常需服用降压药。如服用多种降压药后仍持续存在高血压,则应考虑继发性高血压,主要包括肾动脉狭窄(RAS)、慢性肾衰竭、内分泌紊乱、阻塞性睡眠呼吸暂停和其他疾病引起的高血压。本章着重讨论 RAS。

RAS 常由动脉粥样硬化导致(图 8.5)。通常影响肾动脉近端 1/3,多伴有血管钙化。动脉狭窄导致进入肾脏的血流减少及肾素-血管紧

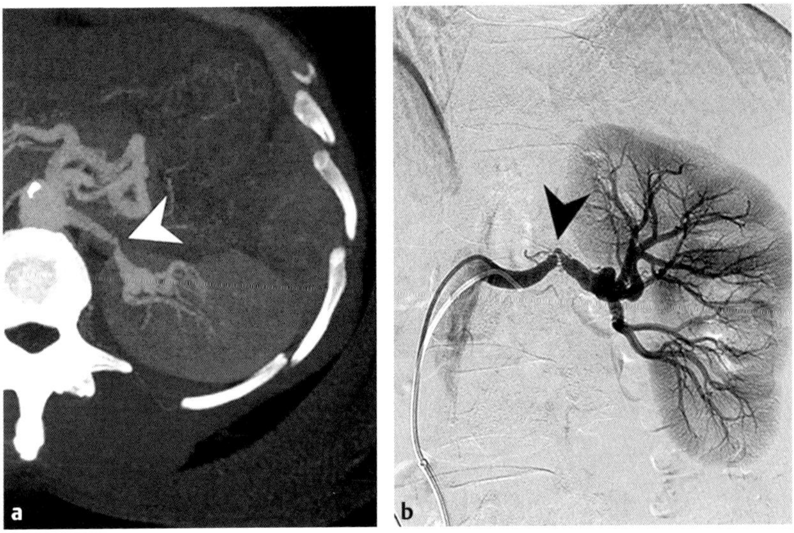

图 8.5　(a)CT 和(b)血管造影图像显示左肾动脉狭窄。(These images are provided courtesy of Matthew Czar Taon, MD, Kaiser Permanente Los Angeles.)

张素上调，最终导致全身性血管收缩和高血压。因肾动脉狭窄，肾素-血管紧张素的上调不会成比例地增加肾动脉灌注，而且导致肾素持续处于异常状态。肾血流减少还会使肾脏萎缩。单侧肾脏萎缩时，对侧肾常代偿性肥大。如果双肾萎缩，则可能出现肾衰竭。

对于使用ACE抑制剂后血清肌酐突然升高的严重高血压患者、患有严重动脉粥样硬化的患者或影像学检查显示肾脏大小不对称的患者，应该怀疑肾动脉狭窄。有时患者会伴发急性肺水肿，主要由肾素-血管紧张素上调，液体潴留增加所致。发现腹部杂音也可能提示肾动脉狭窄，但通常检测不到。

肾动脉狭窄的治疗

肾血管性高血压的一线药物治疗包括ACE抑制剂和血管紧张素受体阻断剂(ARB)。通过抑制肾素-血管紧张素途径，阻断导致高血压的机制。ACE抑制剂会降低肾小球滤过率(GFR)并增加血清肌酐。然而，对侧肾脏通常会代偿，肌酐升高常可忽略不计。尽管如此，当用ACE抑制剂或ARB治疗RAS患者时，仍需检测肌酐来监测肾功能恶化迹象。以上药物在双侧RAS患者中应该谨慎使用，许多临床医生不使用这些药物进行治疗，但双侧RAS并不是以上药物的绝对禁忌证。ACE抑制剂或ARB引起的肾损伤多是可逆的。

对此类患者常需要多种抗高血压药物联合治疗，其他类型的药物包括噻嗪类、Ca^{2+}通道阻断剂或β受体阻断剂，可以根据需要联合使用，RAS的治疗还包括应用他汀类药物治疗高脂血症和改变生活方式(戒烟、减肥和血糖控制)。

过去，通常使用血管成形术和球囊扩张支架置入术治疗RAS。Cooper等在2014年进行的CORAL试验的最新数据表明，在大多数患者中，在进行血压控制或长期改善肾功能方面，血管内治疗相较于药物治疗没有提供长期收益。支架置入甚至有可能使某些患者的病情恶化。基于这一依据，目前对RAS患者的治疗通常选择药物控制和改变生活方式。

当药物治疗失败或患者无法耐受时，可以考虑经皮血运重建。对于因药物治疗而导致GFR显著下降或反复出现肺水肿的患者，介入治疗可能更为合适。

血管成形术和支架置入术是常用的介入治疗方法。肾动脉支架置入术在短期内效果显著，但是支架置入后再狭窄也很常见，并且可能使狭窄进一步恶化。治疗前应与患者讨论治疗预期，以便患者理解手术治疗存在不确定性。

对于动脉开口处的病变通常需要球囊扩张支架置入，而动脉远端的病变只需进行血管成形术治疗。置入支架的患者需接受至少3个月的双抗血小板治疗。每6~12个月进行超声检查以监测再狭窄。当有明显的再狭窄时，可能需要重复血管成形术或更换支架，难治性病例可能需要手术进行干预。

动脉内膜切除术或搭桥手术治疗长期效果更好，但临床较少采用。RAS患者往往有较多合并症，因此，手术风险极高。对于药物和血管内治疗均失败的患者可考虑手术。

纤维肌性发育不良（FMD）是另一个不常见的导致RAS的原因。患者多为年轻女性，表现为早发性难治性高血压。常缺乏常见的动脉粥样硬化等危险因素。对于此类患者，应高度怀疑FMD。可行CTA或肾脏超声检查以明确诊断，狭窄多沿肾动脉的中部或远端出现，并具有特征性的串珠状外观，也可见孤立的狭窄或单个或多个动脉瘤。

对于FMD引起的RAS，常仅通过球囊血管成形术进行血管内治疗，很少需要支架。FMD患者还经常出现颈动脉受累，这可能是导致中枢神经系统症状的原因。通常需进行从头部到骨盆的CTA检查以排除其他伴随的动脉疾病。

8.4 肠系膜缺血

肠缺血可表现为危及生命的急性症状或隐匿的慢性症状。治疗方法因严重程度和病因而异。

急性肠系膜缺血

急性肠系膜缺血患者出现突然发作的严重腹痛，有4种主要原因:血栓栓塞、原位血栓形成、非闭塞性肠系膜缺血(NOMI)和肠系膜静脉血栓形成(表8.5)。

当血栓(通常来自心脏)阻塞内脏动脉时,就会发生肠系膜动脉栓塞,SMA最常受影响。在肠系膜动脉血栓形成过程中,患者通常伴随有潜在的慢性肠系膜动脉粥样硬化和餐后腹痛。NOMI由与血管加压剂治疗或低血压相关的低流量状态引起,在重症监护室常见。肠系膜静脉血栓形成发生在高凝状态的患者中,患者静脉流出道阻塞、肠壁水肿和肠灌注减少导致缺血。

患者的典型表现为急性发作的剧烈腹痛,但检查结果多为阴性。实验室检查仅显示白细胞轻度增多和乳酸轻微增加，有时甚至不会增加。需要高度敏感才能及时识别和治疗此类患者。因此,急性肠系膜缺血应包括在所有急性发作性腹痛病例的鉴别诊断中。

对于急性肠系膜缺血的患者，都应该使用广谱抗生素和抗凝剂

表8.5 急性肠系膜缺血的原因及治疗

急性肠系膜缺血的原因	治疗
血栓栓塞	手术取栓
肠系膜动脉血栓形成	自体静脉肠系膜血管旁路建立
非闭塞性肠系膜缺血	经导管血管扩张剂靶血管内灌注
肠系膜静脉血栓形成	纠正高凝状态、血栓切除术或TIPS

(除非患者正在出血或因灌注不足而患有缺血性结肠炎)治疗。由于CTA检查迅速且应用广泛,对于疑似病例应选择CTA进一步确诊。肠系膜超声是一种替代检查手段,但会受到患者自身状态和肠气影响,使血管显示模糊不清。

腹部检查结果决定了后续治疗的迫切性,随着缺血的进展,乳酸水平和白细胞计数将逐渐升高,腹部检查体征进展时,需要将患者紧急送往手术室进行检查确诊并评估肠管活性。

对于继发于栓塞的急性肠系膜缺血,首选开腹取栓术。如果缺血由慢性血栓急性加重引起,且患者病情稳定,腹部查体体征阴性,则可以选择经导管溶栓,对闭塞的肠系膜血管进行溶栓。然而,该方式是有争议的,因为肠管是否存有活性不能通过血管内方式来确定,很多医院仍选择对患者进行搭桥手术。在紧急状况下,IR的作用在NOMI中尤为突出,其中经导管内输注血管扩张剂(罂粟碱等)可用于增加肠系膜灌注。

慢性肠系膜缺血

慢性肠系膜缺血(CMI)大部分由内脏动脉粥样硬化引起。CMI患者的症状通常在3个肠系膜动脉(腹主动脉、SMA和IMA)中的2个狭窄或闭塞后才会出现。如果只有一根动脉受到影响,广泛的侧支通路网络通常可以提供足够的血流量来维持灌注。一旦两条动脉受到影响,侧支血流补偿不足,就会出现症状。SMA疾病可能单独导致慢性肠系膜缺血。

CMI患者通常在饭后不久出现剧烈的餐后腹痛,持续30~60分钟。患者往往会产生“食物恐惧”,排斥经口摄入食物并出现体重明显减轻。与急性肠系膜缺血一样,CTA是首选检查方式,腹部超声是另一种选择。

当症状影响生活并导致患者体重减轻时,应进行治疗。在大多数医院,血管成形术和支架置入术是CMI的首选治疗方法,有时也通过手术方法进行治疗。Cai 等在 2015 年的一项 Meta 分析中发现,尽管与血管内血运重建相关的围术期并发症发生率/死亡率较低，但与接受手术治疗的患者相比,以该方式治疗的患者的 3 年复发率更高。

考虑到治疗效果的持久性，手术动脉搭桥主要用于年轻患者和条件十分符合手术适应证的患者。肠系膜旁路手术是一种复杂的高风险手术，大多数医生会优先选择血管内介入方法。血运重新建立后,患者应接受抗血小板治疗和他汀类药物治疗,每 6~12 个月进行 1 次超声检查以监测是否出现再狭窄。

正中弓状韧带综合征

正中弓状韧带综合征(MALS)是 CMI 的罕见病因,发生于腹腔干被正中弓状韧带压迫时。正中弓状韧带是连接两膈肌脚的纤维韧带。这种结构造成的显著动脉压迫可能比平时注意到的更多见，但在临床上大多数患者无症状。

MALS 的临床表现为餐后腹部疼痛和体重减轻，可听到腹部杂音。大多数患者最初会接受一系列测试和内镜检查,在典型的 MALS 患者中检查结果通常为阴性。当怀疑有潜在的血管疾病或其他测试未能确诊时,CTA 检查可能会有帮助,通常要通过细微的影像学改变才能发现 MALS。无动脉粥样硬化基础病的患者的 CTA 图像上有时会出现腹腔干上部的压痕和局灶性狭窄，矢状位重建图像上更容易显示(图 8.6)。

腹部超声测量峰值血管速度可确诊 MALS。在超声检查时患者应配合呼吸。吸气时(膈肌变平且正中弓状韧带张力降低)腹腔动脉受压减轻,而呼气时(膈肌向上且正中弓状韧带张力增加)动脉受压加重。吸气/呼气不会影响动脉粥样硬化患者的峰值血管血流速度。

无症状患者或偶然发现的 MALS 患者不需要治疗。对于有症状的患者,MALS 的一线治疗是通过分割弓状韧带进行手术减压。如果手术不能缓解症状,可以考虑血管内支架置入。

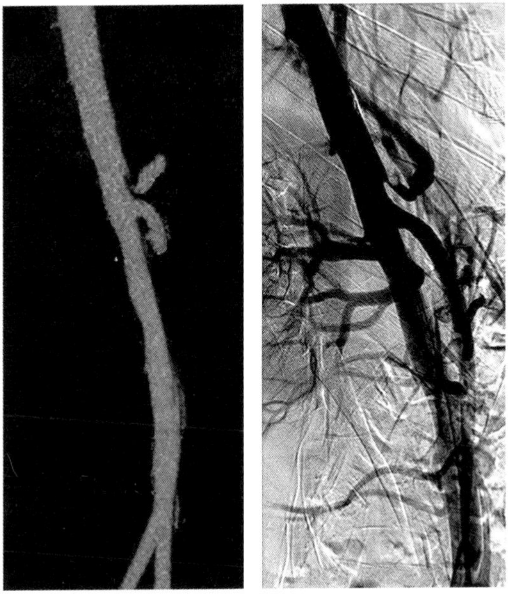

图 8.6　正中弓状韧带综合征在矢状位图像上更容易显示，表现为一个钩状结构，腹腔干起始部有明显的压痕。

8.5 动脉瘤

血管腔直径为邻近正常节段管腔或同年龄段正常管腔直径的 1.5 倍时，称为动脉瘤。动脉瘤的形成涉及 3 个病理过程：蛋白水解、炎症反应和平滑肌细胞凋亡。血管壁成分的改变导致管壁强度降低和动脉壁 3 层结构的扩张称真性动脉瘤。与之相比，假性动脉瘤通常涉及血管壁损伤，血液仅包含在血管壁的 1~2 层间，通常为外膜。

由于动脉壁薄弱，较大的动脉瘤存在破裂的风险。较大的动脉瘤可压迫邻近结构并引起疼痛、神经功能障碍或表现为可触及的搏动性肿块。

腹主动脉瘤

随着人口老龄化，主动脉瘤的发病率一直在增加。自 20 世纪 20 年代开创侵入性主动脉结扎技术以来，对此类疾病的治疗已经有了显著的改善。1991年实施了第1例微创血管内动脉瘤修复(EVAR)手术。

即使治疗手段正在不断进步,AAA破裂仍然有很高的死亡率。大约50%的AAA破裂患者在到达医院前就会死亡。因此,早期发现和治疗有破裂风险的动脉瘤至关重要。

AAA的自然病史包括3个阶段:发生、扩张和最终破裂。吸烟是唯一已知的与动脉瘤发生相关的可改变的危险因素。其他危险因素包括年龄>65岁、男性、家族史和高血压。

AAA增长速度较为多变,一些随着时间的推移逐渐扩大,而另一些则短时间内快速扩张,后在两者之间保持稳定。动脉瘤破裂风险与大小直接相关,尤其是动脉瘤直径>5.5cm且长期吸烟的患者,破裂风险更高。直径<5cm的动脉瘤破裂风险相对较低,但快速增长的动脉瘤除外。

腹主动脉瘤的筛查与治疗

USPSTF建议,对所有年龄65~75岁的吸烟男性进行AAA的超声筛查。腹主动脉直径>3cm通常被认为是动脉瘤存在。超声检测具有良好的敏感性和特异性,但对于主动脉的测量并不精确。治疗时,可以通过横断面成像(通常是CTA)进一步评估异常发现。除动脉瘤大小之外,确定主动脉受累程度、是否涉及髂动脉,以及动脉瘤颈部的特征也很重要。

对于筛查或偶然发现的无症状患者,其治疗策略取决于动脉瘤破裂的风险。对直径<5.5cm的动脉瘤可以进行超声监测,也可以进行CT检查(图8.7)。目前对于确切的监测时间点没有达成共识,通常,对直径<4cm的动脉瘤可以每2~3年进行1次超声监测,而对直径4~5.4cm的动脉瘤则需要每6~12个月进行1次超声监测。由于超声固有的操作者主观性,确诊动脉瘤后,许多医生会选择CTA检查而不是超声。

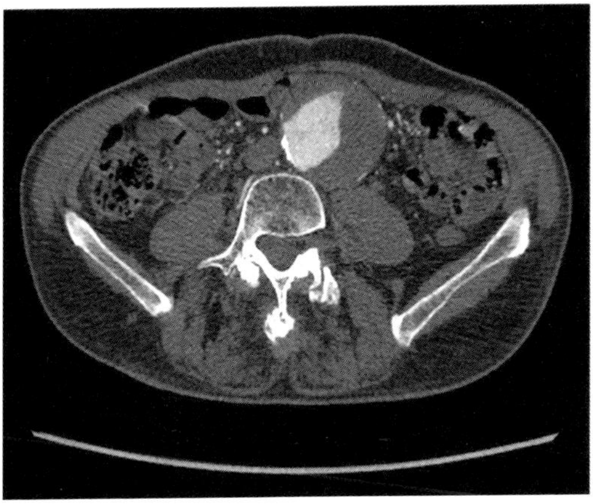

图8.7 腹部CT显示有附壁血栓形成的主动脉瘤。(This image is provided courtesy of Matthew Czar Taon, MD, Kaiser Permanente Los Angeles.)

男性动脉瘤直径>5.5cm,女性动脉瘤直径>5cm是无症状AAA择期修复的指征。动脉瘤囊的快速扩张(每年增长>0.5cm)是择期修复的另一个指征,无论大小如何。当有大的外周动脉瘤或存在明显的PAD时(可能会影响未来的动脉瘤修复方法选择),可能会倾向于进行选择性修复。低于选择性修复阈值的患者应接受药物治疗,以减缓动脉瘤生长速度并降低与心血管疾病(尤其是吸烟)相关的风险。

筛查是在高危人群中检测AAA并确定哪些患者将从修复中受益最多的有效方法。然而,筛查并未得到充分普及,仅约1%符合条件的患者会接受筛查。如果不接受筛查,许多AAA患者在出现症状或肿瘤破裂之前无法确诊。

有症状的、动脉瘤未破裂的AAA患者可能会出现与动脉瘤囊占位效应、邻近结构受压有关的症状,还可能会出现源自动脉瘤的血栓栓塞导致的急性肢体缺血。

AAA破裂患者的典型表现包括心动过速、低血压、腹胀和向胁腹部放射痛。最初的表现类似于其他类型的内出血。如果病情稳定可以行CT扫描,快速扫描有助于确诊及术前评估。对于病情不稳定的患者,如来不及行CT扫描可进行采血化验。如果不能确诊,可借助床旁超声。同时,血压<90mmHg 是重要关注指标。

仅通过临床症状来区分主动脉破裂和有症状的未破裂主动脉瘤是不可靠的,因此,在诊断不明确时需谨慎行事。

AAA 修复的方法包括外科手术或血管内介入。开放式主动脉修复在技术上难度较高,具有很高的发病率和死亡率。术中需要暴露主动脉,阻断病变血管的近端和远端血流,并用假体移植血管替换动脉瘤部分。EVAR 是手术修复的微创替代方法,现在已成为符合适应证患者广泛接受的一线治疗方式(介入操作 8.3)。EVAR 的目的是封堵动脉瘤破口,以阻止动脉中流入动脉瘤囊的血流(图 8.8)。

与开放修补相比,EVAR 平均手术时间更短、失血量更少且围术期发病率和死亡率更低。对于血管解剖结构不适合内移植物的患者,不适合行 EVAR,具体情况需遵循相关指南及材料说明。

EVAR 适用性相关解剖学因素如下:

1.近端主动脉颈长度(最尾端肾动脉和动脉瘤囊的上端之间的区段)。

2.动脉瘤囊的顶部与肾动脉之间的角度。

3.远端主动脉直径/长度。

4.髂动脉直径/长度。

对于这些解剖差异,每个置入装置具有其阈值标准。

EVAR 后,治疗的重点为保持支架管腔通畅,并降低其与心血管疾病相关的风险。目前,EVAR 后抗血小板治疗的持续时间尚未确定。

术后并发症可能包括支架内血栓形成,支架断裂、移位或穿孔,以及内漏(表 8.6)。内漏会导致血液进入动脉瘤囊(图 8.9),有 5 种不同的形成原因(表 8.7)。此外,如果覆膜支架的开口在肾动脉上方,可能会导致肾缺血和肾衰竭。EVAR 后,患者通常需要在术后 1、6 和 12 个月复查 CT,此后每年复查。

介入操作8.3 血管内动脉瘤修复术

AAA的血管内修复是一种减少动脉瘤生长、破裂和死亡风险的侵入性较小的治疗手段，目前在很多医院已经取代了开放手术，术前必须行CTA或MRA断层扫描，以确保选择合适的入路，并清楚显示病变特征，有助于选择合适的支架。此外，患者必须遵医嘱对血管内修复的迟发性并发症进行终身监测。

市场上有多种用于EVAR的耗材，每种耗材都有特定的使用流程，但大多数耗材的使用步骤是相同的。手术从双侧股动脉入路开始，因所需的鞘管较大，有时可能需要使用闭合装置预先闭合血管，否则需要进行股动脉切开。然后进行主动脉造影以识别肾动脉、近端和远端靶区，并确认先前测量的支架长度。然后扩张动脉切口，并通过导丝置入鞘管。同侧动脉是将支架引入的动脉，并且通常需要比对侧通路大得多的鞘管。置入设备进入血管之前，应静脉注射肝素进行全身抗凝。然后将支架输送装置通过导丝引入，进行肾上或肾下固定，覆膜部分应恰好位于最低肾动脉的远端，并且应小心释放支架主体以保证对侧髂动脉开口不被遮盖（可供髂血管支架通过）。导丝和导管通常从对侧股动脉鞘插入，由于血管曲折程度和动脉瘤大小不同，此过程有时也会非常困难。然后通过导丝释放对侧髂血管支架。当对侧髂血管支架释放时，主体与对侧支之间应有一小段重叠。然后使用球囊对近端靶区和远端髂血管靶支架进行塑形。

部分患者髂总动脉也会受累，此时需要将一根或两根髂支延伸释放到髂外动脉，并跨过髂内动脉。如果仅一侧需要，可以用线圈或血管塞从近端栓塞髂内动脉(防止发生内漏)，并将支架延伸到髂外动脉。为降低盆腔器官缺血的风险，操作者必须确保对侧髂内动脉通畅。如果由于髂动脉瘤累及必须覆盖两个髂内动脉，则可以使用分叉的髂支支架来代替传统的直型支架，该装置可以保持髂内动脉的血流量,同时仍然能够覆盖整个髂动脉瘤。

在完成支架置入后，应进行血管造影以评估支架位置和密封性(图 8.10)。最后,使用缝合线、其他闭合装置或使用外科技术(如果采用切开)闭合动脉切口。

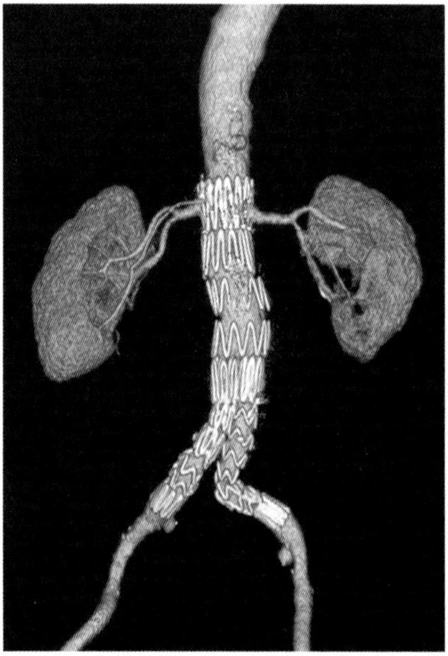

图 8.8 三维重建显示腹主动脉瘤经EVAR 治疗后改变，双侧髂血管可见内置支架。(This image is provided courtesy of Matthew Czar Taon, MD, Kaiser Permanente Los Angeles.)

表 8.6 血管内动脉瘤修复术后并发症

穿刺入路相关并发症	置入物相关并发症
• 股动脉假性动脉瘤 • 腹膜后血肿 • 动静脉瘘 • 急性动脉血栓形成	• 支架造成的肾动脉或肠系膜上动脉闭塞 • 肾衰竭,腹腔间隔室综合征

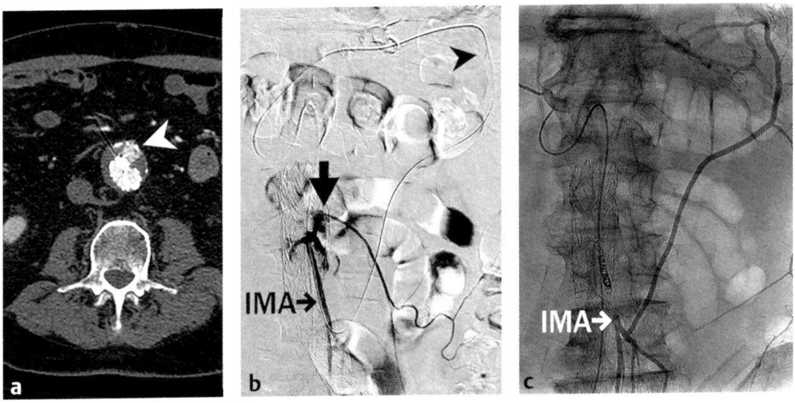

图 8.9　(a)患者男,74 岁,血管内动脉瘤修复术后随访 CT 显示动脉瘤囊内有造影剂充盈(三角箭头所示)。(b)肠系膜上动脉造影显示造影剂通过 Riolan 弓(三角箭头所示)流入 IMA,动脉瘤囊逆行充盈(箭头所示),符合Ⅱ型内漏。(c)近端 IMA 线圈栓塞后,血管造影显示渗漏消失。

表 8.7　内漏

内漏分型	描述	治疗
Ⅰ型	支架锚定区域封闭失败，有血液进入动脉瘤囊	放置另一个支架封闭缺口
Ⅱ型	分支血管供应动脉瘤囊，为最常见的内漏	对分支血管进行经动脉栓塞或直接穿刺动脉瘤囊放置线圈或注入液体栓塞剂
Ⅲ型	血液通过支架破损处（重叠的组件间接口或支架本身的孔道）漏入动脉瘤囊中	放置支架覆盖缺损处
Ⅳ型	支架材料具有通透性，导致血液漏入动脑瘤囊中	无须治疗
Ⅴ型	“内张力”导致；血液进入动脉瘤囊而没有明显原因。排除其他原因后才能诊断内张力性	没有好的治疗方式

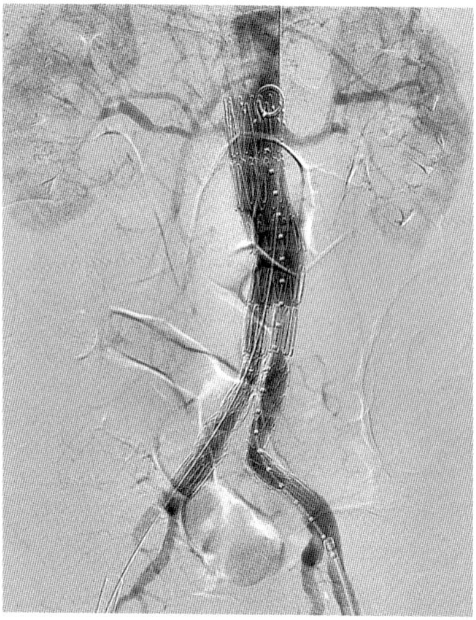

图 8.10 成功的血管内动脉瘤修复术，内置支架主体位于主动脉，髂支架位于髂动脉。造影剂高压注射仅使主动脉和髂血管显影，而动脉瘤囊没有显影。内置支架动脉瘤封堵成功。(This image is provided courtesy of Matthew Czar Taon, MD, Kaiser Permanente Los Angeles.)

EVAR 与手术治疗 AAA

对于已经达到选择性修复标准的，无症状但有风险的 AAA 患者，进行选择性 EVAR 是首选。但在某些情况下，应首先考虑开放性主动脉修复，例如年轻、身体状况良好的患者，因为此方法有助于减少随访频次和维持疗效持久性。

以往对所有 AAA 破裂的患者都会通过开放式手术进行修复。随着血管内介入水平的不断提高，越来越多的医院在杂交手术室中对此类患者进行血管内介入治疗，并取得了良好的治疗效果。目前对比 EVAR 与手术治疗 AAA 破裂疗效的研究正在进行中。

胸主动脉瘤

与腹主动脉瘤一样，胸主动脉瘤(TAA)在世界上的发病率越来越高，并且具有很高的死亡率，治疗方式也越来越多地倾向于血管内介入技术。

胸主动脉的直径随节段而变化，从近端到远端逐渐变细。主动脉窦的直径为 3.5~4cm，而升主动脉和降主动脉中段的直径为 2.5~3cm。当管径比正常大 50%时应考虑存在动脉瘤。TAA 多按位置进行分类。升主动脉瘤从主动脉根部延伸到右头臂动脉。主动脉弓瘤包括头臂动脉血管。降主动脉瘤起自左锁骨下动脉的远端。

通常 TAA 本身不引起任何症状，并且可能长时间不被发现。较大的 TAA 可能引起与占位效应相关的症状，压迫(迷走神经、膈神经、喉返神经等)症状并伴有神经功能缺失。当主动脉根部扩张时可引起主动脉瓣关闭不全。TAA 的急性表现包括胸主动脉夹层和破裂。

胸主动脉瘤的治疗

发现患者有动脉瘤后，应考虑其位置和大小，此类患者往往还伴有其他动脉瘤，因此，应对其进一步筛查。

通常，以下患者应接受修复评估：①有症状的 TAA 患者；②直径>5cm 的升主动脉瘤或直径>6cm 的无症状降主动脉瘤患者；③瘤体迅速扩张(每年增长>0.5cm)的无症状患者；④无症状 TAA 和相关的易感遗传病(例如，马方综合征或 Ehlers-Danlos)患者。还应进一步通过 CTA 或 MRA 进行检查，以了解主动脉直径和解剖结构。对年轻的患者还可以进行基因测试以检查结缔组织疾病。

TAA 的治疗方法包括保守治疗、外科手术和血管内修复，选择依据是动脉瘤的大小、位置和症状。

对不属于上述类别的无症状 TAA 应进行保守治疗。包括使用 β 受体阻滞剂控制血压、他汀类药物治疗和每 6~12 个月进行连续断层扫描以监测扩张情况。

如果对患者进行修复评估，手术与血管内修复方式的选择取决于动脉瘤的位置。对于病情不稳定的 TAA 破裂患者应进行手术修复。对于无症状的升主动脉瘤也应进行手术修复。选择性 TAA 修复的术前检查范围很广，不在本书中讨论。

胸部 EVAR(TEVAR)适用于降主动脉瘤修复。更新的技术,如分支内支架置入增强了 TEVAR 的可行性。

主动脉夹层

内膜撕裂会使血液聚集在血管壁内,发生主动脉夹层,可能危及生命,常见于老年高血压患者,主诉为胸痛向背部放射。

当患者因这种类型的胸痛就诊时,首先应进行紧急心肌梗死检查,但结果通常是阴性的。此时应该高度怀疑夹层,尤其是在高危患者中。风险因素包括高血压、50~70 岁的男性、吸烟者伴有结缔组织病、已知的 TAA,以及有主动脉瓣异常的患者。

如果患者病情稳定,应进行胸部 CTA 检查,阳性结果提示存在真腔和假腔。此时应评估夹层的上下界,寻找可见的撕裂入口,并确定主动脉分支血管的起源为真腔或假腔。对于病情不稳定的患者,可以进行床旁经食管超声心动图检查以明确诊断。

常用的分型方法是 Stanford 分型和 DeBakey 分型,两者有类似之处,但斯坦福分型更常用。

- Stanford A→累及升主动脉和主动脉弓。
- Stanford B→累及降主动脉。
- DeBakey 1 型→累及升主动脉和主动脉弓;可能累及降主动脉。
- DeBakey 2 型→仅累及升主动脉。
- DeBakey 3 型→仅累及降主动脉。

急性动脉夹层治疗的第一步是降低血压,以防止夹层进一步扩展。静脉注射 β 受体阻滞剂是首选。如果需要进一步控制血压,可以在使用 β 受体阻滞剂之后加用硝普钠。在没有使用 β 受体阻滞剂的情况下应用血管扩张剂,会导致反射性心动过速并可能增加室壁应力。

下一步治疗由解剖类型,以及是否存在复杂表现决定。如果夹层延伸到分支动脉或闭塞分支动脉,则 Stanford A 型和 B 型都可能并发灌注不良综合征。其他复杂表现包括不受控制的高血压、无法缓解的难治性背痛或夹层破裂。

对于 Stanford A 型夹层，需要立即手术干预，本书不再讨论手术的细节。根据所涉及的其他结构（主动脉瓣、延伸到冠状动脉/主动脉弓动脉分支的夹层等），可能还需要其他外科手术干预，如动脉搭桥或主动脉瓣置换。对于 A 型夹层，单纯血管内修复可能没有作用。一些医院使用被称为“冷冻象鼻修补术”的杂交手术来治疗 A 型夹层。该方式通过手术修复升主动脉夹层，然后放置支架来治疗降主动脉夹层。

对于复杂的 B 型夹层，也需要及时干预，包括手术和血管内修复。血管内覆膜支架是一种发病率较低且微创的选择。TEVAR 的操作与 EVAR 类似，并且术后并发症也十分相似。应注意相对严重的 TEVAR 术后并发症。TEVAR 可导致逆行性 A 型动脉夹层，如果覆膜支架覆盖过多肋间动脉或腰动脉，则可能发生脑卒中或瘫痪，从而影响脊髓动脉供血。缓解脊髓缺血的一种方法是在 TEVAR 之前插入腰椎引流管，通过减少脑脊液量和脑脊液压力使脊髓血流量增加。

对于简单的 B 型夹层，可以通过药物进行治疗。治疗目标是减少腔管壁应力，并防止夹层扩大或导致致命性破裂。静脉注射 β 受体阻滞剂应滴定至目标心率 60 次/分和收缩压 120mmHg。如果 β 受体阻滞剂效果不佳，可以进一步添加血管扩张剂。此外，应密切监测患者，通常在 ICU 中进行监测。

外周和内脏动脉瘤

除主动脉外，最常见的受动脉瘤影响的动脉是髂动脉、腘动脉和脾动脉。许多动脉瘤患者长时间保持无症状，当对外周血管疾病的患者进行血管检查时，应对腘/髂动脉瘤进行评估。但不幸的是，许多动脉瘤只有在破裂后才被发现。腘动脉或髂动脉的动脉瘤存在血栓形成和栓塞等风险。

髂动脉瘤通常与 AAA 同时存在，并且具有相同的进展危险因素。髂动脉瘤的自然病程与 AAA 相似，随着时间的推移逐渐扩张，破裂的风险逐渐增加。无症状的髂动脉瘤有时在触诊时可被触及，为搏动的腹股沟肿块。触及动脉瘤后，应行 CTA 进行进一步的评估。许多患者的髂动脉位置较深且走行迂曲，因此，超声价值有限。

有症状的患者可能在动脉瘤破裂后出现急性腹股沟疼痛和低血压表现，为外科急症。髂动脉瘤还可能导致血栓栓塞或压迫性后遗症，因此，所有有症状的患者都需要接受治疗。对于直径>3cm 的无症状髂动脉瘤，或虽直径<3cm 但迅速增大的动脉瘤，也需要进行治疗。

放置支架的血管内修复术已成为治疗无症状或稳定的髂总动脉瘤或髂外动脉瘤患者的常用技术。如果支架需要穿过髂内动脉进行放置，为了防止 2 型内漏出现，首先应进行髂内动脉的预防性线圈栓塞。如果希望保持最大的骨盆动脉流量并且延迟髂内动脉栓塞，则也可以考虑髂支架置入或手术修复。

脾动脉瘤与动脉粥样硬化、结缔组织疾病和使脾动脉血流增加的疾病（肝移植、门静脉高压症、妊娠等）有关。大多数脾动脉瘤是无症状的。脾动脉瘤症状不具有特异性，如上腹部/左上象限腹痛和不适。破裂表现为致命性的血流动力学不稳定，随着血液聚集并填塞破口而暂时稳定。最终，随着血肿扩大迫使血液流出，填塞效果消失，患者循环再次变得不稳定。对循环不稳定的患者需要进行术前检查，并在术中确诊脾动脉瘤。无症状患者的脾动脉瘤通常是偶然在腹部断层扫描中发现的。

对于有症状的脾动脉瘤或无症状但直径>2cm 的脾动脉瘤患者，需要进行介入治疗。无论患者有无症状，只要病情稳定，则优先选择血管内治疗。需要从循环中隔离动脉瘤囊，这可以通过线圈栓塞或在动脉瘤处放置支架来实现。介入治疗通常效果较好，不需要进行手术（图 8.11）。

腘动脉瘤是最常见的外周动脉瘤，特别是在有外周血管疾病危险因素的患者中。许多患者无症状，在常规血管检查中被发现腘动脉

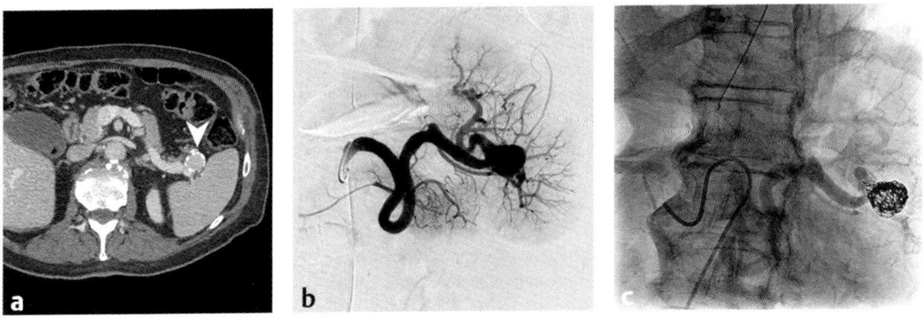

图 8.11　(a)CT 显示偶然发现的脾动脉血管瘤。考虑其大小，建议进行血管内介入治疗。(b)造影图像显示脾动脉瘤。(c)线圈成功栓塞动脉瘤。虽然在动脉瘤颈处放置覆膜支架可以阻隔血流，但此患者脾动脉迂曲使支架很难放置。

瘤。患者腘窝中可以触及搏动性肿块，通过超声进行确诊。

腘动脉瘤可能出现多种症状。动脉瘤破裂（导致严重的膝关节疼痛）不是最严重的后遗症，因为此时出血通常局限于腘窝。腔内血栓形成和由此导致的下肢缺血是最大的风险。根据管腔狭窄程度，部分患者可能出现跛行，部分患者会发展为严重的肢体缺血。如果动脉瘤突然形成血栓，或者栓子脱落导致远端栓塞，则可能导致急性肢体缺血。较大的动脉瘤也会压迫周围结构。

对于无症状腘动脉瘤患者，若动脉瘤直径>2cm，则应进行治疗。所有有血栓栓塞表现的有症状患者都应接受治疗。对于跛行和严重肢体缺血的患者，应按照与动脉粥样硬化疾病、运动疗法/西洛他唑治疗跛行和血运重建后严重肢体缺血患者相同的方式进行治疗。对于急性肢体缺血，应根据情况的紧迫性使用导管内溶栓剂或手术血运重建的方式进行治疗。

推荐阅读

[1] Bradbury AW. Bypass versus Angioplasty in Severe Ischaemia of the Leg (BASIL) trial: an intention-to-treat analysis of amputation-free and overall survival in patients randomized to a bypass surgery-first or a balloon angioplasty-first revascularization strategy. J Vasc Surg. 2010

[2] Guirguis-Blake JM, Beil TL, Senger CA, Whitlock EP. Ultrasonography screening for abdominal aortic aneurysms:

[3] Murphy TP, Hirsch AT, Ricotta JJ, et al. CLEVER Steering Committee. The Claudication: Exercise vs. Endoluminal Revascularization (CLEVER) study: rationale and methods. J Vasc Surg. 2008; 47(6):1356-1363

[4] Norgren L, Hiatt WR, Dormandy JA, Nehler MR, Harris KA, Fowkes FG; TASC II Working Group. Inter-Society Consensus for the Management of Peripheral Arterial Disease (TASC II). J Vasc Surg. 2007; 45(1) Suppl S:S5-S67

[5] Ouriel K, Veith FJ, Sasahara AA. Thrombolysis or Peripheral Arterial Surgery (TOPAS) Investigators. A comparison of recombinant urokinase with vascular surgery as initial treatment for acute arterial occlusion of the legs. N Engl J Med. 1998; 338(16):1105-1111

[6] Walker TG, Kalva SP, Yeddula K, et al. Society of Interventional Radiology Standards of Practice Committee. Interventional Radiological Society of Europe. Canadian Interventional Radiology Association. Clinical practice guidelines for endovascular abdominal aortic aneurysm repair: written by the Standards of Practice Committee for the Society of Interventional Radiology and endorsed by the Cardiovascular and Interventional Radiological Society of Europe and the Canadian Interventional Radiology Association. J Vasc Interv Radiol. 2010; 21(11):1632-1655

[7] Weaver FA, Comerota AJ, Youngblood M, Froehlich J, Hosking JD, Papanicolaou G. Surgical revascularization versus thrombolysis for nonembolic lower extremity native artery occlusions: results of a prospective randomized trial. The STILE Investigators. Surgery versus Thrombolysis for Ischemia of the Lower Extremity. J Vasc Surg. 1996; 24(4):513-521, discussion 521-523

[8] Wheatley K, Ives N, Gray R, et al; ASTRAL Investigators. Revascularization versus medical therapy for renal-artery stenosis. N Engl J Med. 2009; 361(20):1953-1962

第9章

静脉疾病

Andrew Klobuka, Trilochan Hiremath, Deepak Sudheendra

下肢静脉循环有两个主要系统:浅静脉和深静脉系统。浅静脉位于体表,并通过穿支静脉使静脉血回流到深静脉系统中。浅静脉和深静脉多纵向走行,而穿支静脉则向水平延伸(图9.1和图9.2)。穿静脉出现问题有时会累及浅静脉。

深静脉将血液带回心脏。在深静脉系统闭塞的情况下,浅静脉系统可以作为静脉回流的旁路回路,但是效率较低。

四肢肌间静脉的一个特征是存在瓣膜。随着下肢肌肉的正常肌肉收缩,这些单向皮瓣只允许血液流向心脏,可以防止静脉血液瘀滞并在四肢产生过大的静脉压力。

9.1 静脉血栓栓塞症

静脉血栓栓塞症(VTE)包括深静脉血栓形成(DVT)和肺栓塞(PE),为仅次于心脏病发作和脑卒中的第三大心血管疾病死亡原因,也是可预防的医院相关死亡的主要原因。

VTE性质复杂,因为患者的症状和严重程度多样(表9.1)。了解

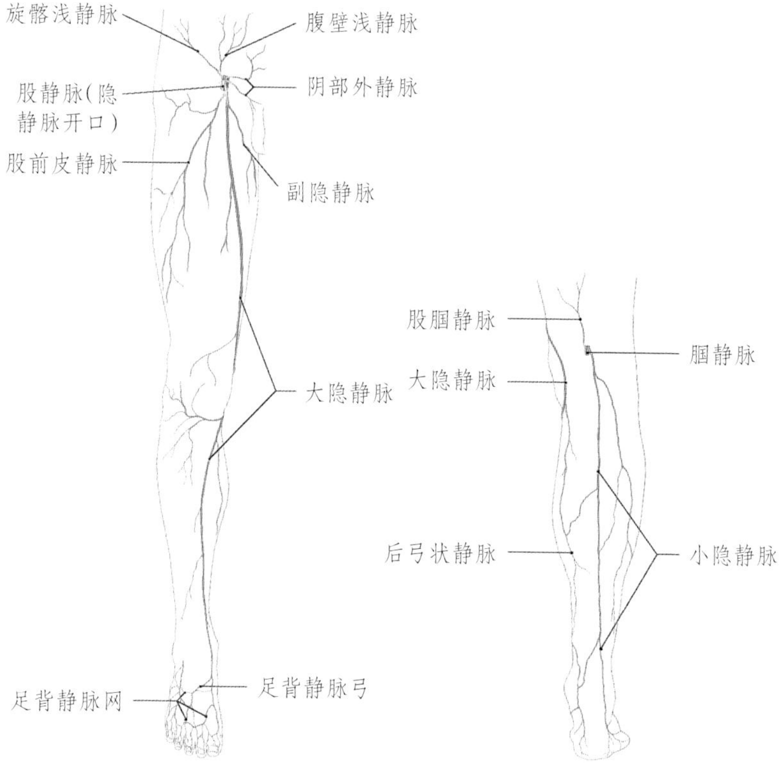

图 9.1 下肢浅静脉从皮肤和浅组织回收血液。静脉瓣膜可防止血液反流,并维持正常的下肢静压力。最常见的浅表静脉疾病是大隐静脉反流,但也可能累及小隐静脉(包括大腿的前、后副隐静脉和小腿的小隐静脉)。(Source: 1.4 Superficial Veins. In: Collares F, Faintuch S, eds. Varicose Veins: Practical Guides in Interventional Radiology. 1st Edition. Thieme; 2017. doi:10.1055/b-006-160939)

VTE 治疗的关键是能够区分单纯和复杂的 DVT，因为治疗策略往往因此而不同。

疑似深静脉血栓的检查流程

常见的与单纯 DVT 相关的临床症状多是非特异性的，包括四肢

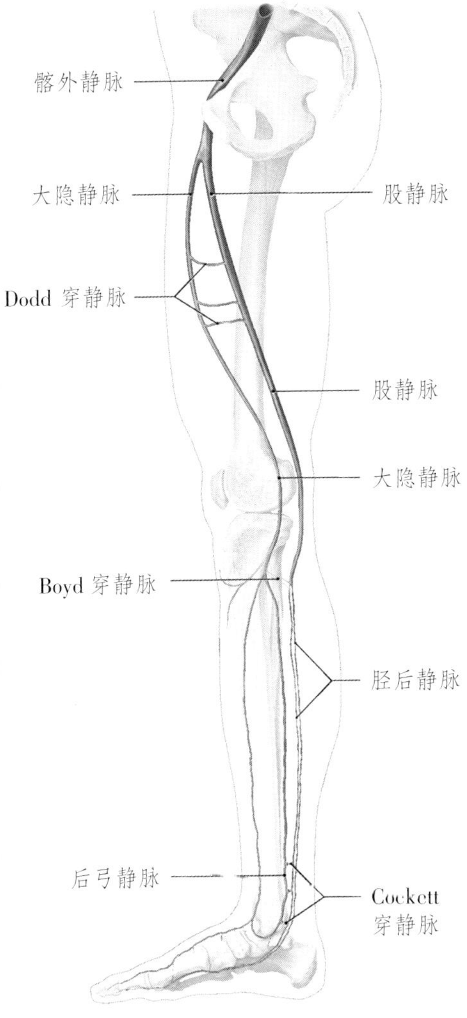

图 9.2 下肢的主要穿支静脉将血液从浅静脉输送到深静脉。穿支静脉水平延伸，而浅层和深层系统的静脉垂直走行。（Source: 1.5 Perforating Veins. In: Collares F, Faintuch S, eds. Varicose Veins: Practical Guides in Interventional Radiology. 1st Edition. Thieme; 2017.）

肿胀、疼痛和发热。四肢肿胀可能由静脉疾病、淋巴管破损、容量超负荷和其他非静脉疾病引起。患者可能出现单侧或双侧症状，在某些情况下也可能完全没有症状。检查结果也存在多变性。

更为复杂的是，不同的临床环境会影响对 DVT 的判断，因此，无法依赖单一的方式确诊 DVT。由于存在某些较罕见的不明确表现，因此，需要结合 DVT 风险因素来解释患者的体征和症状，以引起临床对 DVT 的怀疑（表 9.2）。Virchow 三联征（静脉淤血、内皮损伤和高凝状态）是指导临床医生发现 VTE 最常见的危险因素，详尽的危险因素列表中通常至少涉及这 3 个因素其中之一。

测量 D-二聚体可作为筛选测试，但需要适当使用。当进行 D-二聚体测定时，应该了解如何根据结果指导下一步诊疗。使 D-二聚体恢复到正常范围（“阴性”）可以增加排除 DVT 的可能性。但是，术后和癌症患者（DVT 风险最大）通常具有高水平的全身炎症反应，并且大部分伴 D-二聚体升高。此时 D-二聚体升高诊断价值并不高。

Wells 评分是常用的 DVT 概率评分指标。Wells 评分认为对于低

表 9.1 VTE 临床表现

	深静脉血栓	肺动脉栓塞
急症表现	下肢疼痛、肿胀、水肿	低氧血症、气促
急性并发症	炎症表现、肺栓塞	右心室功能障碍及梗阻性休克
慢性并发症	血栓后综合征	慢性血栓栓塞性肺动脉高压

表 9.2 VTE 风险因素

深静脉血栓病史
肿瘤
近期手术史
妊娠
口服避孕药
制动（创伤等）
遗传性凝血功能障碍
吸烟

风险或中等风险的患者应该测定 D-二聚体，而对于高风险患者应该直接进行超声检查。

实际上,大多数临床医生依靠临床经验而不是 Wells 评分来对疑似 DVT 的患者进行诊断。首先,超声是一种相对便宜的检查手段,可以在患者没有任何辐射暴露的情况下得到较准确的结果。第二,如果漏诊可能会导致严重并发症,下文会进行详细讨论。

超声是首选的影像学检查方式。静脉不可压缩高度提示 DVT 的存在。该检查还可以确定血栓的位置和程度(对治疗很重要),并可区分急性和慢性 DVT。急性 DVT 在较大口径的静脉内通常是无回声的,且没有可识别的侧支。慢性 DVT 通常于狭窄静脉内有回声,并伴有侧支。弹性成像是一种新的诊断慢性血栓的方法，正处在研究阶段,但尚未得到验证。

加压超声检测 DVT 的敏感性和特异性很高,且可重复性强,有助于 DVT 的进一步确诊。当怀疑 DVT 位于髂血管或 IVC(这些位置不能进行加压超声检查),或者怀疑存在复杂型 DVT,或超声无法确诊时,也会使用 CT 或 MR 静脉造影进行评估。

通过超声确诊 DVT 后,应根据血栓负荷的大小、位置和急慢性来确定治疗策略。单纯的 DVT 治疗较容易,但并非所有的 DVT 都能够在出现并发症之前被确诊。未经治疗的 DVT 引起的并发症可分为局部症状或远端栓塞。

深静脉血栓的局部后遗症

DVT 的局部并发症可发展为急性炎症反应，或慢性发展为血栓后综合征(PTS)。

深静脉大量血栓阻塞引起静脉炎症反应,导致静脉充血、发绀和四肢严重缺血。虽然仅见于少数病例,但其被视为外科急症,因此,及时诊断十分重要。如果治疗不当,其可迅速发展为坏疽和肢体功能丧失。患有 DVT 的癌症患者的静脉炎症发生率较高,表明严重的高凝状态和广泛血栓形成的风险较高。

通过特有的检查来识别静脉炎症。大量静脉血栓形成导致短暂的动脉痉挛,所以股白肿的特征是四肢苍白,可能触及不到脉搏,但在此阶段不太可能出现肢体功能丧失。大约有 50%的股白肿患者会进展为更严重的股青肿。当血栓累及深静脉系统和浅静脉系统时,就会出现病情进展。当浅静脉的侧支循环受损,静脉高压会变得极度严重。四肢外观由苍白变为发绀(图 9.3)。静脉高压和水肿会限制动脉血流,导致肢体缺血。如果不及时治疗,很可能会导致静脉坏疽,最终可能需要截肢。

静脉炎症是 DVT 的一种罕见并发症。更常见的并发症是 PTS,它可能在急性 DVT 后几个月出现。近端 DVT,尤其是股静脉血栓,具有最高的 PTS 风险(近 50%的患者在 1~2 年内出现 PTS)。PTS 的特点是伴有一系列症状,包括疼痛、肿胀、肢体沉重、疲劳、皮肤色素沉着,严重时可能出现皮肤溃疡。PTS 的病因是静脉瓣膜受损导致远端静脉血液反流和血液积聚,最终导致静脉高压。在轻症病例中,PTS 的症状与急性 DVT 的症状相似,因此,在急性 DVT 后至少 3 个月内不应进行 PTS 评估。

应依据临床症状诊断 PTS, 通常在确诊 DVT 后几个月出现典型

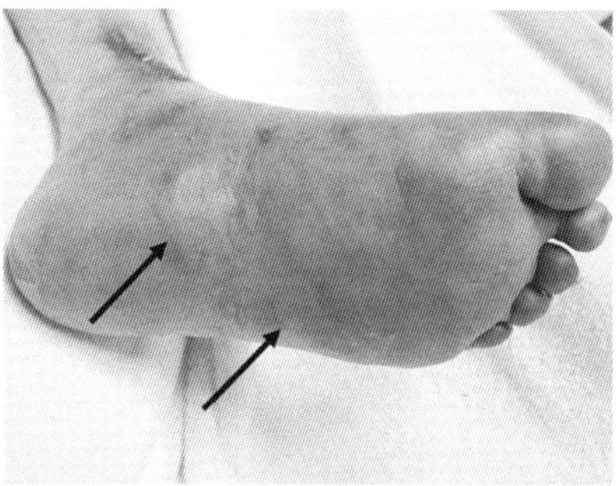

图 9.3 该患者表现为足部肿胀、发绀, 症状与诊断一致。(Source:Case 135. A 66-year-old woman with diabetes underwent a coronary bypass 11 days prior. In:Ferral H,Lorenz J,eds. RadCases:Interventional Radiology. 1st Edition. Thieme;2010.)

症状时才能明确诊断。Villalta 量表可用于对 PTS 严重程度进行分级。得分<5 分提示无 PTS,5~14 分提示轻度至中度 PTS,≥15 分(或存在静脉溃疡)提示重度 PTS。

PTS 患者的生活质量较低,并且 PTS 无法治愈。症状管理方法通常包括使用弹力长袜、下肢抬高和进行锻炼。血管内介入技术可用于改善(但不能治愈)PTS 症状。因此,PTS 预防是已确诊 DVT 患者的重要考虑因素。

肺栓塞

绝大多数 PE 是 DVT 的并发症。尽管两者之间存在关联,但在 DVT 无症状的情况下,有时也会出现 PE。

PE 的病理生理学和症状的进展涉及循环系统和呼吸系统。当肺动脉中的血栓较大时,肺动脉压力增加,导致右心室增大,心输出量减少。对心输出量减少的代偿是交感神经系统介导的心率代偿性增加和全身血管收缩。壁较薄的右心室不能抵抗肺循环中的高压,如果肺动脉高压严重,可能会导致右心衰竭。如果血管阻塞没有得到改善,进行性右心室疲劳最终将导致右心衰竭、心输出量降低和全身性低血压。

从呼吸角度来看,血栓的存在导致 V/Q 失配。未受栓子影响的肺部会出现代偿性的血流增加,导致正常通气无法满足需要,出现低氧血症。血凝块释放的血小板衍生因子可导致肺水肿,从而进一步导致氧合恶化。此类患者出现低氧血症的机制较多,因此,呼吸困难是 PE 患者最常见的症状。咯血和胸痛并不常见,仅见于 PE 导致肺梗死时。

PE 的严重程度可能会因血栓负荷、慢性疾病和患者的基础心肺健康状况不同而显著不同。部分患者可能完全无症状,而部分患者可能在栓塞事件发生后几分钟内死亡。与 DVT 一样,不同的 PE 患者有不同的临床表现。PE 出现在不同的环境,表现出不同的严重程度,难以采用单一的诊断方法进行确诊。下文将以一位急诊的患者为例重点介绍。

伴有呼吸困难和胸痛的急诊患者的差别很大。诊断 PE 之前需进行一系列基本检查。PE 患者的胸部 X 线片可能完全正常,或显示某些非特异性表现,如肺不张。仅在少数病例中显示出 PE 的相对特异性表现,如汉普顿峰(提示肺梗死)。心电图可能显示 S1 Q3 T3 改变,动脉血气可能显示低碳酸血症、缺氧性呼吸性碱中毒。而且即使是较大的肺栓塞也可能没有明显上述表现。

除症状特别典型的病例外,对 PE 进行临床诊断是十分困难的,因此,通常需要综合风险因素,并且明确尚无可以解释患者症状的其他诊断,以此来缩小需要进一步检查的患者的范围。Wells 评分可用于评估 PE 的预测试概率。如果概率很低,可以通过 D-二聚体测定来排除。如果根据 Wells 标准(得分>4)有较高的 PE 概率,则需行 CT 肺部血管造影明确诊断。部分临床医生选择使用 PERC 准则。PERC 准则是一组经过验证的标准,如果满足,则表明 PE 风险较低,可以不进行影像学检查。

结合 Wells 评分,行 CT 肺血管造影(CTPA)对 PE 的检测敏感性和特异性都较高,阴性预测值接近 100%。当检查结果为阴性时,其通常有助于发现引起患者症状的其他原因。当结果为阳性时,其可以检测血栓的数量,发现肺梗死或右心肌受损,帮助确定 PE 的严重程度(图 9.4)。因为 CTPA 在 PE 诊断中的重要价值,其使用量在过去 20 年中迅速增加(包括属于低概率组的患者)。

CT 存在使患者暴露于辐射和与造影剂使用相关的风险。此外,在低概率组患者中大量使用 CTPA 会显著增加假阳性率,从而导致治疗方法不当。

对于由于严重造影剂过敏或其他原因而无法接受 CTPA 检查的患者,V/Q 检查是另一种选择。对胸部 X 线检查正常且疑似 PE 的妊娠女性多进行 V/Q 检查。V/Q 检查结果可以解读为低度、中度或高度

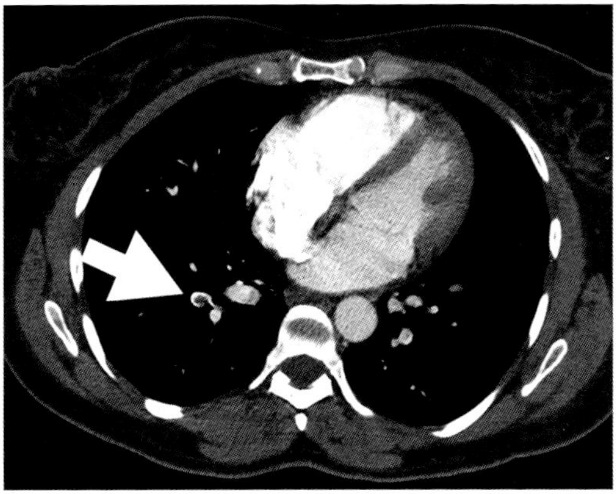

图 9.4　术后患者夜间突发呼吸困难和心动过速。CT 肺动脉造影检查显示右侧亚段肺栓塞（箭头所示）。

PE 可能。低概率组的患者扫描结果提示低度可能则无须进一步检查。高概率组患者扫描结果提示高度可能则可认为 PE 诊断阳性。除此之外，V/Q 扫描结果和预测试概率之间的其他不一致结论都无法诊断或排除 PE，对于此类患者可以通过肢体的加压超声进行进一步评估。如果发现 DVT，可以对 PE 进行经验治疗。当超声结果与 PE 的临床检查结果之间存在差异时，要根据治疗的风险和收益再次进行评估。

PE 分为重度、亚重度或低风险。重度 PE 患者有右心肌受损的证据，并且伴随低血压，通常需要强心治疗。亚重度 PE 患者有右心肌损伤，但血压正常，血流动力学稳定。低风险患者既没有右心肌损伤，也没有低血压，但可能伴有其他症状。

评估右心负荷的方式有多种。CTPA 的阳性发现包括室间隔变平、右心室（RV）增大和造影剂反流（图 9.5）。床旁超声也会提示类似的结果。升高的生物标志物，包括肌钙蛋白和前 B 型钠尿肽（前 BNP），也具有诊断意义，特别是当同时存在影像学阳性线索时。

在大多数经充分治疗的肺栓塞患者中，肺动脉血栓被身体吸收后，肺血管生理改变和右心肌损伤将恢复正常。在少数患者中，肺动脉血栓会持续存在、机化，并导致肺动脉高压状态。这种情况被称为

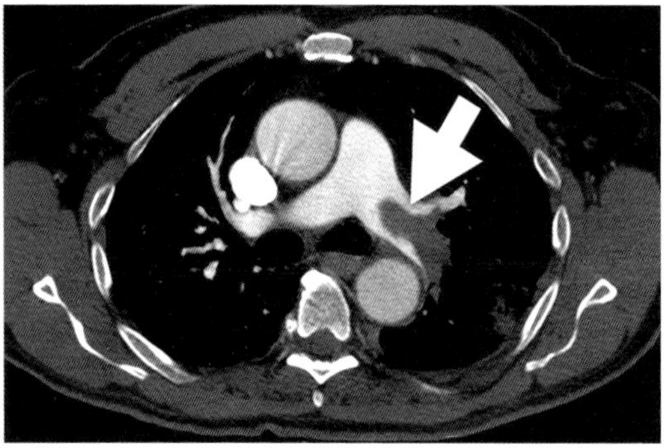

图 9.5 胰腺癌患者突然出现呼吸困难和胸痛。排除心肌梗死后,进行 CT 肺动脉造影检查,结果显示左主肺动脉出现大面积 PE(箭头所示)。随后进行超声心动图检查,发现右心肌损伤。

慢性血栓栓塞性肺动脉高压(CTEPH)。

CTEPH 患者通常有急性 PE 病史,并表现为劳力性呼吸困难或右心功能障碍[颈静脉扩张(JVD)、周围水肿等]。超声心动图显示右心劳损。如果高度怀疑,可通过 V/Q 扫描进一步评估 CTEPH。不匹配灌注缺损提示 CTEPH(与急性 PE 的结果相同)。如果基于 V/Q 怀疑患者存在 CTEPH,则患者将进一步接受其他多项检查,以评估心肺功能障碍的程度。

静脉血栓栓塞的治疗

DVT 治疗的目标包括:①症状缓解;②急性 PE 预防;③反复 DVT 预防;④PTS 预防。当 PE 为主要症状时,治疗方案应包括上述内容,并注意并发 DVT 的可能,但最主要的是保持或恢复患者的血流动力学状态。

口服抗凝药物是 DVT 和 PE 最常见的治疗方法。抗凝药不会直接分解血栓,但会在身体自然溶解血栓时阻止血栓的发展。对于需要预防 PE 但不能抗凝或抗凝失败的患者,IVC 滤器可作为一种替代方案。在复杂 VTE 的病例中,通过血管内介入治疗(经血管内导管直接治疗)或全身溶栓治疗可使某些患者血管再通。

抗凝治疗包括：

1.非口服药物，如普通肝素或阿加曲班（用于肝素过敏或有肝素诱发的血小板减少病史的患者）。

2.皮下药物注射，如 LMWH（依诺肝素）或磺达肝素。

3.口服抗凝剂，包括华法林（维生素 K 拮抗剂）和直接抗凝剂（DOAC），如利伐沙班/阿哌沙班（Xa 因子抑制剂）或达比加群（直接凝血酶抑制剂）。

2016 年，美国胸科医师学会（ACCP）发布了《静脉血栓栓塞抗栓治疗指南》。根据指南建议，对需要 VTE 抗凝治疗的癌症患者推荐使用 LMWH。对非癌症患者应优先使用 DOAC，而非华法林。

与华法林相比，DOAC 具有一定优势，包括药物相互作用较少。华法林的药物相互作用会导致国际标准化比值（INR）过高。此外，使用 DOAC 不需要进行凝血监测。这对患者很方便，但缺点是无法确定患者的依从性。

DOAC 还存在其他缺点。大多数 DOAC 是经过肾脏清除的，对肾功能受损患者应谨慎使用，严重肾损伤患者禁用。大多数临床医生会对终末期肾病（ESRD）患者用普通肝素和华法林（不是 LMWH，因其也可以通过肾脏清除）来抗凝。目前，尚有一些 DOAC 没有拮抗剂，这些药物也有望在将来上市。达比加群目前已经有一种拮抗剂上市（伊达鲁齐单抗）。对于其他 DOAC（阿哌沙班、利伐沙班、依多沙班），如果需要立即逆转抗凝作用，可使用凝血酶原复合物。但是 DOAC 的半衰期相对较短（约 12 小时），通常不需要进行拮抗。

在有中到高出血风险的择期手术前，应停止抗凝治疗。应在手术前 5~6 天停用华法林，并在手术当天上午检查 INR。DOAC 通常可在择期手术前 2~3 天停用。LMWH 的半衰期较短（4~5 小时），可以在手术前一天停用。

深静脉血栓的治疗

并非所有 DVT 都需要治疗(图 9.6)。远端 DVT(膝盖以下,胫骨前/后、腓静脉和肌深静脉)栓塞风险较低,通常不需要治疗。但有几个特殊情况例外。对于有症状的远端 DVT 和有近端蔓延危险因素的患者应进行治疗。近端蔓延的危险因素包括两条以上静脉的 DVT、腘静脉远端的血栓、直径或长度明显较大的血栓、活跃期癌症患者、住院患者和无原因的 DVT 患者。

对无症状患者和无血栓进展风险因素的患者应通过连续超声检查进行随访,直到血栓缓解。近端 DVT(位于膝盖近端的髂、股或腘静脉)具有较高的并发症风险,应彻底治疗。

单纯 DVT 在门诊即可进行治疗。当诊断为 DVT 时,最常见的情况是使用 LMWH 抗凝,直到华法林开始作用,或者单纯服用 DOAC。在过渡期间,对使用 LMWH/华法林的患者应每两天进行 INR 检查。

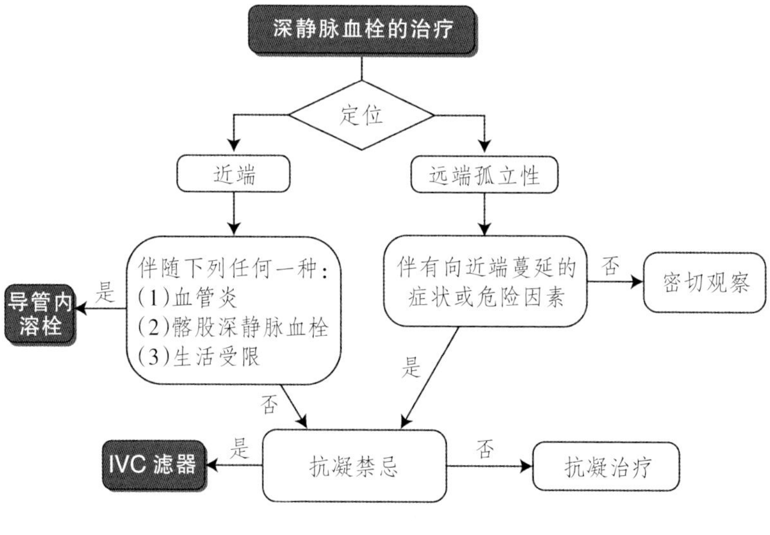

图 9.6 深静脉血栓治疗流程图。

DOAC 具有快速起效的特点,不需要与 LMWH 桥接。因此,DOAC 在治疗单纯 DVT 方面越来越受到欢迎。

抗凝时间长短取决于几个因素。首先,DVT 有无诱因。长期住院、近期手术或某些药物使用史,都可以视为 DVT 的潜在诱因。无诱因的 DVT 发生在没有明确风险因素的患者中。对于首次有诱因的 DVT 患者,标准抗凝时间为 3 个月。无诱因 DVT 的患者可延长至 6~12 个月。对于复发性 DVT 或有诱因的 DVT 伴不可逆、持续或多重危险因素的患者,延长或无限期抗凝治疗通常是最佳选择。

通常在急性 DVT 后的 6~12 个月复发风险最高,无诱因 DVT 复发风险更高。Becadini 等 2012 年的 WARFASA 试验发现,在抗凝治疗完成后,每天服用 100mg 阿司匹林,可降低无诱因 DVT 患者的复发风险,且无大出血风险。

治疗开始后,部分患者会接受遗传性高凝状态测试。如果患者在年轻时出现血栓栓塞症,且没有典型的危险因素(吸烟、节育),或在非典型部位(如肠系膜静脉)出现血栓,则为遗传性高凝症家族史阳性,应进行血栓形成倾向测试。

与无突变的人群相比,凝血因子Ⅴ Leiden 突变(白种人群中最常见的遗传性高凝症)导致 VTE 的相对风险<5。活跃期癌症或近期手术导致 VTE 的相对风险约为 1000。除此之外,目前尚无研究显示因子Ⅴ Leiden 能够改变 VTE 复发的风险,导致需要延长抗凝时间。

在大多数患者中,抗凝通常足以预防 PE。然而,由于出血风险高,对某些患者可能不宜应用抗凝治疗。有时尽管坚持抗凝治疗,但部分患者仍会出现血栓加重。此类患者将被转诊进行 IVC 滤器放置。通常对于需要预防 PE 但存在抗凝禁忌或抗凝治疗失败的患者,建议使用 IVC 滤器。有关滤器的详细内容将在下文进行讨论。

DVT 的抗凝疗效不足时,需要考虑治疗方案升级。抗凝只能防止血栓进展,不能使血管再通。对于生活受到严重影响的患者和血管炎症患者,应进行静脉再通治疗,以加速症状缓解和挽救肢体。再通的选择包括血管内导管输注药物机械溶栓和手术取栓。

导管内溶栓(CDT)是一种血管内治疗方法,即通过血管内导管输注低剂量溶栓药物治疗 DVT(介入操作 9.1)。CDT 的基本理念是使导管尖端尽可能靠近血栓,以便在需要时直接注入溶栓剂。导管就位后,患者就会被送入 ICU 进行溶栓治疗。导管输注 tPA 的适当剂量为 0.01mg/(kg·h)(通常不超过 1mg/h 的总剂量)。如果使用多个导管,通常将药物剂量进行分配,使总剂量不超过 1mg/h。患者接受血红蛋白

介入操作 9.1　血管内导管溶栓

血管内导管溶栓可在全身静脉、门静脉和肺动脉中进行。入路选择取决于血栓的位置,应使注药导管溶栓范围能够覆盖整个血栓,而导管不被鞘遮挡;在血栓较长的情况下可能需要多点溶栓。

使用导管–导丝套件穿过血管闭塞处。穿过血栓后应进行血管造影以验证导管是否在血管腔内。然后将多侧孔导管放置在闭塞处,并将阻塞导丝穿过导管以闭塞端孔。然后通过导管缓慢注射溶栓剂,从侧孔向外喷射以溶解血栓。在放置导管后 4~24 小时进行溶栓检查静脉造影。某些患者需要的溶栓时间可能更长。

常用的溶栓剂包括尿激酶和 tPA,后者更为常见。“脉冲喷雾”技术通常用于初始注射溶栓药。后期采用连续输注的方式继续溶栓。通过管鞘注入低于治疗剂量的肝素,以防止在导管或鞘内形成血栓。为避免出血并发症的风险增加,不建议同时进行全剂量抗凝治疗。

术后,患者应被送入 ICU 进行密切监测和实验室检查,监测溶栓治疗后的并发症,包括导管入口或远端出血、远端栓塞或筋膜室综合征。在输注溶栓剂期间,应密切监测血小板计数、血红蛋白和纤维蛋白原水平,以识别具有严重出血风险的患者。

水平、纤维蛋白原(因机构而异)的连续监测,并在输注期间对导管进行常规检查。12~24 小时后进行静脉造影。如果重复静脉造影显示血栓持续存在,可以使用机械溶栓。

机械性血栓切除术是药物 CDT 的重要辅助手段,用于物理破坏和清除血栓(介入操作 9.2)。导管物理溶栓技术包括浸解、吸引或抽吸及流变溶栓等。

CDT 最常见的并发症是大出血。CDT 不应用于活动性出血患者、近期接受过脑部/脊柱手术的患者或近期脑卒中的患者(表 9.3)。另一个严重的并发症是症状性肺栓塞。对于有癌症病史的患者,可能会导致出血性颅内转移(黑素瘤、肾细胞、绒毛膜癌、肝细胞癌、甲状腺癌、肺癌和乳腺癌),应在治疗前使用对比增强 CT 或脑部 MRI 进行筛查。

通过常规部分凝血活酶时间(PTT)监测,在术前、术中和术后维

介入操作 9.2 机械性血栓切除术

机械性血栓切除术包括物理破坏和清除血栓,可在手术过程中与溶栓药物联合使用(药物机械血栓切除术)。在确定血管通路并定位和穿过血栓后,可以通过多种方式破坏或移除血栓。

在血栓抽吸切除术中,抽吸导管产生的负压可将血栓通过导管内腔吸出,或使其留置在导管尖端,移除导管时一并取出。此外还有专用的真空负压取栓导管,管腔更大,使用的材料可以防止负压造成的管腔塌陷。

流变溶栓通过导管尖端的独立孔道连续灌注和抽吸进行取栓,该方法既会破坏血栓,又会通过持续的负压及时清除血栓碎片。血栓碎片和导管尖端液体快速流动会使红细胞溶解,可能导致心动过缓(由于腺苷释放)并增加肾损伤的风险。脉冲的数量取决于导管直径和血栓的大小。应告知患者术后尿液呈红色或褐色是常见的溶栓副作用,并且会随着时间的推移而逐渐减轻。

表 9.3 溶栓的常见禁忌证

最近 3 个月内脑卒中、脑出血、头部外伤史
CT 显示脑出血或大面积不可逆性脑梗死
近期头部/脊柱手术
伴有脑动脉瘤、颅内肿瘤、动静脉畸形
收缩压≥185mmHg 或舒张压≥110mmHg
活动性内出血
出血倾向(国际标准化比值>1.7,部分凝血活酶时间升高,血小板计数<10 000/μL等)

持使用略低于治疗剂量的普通肝素，可将 CDT 相关 PE 的风险降至最低。对于 PE 发病风险高的患者,如心肺储备不良的患者,可以在溶栓前放置可回收的 IVC 滤器。

大静脉也可以通过开放性血栓切除术再通。适用于出血风险极高或无法进行 CDT 的患者。

对于 DVT 患者,以下 3 类患者应考虑进行 CDT 治疗:

1.血管炎症患者。

2.急性 DVT 症状使生活受限的患者,抗凝治疗无效。

3.髂股静脉或腔静脉血栓形成患者,其发生严重 PTS 的风险较高。

在以上患者群体中,静脉再通的益处可能超过与手术相关的风险。

当患者出现血管炎症时,应立即开始抗凝治疗。然而,由于有大量血栓阻塞血液回流,仅抗凝治疗作用有限。唯一的解决方案是通过 CDT 或血栓切除术再通深静脉(图 9.7)。

当有症状的近端 DVT 患者在抗凝治疗后仍有症状时,CDT 可再通静脉并改善血流状况。

当患者出现股静脉血栓时,也可以考虑使用 CDT 进行治疗。如前所述,股静脉血栓形成导致 PTS 的风险最大,患者病情也较重,因此,需要更积极地进行治疗。然而,将 CDT 用于 PTS 预防仍旧存有争议。

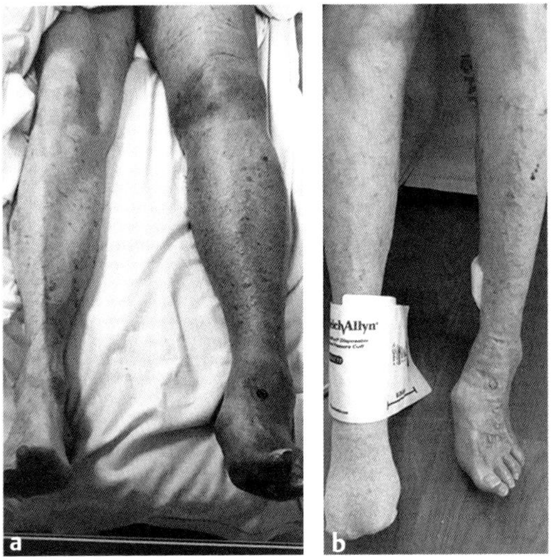

图 9.7 左下肢静脉炎，(a)导管溶栓前和(b)导管溶栓后。(These images are provided courtesy of Deepak Sudheendra, MD, University of Pennsylvania Medical Center.)

两项大型临床试验研究了 CDT 是否能降低 PTS 的风险。Haig 等于 2016 年进行的 CAVENT 随机对照临床试验显示，首次接受 CDT 治疗的髂股静脉 DVT 患者 PTS 的绝对风险降低了 28%。相比之下，Vedantham 等在 2017 年的 ATTRACT 试验未能显示药物机械联合 CDT 预防 PTS 的证据,但发现患者 PTS 严重程度显著降低。研究还发现,与单独抗凝相比,进行 CDT 时出血风险增加,但是没有致命性出血。基于这些结果,ATTRACT 试验降低了对 CDT 治疗急性 DVT 的期望。CDT 的效果还需要更多的研究证实。对于年轻的、身体状况良好的广泛性股静脉血栓患者，可以进行 CDT 治疗,CDT 可能可以降低 PTS 的风险或严重程度。

急性肺栓塞的治疗

急性 PE 治疗的第一步是确定患者的风险等级(图 9.8)。低风险患者血流动力学稳定,无右心劳损迹象,此类患者的抗凝策略与单纯 DVT 相似(低分子肝素桥接+华法林或 DOAC)。通常可以对患者进行

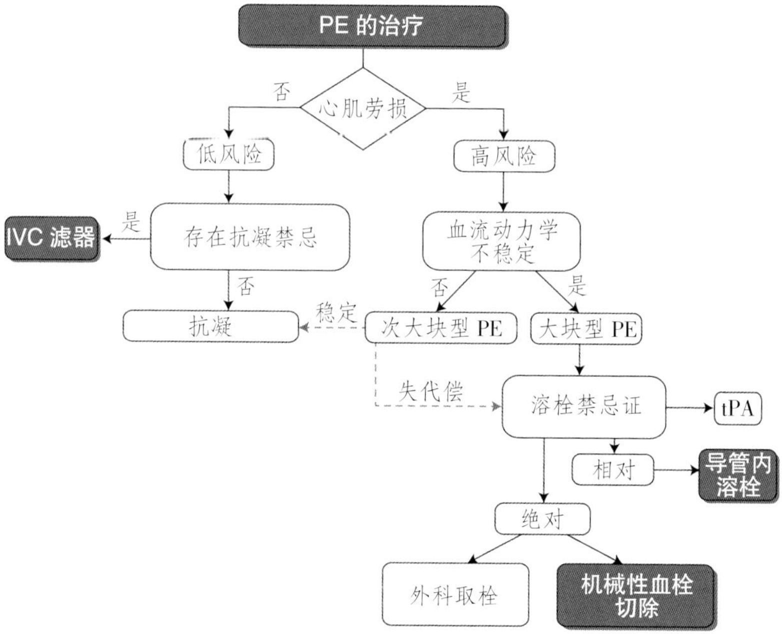

图 9.8　肺栓塞治疗流程图。

观察,如果患者病情稳定,可以在 1 天左右后出院。无症状且依从性好的低风险患者可以仅接受抗凝治疗而无须入院。

大块型 PE 和次大块型 PE 因存在右心劳损而被视为高风险。患者应接受肝素滴注,并被送入 ICU 进行治疗。大块型 PE 的特点是血流动力学不稳定,紧急肺动脉再通非常重要,因为在没有血流动力学支持的情况下,病情会迅速发展,出现心脏骤停。对此类患者的一线治疗是用 100mg tPA 进行系统性溶栓,持续输注 2 小时。但某些情况下禁止溶栓治疗(见表 9.3)。

对大块型 PE 病例使用全身 tPA 治疗可以快速逆转右心衰竭,降低死亡率和复发率。成功的溶栓治疗可减少肺动脉血栓,降低肺动脉高压,并溶解栓子来源的深静脉中的所有残余血栓。

次大块型 PE 的特点是血流动力学稳定性,此类患者尚未因右心压力改变而失代偿。开始抗凝后,患者仍需在 ICU 留观,直到病情稳定。在此之后,可以过渡到口服抗凝治疗。需要注意的是,部分患者可能为具有高风险的次大块型 PE。此类患者尽管血压正常,但临床症状较严重,超声检查有异常表现,并且严重缺氧,以上因素预示患者很快会出现失代偿表现。这些高危患者可能会受益于溶栓后的肺动脉再通(如果没有溶栓禁忌证)。Chatterjee 等在 2014 年进行的一项最新 Meta 分析中发现,对次大块型 PE 患者使用系统性溶栓治疗时,死亡率较低,但大出血风险较高。准确发现高风险的次大块型 PE 并不容易,对于中度至重度右心室功能障碍的次大块型 PE 是否使用溶栓治疗仍存在争议。肺栓塞严重程度指数(PESI 评分)是一个在线工具,有助于识别发病率和死亡率最高的人群。

大块型/次大块型 PE 的血管内介入治疗适用于有全身溶栓禁忌证的患者。对于有相对禁忌证的患者,可以使用导管引导小剂量的 tPA(20~25mg)对血栓进行药物机械破坏。

如果存在溶栓治疗的绝对禁忌证,无法保证 tPA 生效时间,或系统性溶栓失败,可考虑介入溶栓或手术取栓。

IVC 滤器

IVC 滤器的原理是防止现有或潜在的下肢血栓进入肺部(介入操作 9.3)。尽管操作比较简单,但只有在存在抗凝禁忌证的情况下,才应考虑放置 IVC 滤器。典型的情况是老年患者反复 VTE,且跌倒风险高,抗凝效果差,此时可进行 IVC 滤器放置。有时,也可以进行暂时的 IVC 滤器放置,如神经外科手术前准备或创伤患者因需要手术无法行抗凝治疗。

滤器有永久和可回收两种类型。如果患者只有短期 PE 风险(或短期抗凝禁忌证),建议使用可回收 IVC 滤器。永久滤器用于有不可

介入操作 9.3 IVC 滤器放置

通常通过右颈内静脉或右股总静脉进入，因为这些入路具有更直接的 IVC 放置路径，降低了置入后滤器发生倾斜的概率。

在放置 IVC 滤器之前，必须进行腔静脉造影评估腔内解剖结构，有时会发现解剖变异，包括巨大腔静脉（IVC 直径>2.8cm）、重复 IVC、环主动脉型肾静脉和 IVC 与奇静脉异位连接。大部分变异不是静脉滤器放置的禁忌，但可能需要进行技术上的调整。例如，对于巨大腔静脉，可能需要放置双侧髂静脉滤器，而重复 IVC 可能需要在每个静脉中各放置一个滤器。

静脉造影对于评估髂股静脉/肾静脉/性腺静脉/IVC 血栓也很重要，因为对于这些血栓可能需要在不同位置放置多个滤器。对于大多数滤器，静脉的直径必须在 15~30mm 之间，才能确保滤器释放后充分扩张和紧贴血管壁。

术前必须确定每侧肾静脉与 IVC 汇合的位置，以便滤器可以部署在其开口下方（肾下）或上方（肾上），从而降低肾静脉血栓形成和滤器倾斜或移位的风险。

确定入路后，在 IVC 内置入导管鞘。通过鞘管将滤器送至远端。位置合适后（通常滤器尖端位于或略低于肾静脉的水平），可以根据说明书（因类型而异）放置滤器。使用较多的方法是将滤器固定，撤回上覆鞘管，释放滤器。

逆 PE 风险、终生抗凝禁忌证或预期寿命短，不适合于回收滤器的患者。

在放置可回收 IVC 滤器之前，应告知患者 IVC 滤器的风险和及时回收的重要性。滤器放置的时间越长，可能出现的并发症就越多，包括穿透腔静脉壁和周围结构，滤器移位、折断和滤器远端血栓形成（在某些情况下可以形成完全的腔静脉血栓）（图 9.9）。滤器放置的时

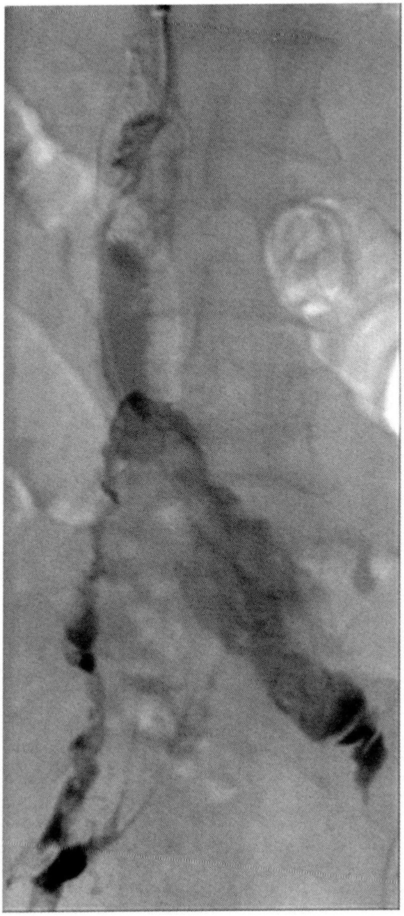

图 9.9　永久性滤器置入的患者出现双侧下肢肿胀和疼痛。静脉造影图像显示滤器下方的髂血管腔内完全闭塞，提示广泛的急性血栓形成。

间越长，拆除难度就越大。因此，当不再需要 IVC 滤器时，如当患者再次接受抗凝治疗或患者已脱离 VTE 风险期时，应取出 IVC 滤器。

IVC 滤器放置的禁忌证很少，包括腔静脉通路不良，以及广泛的腔静脉血栓或外部受压等解剖限制，大部分放置得当的滤器不会导致任何问题。有时，由于装置位置的变化、结构完整性的丧失、穿孔或手术中位置改变，需要拆除滤器（图 9.10）。

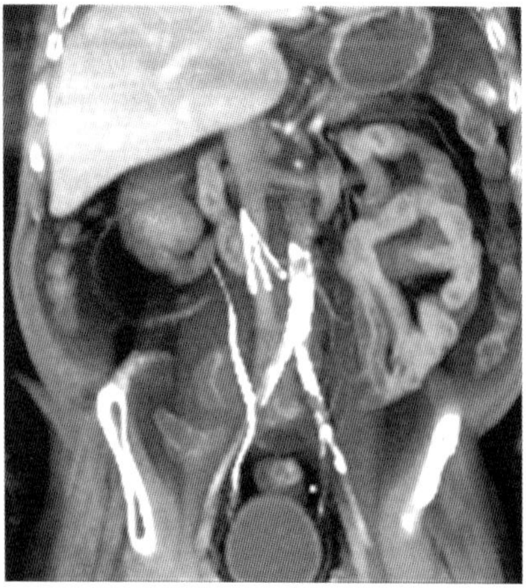

图 9.10 该患者出现背痛,并进行了CT静脉扫描。CT静脉扫描图像冠状位可见倾斜的滤器，支脚穿透腔静脉壁。由于持续疼痛,以及存在主动脉损伤的风险,该滤器被从血管内移除。

9.2 慢性静脉功能不全

慢性静脉功能不全(CVI)是静脉瓣膜功能不全的结果,由于下肢血液慢性反流和瘀滞,最终出现静脉高压。

静脉高压导致静脉内静水压力增加,使血管壁受压,出现异常扩张。静脉功能不全会导致影响美观的后遗症(毛细血管扩张、静脉曲张等)出现。静水压升高也会使血管内液体进入间质,并促进炎症介质的释放。炎症反应会进一步加重静脉功能不全,包括脂肪皮肤硬化和静脉溃疡。

如上所述,血栓后综合征是继发性CVI的一种。当某些损伤(如血栓或恶性肿瘤)导致静脉瓣膜受损和慢性静脉反流时,会引起继发性CVI。可见于浅静脉系统或深静脉系统。

原发性CVI是由特发性静脉瓣膜功能障碍引起的，通常发生在浅静脉系统(表9.4)。最常见的是隐静脉、股静脉穿支、阴部外静脉和隐静脉间交通支的功能障碍。原发性浅表性CVI的危险因素包括CVI家族史、肥胖、久坐或久站的职业、浅表性血栓性静脉炎和多胎妊

表9.4 原发性和继发性CVI的区别

	原发性CVI	继发性CVI
病理生理学	特发性静脉瓣膜功能不全	静脉瓣受损(急性血栓)导致瓣膜功能不全
受影响静脉	浅静脉	深静脉
治疗	静脉曲张袜,血管内消融/硬化	静脉曲张袜

CVI,慢性静脉功能不全。

娠。尽管男性和女性都有CVI的可能,但女性患CVI的风险更高,更可能需要治疗。

慢性静脉功能不全的检查流程

CVI患者临床症状多样,取决于病程长短,以及涉及浅静脉或深静脉系统。部分患者仅表现为视觉上令人不适的毛细血管扩张(皮内和皮下静脉扩张)或静脉曲张(≥3mm的扩张、弯曲的皮下静脉)。部分患者可能出现全身性静脉高压,伴有严重水肿、灼痛和皮肤紧绷。CVI的晚期表现包括瘀积性皮炎,更严重的表现为皮肤脂肪硬化症,有时还会出现溃疡。静脉溃疡通常出现在内踝上方,而动脉溃疡通常直接发生在骨突起、足跟底部、足趾关节或指尖处。

对于初诊时下肢肿胀的患者,应首先排除导致下肢症状的全身性原因,如心力衰竭、肾病综合征和肝硬化。

当根据病史和检查怀疑CVI时,可通过超声进行确诊。加压超声和Valsalva动作可以准确定位静脉阻塞和反流,并区分浅静脉或深静脉功能不全。患者应在站立位进行超声检查,如果患者无法站立,则应在头低脚高位进行超声检查,因为这些体位最可能引起反流。静脉穿支反流>0.3s,浅静脉反流0.5s,深静脉反流1s被视为异常。

当超声不适用于患者时,可以使用体积描记,通过测量站立和仰卧位时肢体体积的变化来评估整体静脉血流动力学。

CEAP 分类系统是根据临床症状、病因、解剖和病理生理学改变对慢性静脉疾病进行分类的国际共识(表 9.5)。

慢性静脉功能不全的治疗

浅静脉和深静脉 CVI 的一线治疗都是保守治疗,包括下肢抬高、弹力袜和运动。这些简单的措施通常足以减少水肿,调动下肢瘀滞的血液。对晚期疾病可以通过多种局部药物和适当的伤口护理来治疗。

对于经保守治疗(通常为 3 个月)后仍有症状的浅静脉 CVI 患者可进行介入治疗。包括硬化治疗、射频消融和静脉内激光消融。

治疗目的是消除反流的异常静脉,迫使血液进入深静脉。因此,要求深静脉系统血管能够充分发挥功能。

正如与 PTS 所讨论的那样,对于影响深静脉的 CVI,目前没有太多的干预措施。手术选择包括建立静脉旁路或静脉转位;但这两种手术术后并发症较高,而且临床较少应用。

9.3 导管相关血栓

长期中心静脉通路建立,尤其是癌症患者,是导管相关血栓(CRT)形成的易感因素。血管通路建立导致的内皮损伤,与导管存在于血管

表 9.5 CEAP 分类

C1	小静脉曲张
C2	大静脉曲张
C3	下肢水肿
C4	皮肤改变无溃疡形成
C5	溃疡愈合后的皮肤改变
C6	活动性溃疡引起的皮肤改变

腔内相关的静脉瘀滞,以及高凝状态都会导致血栓的形成。导管位置不当会增加血栓风险，如当导管尖端位于上腔静脉上端或经左侧颈内静脉置入时。

可以通过以下几种方式来判断 CRT。患者可能会出现上肢 DVT 症状,包括肿胀、不适和(或)由于侧支主导作用而可见浅静脉走行。以上症状还可能与 PE 或血栓后综合征的发展有关,应谨慎处理。

然而,大多数患者表现为无症状。如果导管出现故障,无论是输液还是回血受阻,都应怀疑血栓形成。这些属于非特异性征象,提示管腔内可能存在凝血块或导管异位,而不可确诊 DVT。血栓形成和导管纤维蛋白鞘的形成有本质区别，所有导管内最终都会形成纤维蛋白鞘,通常在临床上对患者没有影响。CRT 多是在对肿瘤患者进行治疗随访时通过断层扫描时发现的。区分血栓和蛋白鞘很难,因为在 CT 上两者的表现十分相似。在临床上,通常将纤维蛋白鞘错误地称为血栓。

CRT 的治疗从预防开始。放置中心静脉导管时,应尽可能一次性穿刺入静脉,以防止内皮损伤。应确保导管尖端位于上腔和心房交界处,如有可能,最好选择右侧入路,并尽量使用小管腔导管。文献中不支持通过预防性抗凝防止 CRT 出现。

当中心静脉导管发生故障时,首先应拍摄胸片评估导管的位置。如果问题是由管腔内凝血块或闭塞的纤维蛋白鞘引起的，则可以灌注 tPA。如果 tPA 无效,应怀疑 CRT。与典型的 DVT 一样,超声是评估潜在 CRT 的首选方式。静脉造影通常用于超声诊断不明确且 CRT 可能性较高的患者。

对于确诊的 CRT 患者，无论是有症状的患者还是中心静脉导管功能失常的患者,除非有禁忌证,否则均应使用抗凝治疗。对于肿瘤患者(较常见),低分子肝素是首选药物。治疗时间至少为 3 个月,并且只要中心静脉导管保持在位,治疗时间也应持续。不再需要中心静脉导管时，应立即将其移除。出现感染迹象或抗凝治疗后症状持续时，都应将其取出。对于抗凝禁忌证患者，可以考虑放置SVC滤器，但该方法存在争议。对于某些病例也可以进行CDT治疗，尽管其不是常规治疗路径的一部分。

对于无症状患者中偶然发现CRT，相关指南并未明确指出如何进行干预。如果导管功能正常，许多介入放射科医生不建议抗凝，因为根据介入放射科的经验，纤维蛋白鞘被误认为血栓的可能性较大。但尽管如此，许多临床医生还是选择对此类患者进行抗凝治疗。

9.4 Paget-Schroetter病(原发性锁骨下-腋静脉血栓形成)

Paget-Schroetter病[也称为“受挫性”血栓形成或静脉胸廓出口综合征(VTOS)]是腋下深静脉血栓形成的罕见原因。当腋窝或锁骨下静脉因胸廓出口异常和狭窄的胸锁连接而受压狭窄时，就会引发该疾病。常见的原因是颈部肋骨畸形或斜角肌肥大压迫。

Paget-Schroetter病的典型病例是年轻的男性运动员，在运动或手臂举过头顶进行重复性活动(如游泳)后会出现剧烈的手臂疼痛和肿胀。疼痛程度因手臂位置而异，将手臂保持在胸部水平可以减轻疼痛，而将手臂举过头顶会加重症状，但动脉搏动正常。

影像学检查通常使用多普勒超声，以确认DVT的存在。可通过胸片发现易发生胸廓出口梗阻的解剖变异。

许多Paget-Schroetter患者都很年轻，身体状况良好，因此，应当积极治疗。与下肢DVT一样，这些患者的治疗目标是降低PE、PTS和DVT复发的风险。除非有禁忌证，否则应进行抗凝治疗。最近的数据支持使用CDT和静脉血管成形术进行治疗(图9.11)，经证实可以降低PTS和血栓复发的风险。理论上，延长导管至胸廓出口梗阻处更加简便，但在实践中并不可行，因为这可能会导致支架断裂和反复血栓

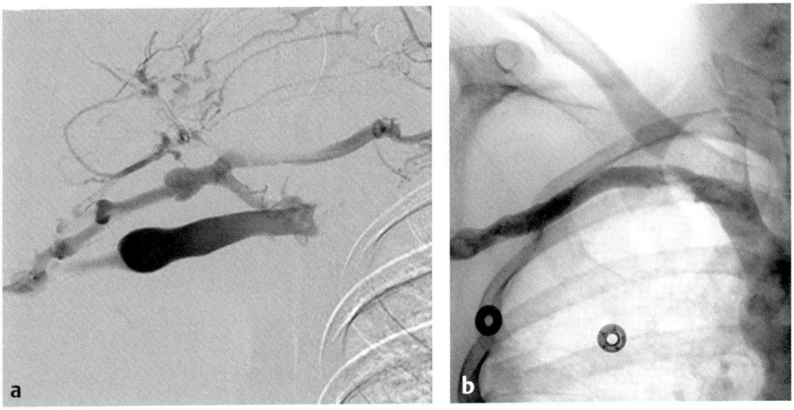

图 9.11　患者男，26 岁，在周末作画后出现右上肢肿胀。(a)手术时进行静脉造影显示，右腋下与锁骨下静脉延续处几乎没有血流通过，并可见明显的侧支形成。(b)静脉成形术后，血管内血流恢复，侧支循环未见显影。

形成。

急性 DVT 治愈后，通常需要行胸廓出口减压手术，有时甚至在同一住院期间进行。如果不进行手术减压，则很可能再次形成血栓。

9.5 胡桃夹综合征

胡桃夹综合征的病因是左肾静脉被 SMA 和腹主动脉间所形成的夹角所压迫，导致肾静脉充血，从而导致高血压形成。大部分患者表现为直立性蛋白尿或集合系统中充血的小静脉破裂引起的无症状血尿。严重的血尿患者需要输血治疗。其他患者可能会出现反复发作性左侧腹疼痛和(或)盆腔静脉充血，也可表现为痛经、性交困难、外阴或阴囊静脉曲张。

胡桃夹综合征的症状多为非特异性的，并与包括恶性肿瘤在内的其他几种疾病过程重叠。许多患者在诊断前会接受一系列泌尿系统检查(尿液分析、超声、CT 尿路造影、膀胱镜检查)。多普勒超声能够显示左肾静脉和静脉侧支的反流。如果左肾静脉明显扩张,或者有直接证据表明肾静脉受压,断层 CT 或 MR 检查可怀疑胡桃夹综合征。CT 或 MR 静脉造影可用于确认诊断。

患者症状取决于疾病的严重程度。有的患者无症状或症状轻微。对于有明显血尿或生活方式受限的患者应进行治疗。治疗方法是在狭窄部位对左肾静脉进行血管内支架置入术(图 9.12),或行 SMA 或左肾静脉移位及旁路手术。

9.6 May-Thurner 综合征

May-Thurner 综合征(MTS)发生在左侧髂总静脉被右侧髂总动脉压迫时。患者可能有静脉高压的迹象(肿胀、疼痛、水肿)或出现广泛的左下肢 DVT。较典型的 MTS 患者为年轻女性,没有明显的危险因

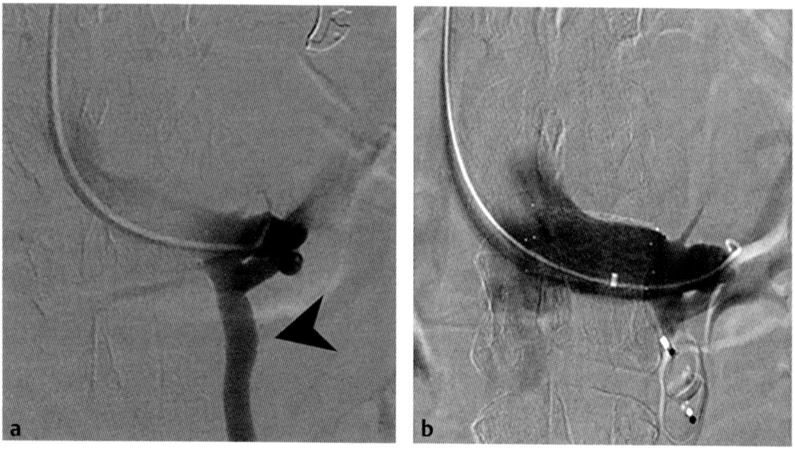

图 9.12 (a)一名年轻患者的左肾静脉造影图,该患者出现血尿和左胁部疼痛,造影显示左肾静脉无顺行血流,并分流至左性腺静脉(箭头所示)。结果与胡桃夹综合征的诊断一致。(b)在狭窄处放置支架后静脉造影显示通过肾静脉进入 IVC 的血流正常。(These images are provided courtesy of Joshua Pinter, MD, University of Pittsburgh Medical Center.)

素,伴有左股静脉血栓症状。

对此类患者的检查通常使用多普勒超声。超声可能能够发现左侧髂总静脉的狭窄段,并提示 MTS 的存在,但由于静脉位置较深,且上覆的肠气可能会阻碍超声视野,通过超声发现的可能性很小。MTS 的诊断通常依赖于临床的高度怀疑,可行非侵入性的静脉造影(CTV 或 MRV)以诊断该病。在某些情况下,可能需要进行常规静脉造影进行确诊。

也可根据断层扫描偶然发现或诊断(或怀疑)MTS。无症状患者通常不需要治疗。对于有症状的患者,血管内支架是首选治疗方法(介入操作 9.4)(图 9.13)。当患者仅接受血管成形术时,术后复发率很高。

9.7 上腔静脉综合征

SVC 综合征是由 SVC 外部受压迫导致的一系列特异性临床表现。主要为继发于上肢和头颈部血液回流受阻的临床症状(图 9.14)。肺肿瘤和非霍奇金淋巴瘤是恶性肿瘤中引起 SVC 综合征的最常见原因。随着肿瘤增大,中心静脉受压,导致静脉流出受阻。静脉受压部位决定临床症状,因此,患者的临床表现取决于肿瘤所在的位置。某些良性疾病,如组织胞浆菌病、辐射损伤和导管相关纤维化也可能导致 SVC 综合征。

SVC 综合征的典型症状包括面部肿胀、四肢水肿和颈静脉明显充血或扩张。严重的头部或颈部水肿可能导致脑水肿或气道受压。患者症状通常进展缓慢,反映出肿块生长缓慢。

对于出现症状的患者,尤其是在已知纵隔恶性肿瘤的情况下,基本可确诊 SVC 综合征。CT 增强可以明确诊断并显示狭窄程度。

在过去,所有诊断为 SVC 综合征的患者都会转诊到放疗科进行紧急放射治疗。当人们意识到此类患者面临的风险较低时,治疗模式逐渐发生了变化,并且放射线对 SVC 的影响会使顽固性病例的血管

介入操作 9.4 静脉支架治疗 May-Thurner 综合征

孤立性左下肢深静脉血栓形成的一个常见原因是右髂总动脉压迫左髂总静脉(May-Thurner 压迫)导致的 May-Thurner 综合征，在身材苗条的年轻女性中更为多见。这可能会导致急性 DVT、血管慢性血栓性闭塞和盆腔静脉曲张，可以通过血管成形术和支架置入进行治疗。

入路通常选择左腘静脉或闭塞水平以下。如果导丝无法通过狭窄处,则可选择颈内静脉入路。

进入血管后,将导丝和导管穿过狭窄处。在急性血栓形成的情况下,应进行血栓切除术或溶栓治疗,以清除血栓并评估静脉解剖结构。血管内超声(IVUS)可用来比较狭窄段与同侧或对侧非狭窄静脉,以确定合适的支架尺寸。IVUS 还可以精确显示压迫部位,以确保支架覆盖位置适当。

接下来,通过球囊静脉成形术对血管进行预扩张,然后放置一个自膨胀支架(Boston Scientific,马萨诸塞州,纳蒂克),并用直径相等或稍小的球囊进行后扩张。应注意放置支架时不要覆盖对侧髂静脉流出道,并保证在狭窄的两侧放置足够长的支架,使其在展开过程中完全覆盖狭窄段。然后进行支架置入术后静脉造影和 IVUS,以确保原狭窄处血流得以改善,静脉曲张(如果存在)消退。

内治疗风险升高。事实上，医生通常有充足的时间进行治疗，因为 SVC 综合征在大多数患者中发展相对缓慢。

非急诊血管内支架置入术正在被广泛采用，成为介入治疗的首选,但紧急情况除外。紧急情况包括因水肿导致气道或食管压迫和因脑水肿引起神经系统症状的患者,此时需要紧急血管内支架置入,然后进行放射治疗。支架可以重新恢复中央静脉血流,而放射治疗可以减少潜在的肿块效应。

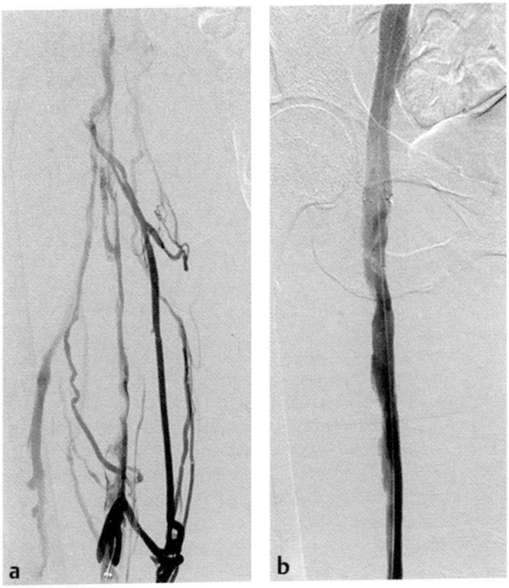

图 9.13 年轻女性出现急性左下肢沉重和肿胀。CT 诊断为 May-Thurner 综合征。(a)最初的静脉造影提示多支侧支血管形成，几乎没有血流通过股静脉，证实存在左股静脉血栓。(b)狭窄段溶栓治疗并置入支架后，左髂静脉和股静脉血流恢复。(These images are provided courtesy of Deepak Sudheendra,MD, University of Pennsylvania Medical Center.)

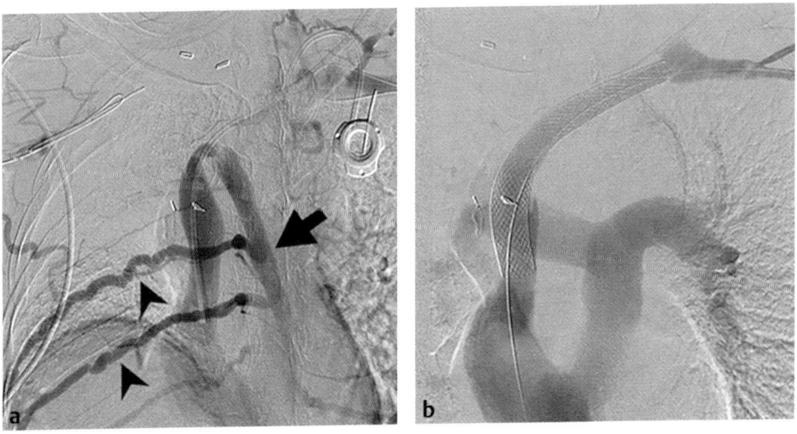

图 9.14 肺癌患者因肿瘤压迫上腔静脉而出现上肢和面部水肿。(a)选择右肱静脉入路,造影剂注射显示中心静脉无血流通过。大部分血流通过肋间静脉(三角箭头所示)分流到奇静脉(箭头所示),最后进入上腔静脉下端。(b)导管穿过上腔静脉梗阻段，在梗阻处放置支架，从而恢复上腔静脉血流。(These images are provided courtesy of Joshua Pinter,MD,University of Pittsburgh Medical Center.)

SVC 支架置入具有严重并发症风险。心包向上延伸并覆盖 SVC 的一部分，因此，SVC 下段破裂十分危险。许多介入放射科医生曾因行 SVC 血管成形术而导致患者出现心脏压塞。然而，据报道，对纵隔肿块进行过放射治疗的患者风险最大。因此，对 SVC 进行支架置入，血管成形时应尽量保守，并准备好覆膜支架和心包穿刺工具。

推荐阅读

[1] Chatterjee S, Chakraborty A, Weinberg I, et al. Thrombolysis for pulmonary embolism and risk of all-cause mortality, major bleeding, and intracranial hemorrhage: a meta-analysis. JAMA. 2014; 311(23):2414–2421

[2] Chiesa R, Marone EM, Limoni C, Volontè M, Petrini O. Chronic venous disorders: correlation between visible signs, symptoms, and presence of functional disease. J Vasc Surg. 2007; 46(2):322–330

[3] Comerota AJ, Grewal N, Martinez JT, et al. Postthrombotic morbidity correlates with residual thrombus following catheter-directed thrombolysis for iliofemoral deep vein thrombosis. J Vasc Surg. 2012; 55(3):768–773

[4] Haig Y, Enden T, Grøtta O, et al. CaVenT Study Group. Post-thrombotic syndrome after catheter-directed thrombolysis for deep vein thrombosis (CaVenT): 5-year follow-up results of an open-label, randomised controlled trial. Lancet Haematol. 2016; 3(2):e64–e71

[5] Kahn SR, Shrier I, Julian JA, et al. Determinants and time course of the postthrombotic syndrome after acute deep venous thrombosis. Ann Intern Med. 2008; 149(10):698–707

[6] Kearon C, Akl EA, Ornelas J, et al. Antithrombotic therapy for VTE disease: CHEST guideline and expert panel report. Chest. 2016; 149(2):315–352

[7] Khilnani NM, Grassi CJ, Kundu S, et al. Cardiovascular Interventional Radiological Society of Europe, American College of Phlebology, and Society of Interventional Radiology Standards of Practice Committees. Multi-society consensus quality improvement guidelines for the treatment of lower-extremity superficial venous insufficiency with endovenous thermal ablation from the Society of Interventional Radiology, Cardiovascular Interventional Radiological Society of Europe, American College of Phlebology and Canadian Interventional Radiology Association. J Vasc Interv Radiol. 2010; 21(1):14–31

[8] Vedantham S, Goldhaber SZ, Kahn SR, et al. Acute Venous Thrombosis: Thrombus Removal with Adjunctive Catheter-Directed Thrombolysis. Paper presented at the Society of Interventional Radiology Annual Meeting, Washington, DC; 2017

第 10 章

透析血管通路的介入治疗

Alex Lionberg, Shantanu Warhadpande, Rakesh Navuluri

熟悉了透析的适应证，才能了解介入医师在透析患者治疗中如何发挥作用。急性期的短期透析和肾衰竭的永久性透析的治疗目的相同，即改善肾脏功能不全或完全替代肾脏。

急性期透析的主要适应证包括严重的酸中毒、电解质紊乱、液体过载、中毒性血透（如锂或阿司匹林过量）和尿毒症。确定病情是否严重到需要透析，通常由肾内科医生作出判断。如果病情可逆，则只需建立一条临时血液透析通路。透析通路通常由管床医师在床旁建立，除非多次尝试失败（可能存在复杂或变异的静脉血管或中心静脉闭塞等情况），一般不需要介入放射科医师进行临时透析导管放置。当患者需要使用透析通路超过 1 周时，可能需要放置一个隧道式血液透析导管。

慢性肾病（CKD）很常见，患者在早期阶段通常无症状，高血压和糖尿病是疾病进展的高危风险因素。对合并症进行规范的医疗干预可以预防或延缓肾脏功能的下降。GFR 是评估 CKD 的最佳指标，

GFR 是通过测定血清肌酐来评估的。如果 GFR<60mL/(min·1.73m^2)超过 3 个月,就可以诊断为 CKD。在早期阶段,要定期检查患者 GFR 和尿白蛋白,以监测疾病的进展情况。当 GFR<30mL/(min·1.73m^2)或病情迅速进展时,应转诊到肾病科进行治疗。

肾衰竭的定义是 GFR<15mL/(min·1.73m^2),并伴有症状或符合其他特定的标准,而且需要慢性肾病替代治疗。注意,当患者肾功能减退达到该阈值时,可被诊断为肾衰竭,但并不表明需要立即透析。终末期肾病(ESRD)肾脏替代治疗需要符合医疗保险范围内的要求。

透析的时机取决于很多因素, 但通常只有出现尿毒症的症状时才开始透析,并且 GFR 通常<12mL/(min·1.73m^2)。肾移植是某些肾衰竭患者的一种治疗选择。本章将重点介绍透析,其方式包括腹膜透析(PD)和血液透析。

腹膜透析有几种类型,但透析过程类似。透析溶液通过永久性导管注入腹腔并停留一段时间,代谢废物通过腹膜,从血液中弥散到腹透液被清除,并保持酸碱度和电解质平衡。这种交换通常每天进行多次,会给患者带来不便。虽然如此,但腹膜透析的效果在短期内往往比血液透析更好,而且价格便宜。一般通过外科手术放置腹透管,但在临床上,介入置管的数量正在逐渐增加。另外,介入置管后一般无须特殊护理。

血液透析时要建立和维持血透通路通畅。对于透析机的基本要求是动静脉之间血流量>300mL/min, 另一个要求是便于透析技术人员将患者与机器连接。使用中心静脉通路导管透析较为方便,因其不需要进行穿刺并且可以达到足够的血流量。以上方式可满足短期的透析需求,但是长期使用会增加感染的风险,因此,不能用于慢性透析患者。长期血液透析的首选途径是 AVF 或人造动静脉瘘(AVG)。

AVF 为透析患者提供了一个永久的、方便的透析血管通路。大多数 AVF 是通过血管手术建立的,将静脉直接缝合到动脉上。目前在研的一种方式是通过经皮介入的方法建立血管内瘘，将来可能会成为替代手术的方式。术前用多普勒超声或血管造影对手臂血管进行成像，以确定静脉的粗细，并排除已经存在的动静脉狭窄，这些都可能影响瘘管的建立和使用。建立瘘管的首选部位是非优势手臂的远端（桡动脉-头静脉）。如果由于血管闭塞或血管直径不合适，无法在手臂远端建立瘘管，可以在手臂近端的位置建立瘘管（肱动脉-贵要静脉转位），但这并不是理想的选择（图 10.1）。

用于透析之前，动静脉内瘘成熟需要时间。新建的动静脉瘘管会随着时间的推移而扩张，变得表浅、易于触摸。随着血流的冲击，静脉也变得“动脉化”。血管壁变厚使得血管能够更好地承受反复穿刺的创伤。在患者的余生中，瘘管每周都需要进行多次穿刺。

理想的瘘管应遵循“6”原则：6 周时，瘘管的直径应为 6mm，深度<6mm，可使用长度为 6cm，流速>600mL/min。临床上，瘘管完全成熟的时间为 2~4 个月。可使用多普勒超声跟踪评估瘘管变化。

如果没有合适的静脉，就不能建立动静脉内瘘，需要进行人工动静脉造瘘。人工动静脉造瘘需要使用人工血管来连接动脉和静脉，需要两个吻合点（图 10.2）。常见的人造动静脉瘘是前臂袢状动静脉瘘。人工血管动脉侧与肱动脉吻合，而静脉侧则与贵要静脉、头静脉或肘部静脉吻合。人造动静脉瘘不需要时间成熟，可以立即使用。与自体动静脉瘘管相比，人工血管瘘更容易感染，而且通常寿命较短。因此，只有在血管结构不适合做动静脉内瘘时才使用。

动脉和静脉建立吻合后，会引起血管通路位置及其上、下游血管一系列的血流动力学和生理学变化。血管通路位置和吻合的静脉段血流量的增加，导致管壁剪切应力增加，从而引起血管通路位置血管扩张。同样，血管透壁压力的增加刺激了平滑肌的增殖，导致血管壁增厚。血管扩张和管壁增厚是与动静脉瘘管成熟相关的预期变化。

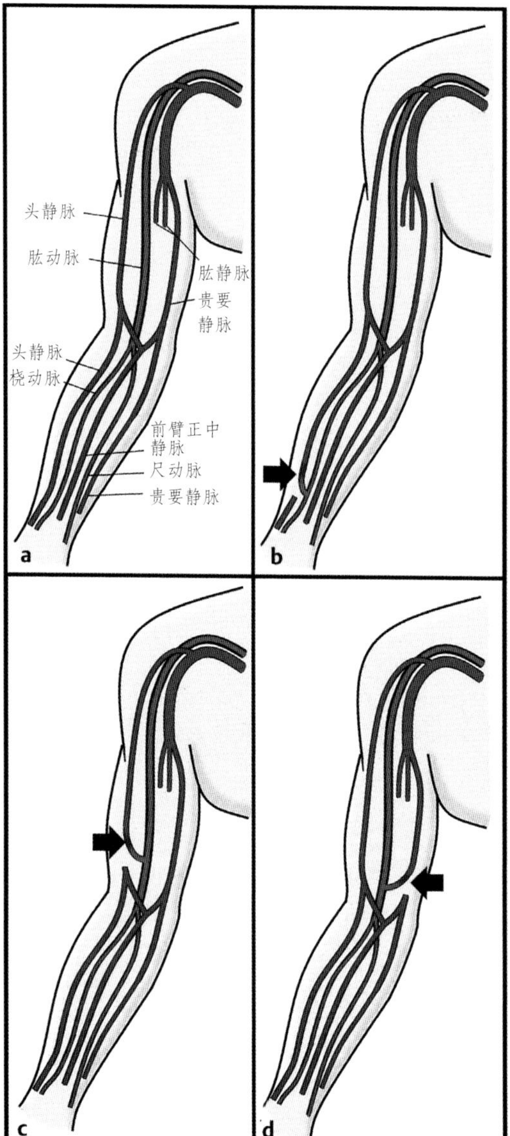

图 10.1 (a)正常上肢血管解剖示意图。(b)桡动脉-头静脉瘘。(c)肱动脉-头静脉瘘。(d)肱动脉-贵要静脉瘘。(These images are provided courtesy of Christopher Molloy, MD, Kaiser Permanente Los Angeles)(可扫描目录后方二维码查看彩图)

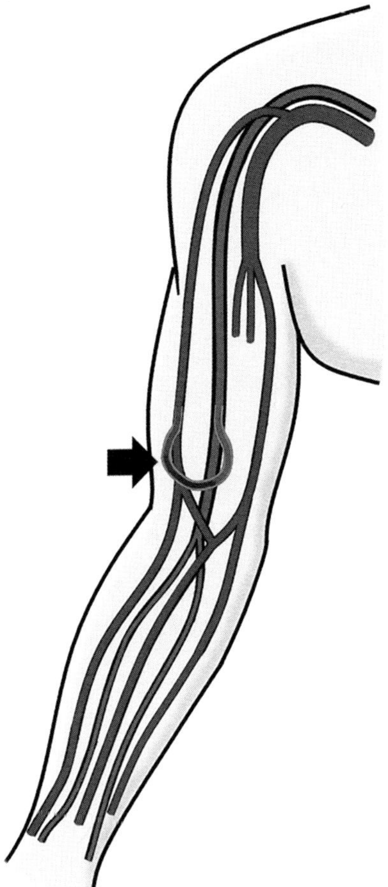

图 10.2　肱动脉和头静脉之间人工血管动静脉瘘示意图。(These images are provided courtesy of Christopher Molloy, MD, Kaiser Permanente Los Angeles)(可扫描目录后方二维码查看彩图)

10.1 透析血管通路功能障碍

如前所述,透析通路建立后会引起动静脉内瘘管或人工血管发生预期的血管化和生理变化。然而,血流动力学的变化也会产生不利影响。例如,随着血液流入和流出透析血管通路,血液湍流会使血管承受不均匀的剪切应力。低剪切应力区域的血管壁产生炎症反应，导致血管内膜增生。这是造成血管狭窄的根本原因之一。

早期透析通路功能障碍发生在建立瘘管或人工造瘘术后的前 3 个月，最常见的原因是瘘管不成熟。未成熟的瘘管无法插管，原因为流速不足、动脉化的静脉扩张不理想和(或)瘘管过深。

为了使瘘管能够接入并使血液达到机器所需的流速，需要扩张血管。如果为瘘管选择的动脉或静脉的质量不好，总的扩张程度可能是有限的。同样，欠佳的手术技术可能导致不完全扩张或瘘管过深。在此基础上的其他损伤，包括流入或流出道狭窄的出现，也会限制瘘管扩张和达到足够的流速的能力。

人工血管不需要经历成熟过程，可以相对快速地用于透析。然而，由于同样的生理变化，下游新内膜增生也可能在搭桥后不久发生。

瘘管成熟的患者可能有不同程度的功能障碍，有些患者可能无并发症，而有些患者在建立通道后不久就出现问题。成熟的动静脉内瘘管和人工瘘管功能障碍是由动静脉血管分支狭窄造成的。

动脉狭窄多为先前就存在的，而不是建立透析通路的后遗症。患者常伴有外周动脉疾病病史或其他危险因素(糖尿病、吸烟史、老年人)。动脉狭窄检测通常在非成熟的瘘管和低血流速时进行。

动静脉内瘘狭窄是寻求介入治疗的最常见原因。除血流湍流的刺激作用外，反复穿刺也会导致血管内皮细胞损伤和促炎细胞因子的释放，进一步加剧下游静脉新生内膜增生和狭窄的倾向。随着血流集聚，流体静水压会增加，中心静脉的狭窄导致静脉高压。中心静脉狭窄引起肢体水肿，穿刺后出血时间延长及血管通路瘤样扩张。透析期间应注意流速的降低。

重复针刺血管通路会损伤血管壁，使其弹性减弱并形成假性动脉瘤(图 10.3)。在透析通路的近端和远端血管，血流量增加会导致血管扩张和动脉瘤形成。假性动脉瘤较难被发现，且有破裂的危险。

上述并发症虽然危险，但患者不必终止透析治疗。但当内瘘管或人工瘘管内形成静脉血栓时，透析则无法正常进行。透析或其他过程中的低血压是形成静脉血栓，导致管腔狭窄的危险因素。透析后过度压迫穿刺部位，或者患者睡眠时压迫，也会导致血栓的形成。当穿刺部位失去震颤或出现血管杂音时，提示可能有血栓形成。瘘管内血栓本身可能不会造成严重后果，但需要在恢复血管通路前中断透析计划。

不幸的是，对于许多患者来说，狭窄和血栓形成是内瘘管和人工瘘管自然发展的一部分。具备成熟瘘管的患者有时也会进入慢性循环，透析通路发生并发症、介入治疗、并发症再次发生、重复介入治疗等，但是较为少见。

动静脉瘘管的另一种特殊并发症与周围手臂血管的血流动力学变化相关。当血液通过供血动脉流入瘘管时，远端组织（前臂、手等）的灌注开始减少，同时建立侧循环，这通常不会造成严重后果，但当过多的动脉血被引到内瘘中时，就会发生"窃血综合征"，即从肢体远端"偷"血（图 10.4）。这可能会导致间歇性或持续性缺血疼痛，尤其是在

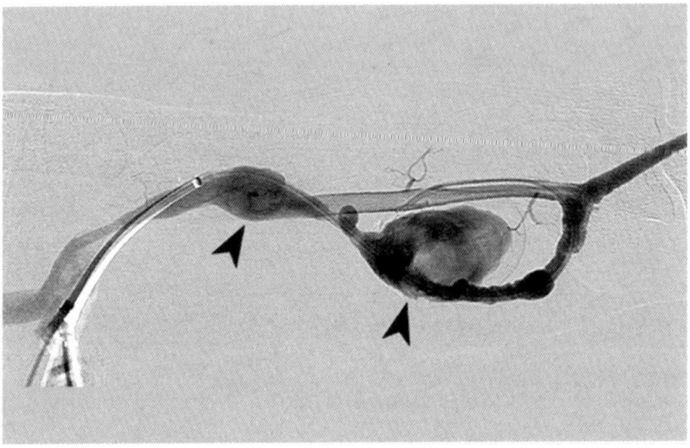

图 10.3 肱动脉-贵要静脉造瘘患者，因血流速度较低，需要进行介入治疗。动静脉内瘘逆行血管造影显示瘘管有两个假性动脉瘤（箭头所示），静脉侧狭窄。(This image is provided courtesy of Matthew Czar Taon, MD and Cuong Lam, MD, Kaiser Permanente Los Angeles.)

活动手臂时，更常见于患有动脉粥样硬化的患者。然而，当瘘管存在超高血流量极高时，也会影响动脉正常的患者。

作为多学科团队的一部分，介入放射科医生经常参与解决此类问题，以确保患者定期透析能够不间断进行，并最大限度地延长透析时间。透析血管通路是此类患者的生命线，通路并发症的早期识别和处理对透析患者的预后有着重大影响。

10.2 透析通路监测和监管

当患者进行透析时，技术人员和护士会监测血管通路。如果有问题，最好及早发现，以便在出现完全功能障碍之前给予干预。由于通路障碍而中断透析，即使只有几天，也可能危及患者生命。

在透析过程中，主要采用体格检查的方式监测内瘘管和人工血管，注意脉搏、震颤、血管杂音和手臂的整体外观。正常的瘘管或人工血管搏动温和。抬高手臂通常会导致内瘘管变平。当触及强烈的脉搏

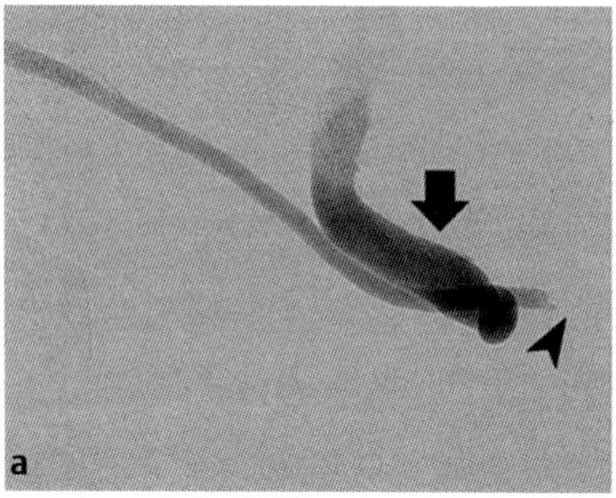

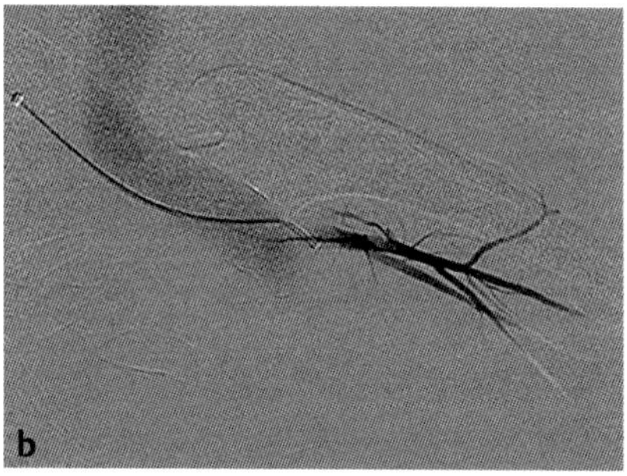

图 10.4 37 岁肱动脉-头静脉内瘘患者，透析期间左手疼痛。(a)通过右侧股动脉入路，选择左肱动脉造影显示高流量肱动脉-头静脉内瘘(箭头所示)，瘘管远端血流很少(三角箭头所示)。(b)将微导管轻轻地向前送入内瘘管，随后注射造影剂，显示造影剂及流到内瘘管，前臂持续低血流量。该患者诊断为窃血综合征，需要进行血管手术。(These images are provided courtesy of Matthew Czar Taon, MD and Cuong Lam, MD, Kaiser Permanente Los Angeles)

时,表明静脉狭窄。存在静脉狭窄时,当手臂抬高,瘘管的上游至狭窄部分不会变平。

正常内瘘管的吻合口(和人工血管的动脉吻合区)在整个收缩期和舒张期都应该有持续的震颤。随着静脉狭窄的发展,舒张期的震颤会逐渐变弱,最终只有在收缩期才能检测到震颤。同样,瘘管或人工血管应该有持续的低鸣音。静脉狭窄会导致音调变高,并在舒张期消失。如果血管杂音随着手臂的抬高而减少,可能表明流入动脉存在问题,但动脉狭窄比静脉狭窄少见。完全失去震颤及血管杂音则表明血栓形成(表 10.1)。

红、肿、热和波动感提示感染,在人工血管造瘘比动静脉内瘘管更常见。检查手臂时还需要注意血管的严重扩张,这可能意味着出现动脉瘤或假性动脉瘤。当中心静脉狭窄时,整个手臂会出现肿胀,可能伴随着手臂、颈部和胸部的浅表静脉扩张,表明侧支循环形成。

除了通过查体来初步评估血管通路是否通畅外,定期的通路流量测量可以更客观地监测透析通路的健康状况。临床上,透析通路流量测量通常每月进行一次。可以通过多种不同的方法来测量透析通路的血流量。当人工血管内瘘的流量<600mL/min 或瘘管的流量<500mL/min 时,表明存在潜在的狭窄,并且根据肾脏疾病生存质量指

表 10.1　内瘘功能障碍时的查体结果

查体结果	可能的病理生理学改变
静脉导管移除后持续出血	静脉狭窄
瘘管搏动质量(舒张期震颤消失)	静脉狭窄
抬高手臂可减少杂音	动脉狭窄
震颤/杂音消失	瘘管血栓
瘘管的红肿/热/波动感	潜在感染
手臂、颈部和胸部有扩张可见的浅表静脉	中心静脉狭窄
四肢水肿	中心静脉狭窄

导(KDOQI)的建议,需要转诊进行介入治疗。也有学者主张通过流量测量的下降趋势来确定介入转诊的必要性,而不是通过一个临界值评估。

对于基于监测瘘管流量发现的功能障碍，是否需要早期进行介入治疗是有争议的。最近的数据表明,基于监测结果的血管通路介入治疗有助于防止血栓形成，但在其他方面并不能延长通路的使用寿命或降低死亡率。

另一种监测方法是静脉压力测定。随着下游狭窄程度的加深,肢体的静脉压力增加。然而,这并不是一个十分有效的测量方法,特别是对于内瘘管，因为侧支和副静脉可以缓解狭窄时出现的静脉压力显著升高。与流量测量一样,静脉压力的趋势变化可能比单个数据更有参考价值。

10.3 透析通路并发症患者的检查方法

针对透析通路介入治疗是十分具有挑战性的,但有几个关键步骤可以使此类患者的手术更加容易。首先,在开始治疗之前尽可能多地获得关于病变的信息。患者通常从透析中心转诊,在查体或通路流量/压力监测中发现异常情况。如果患者有就诊记录,应调阅以前的影像图片和报告,注意已经放置过的支架和解剖结构变异。如果找不到以前的信息,可以询问患者,患者通常了解体内放置了什么类型的血管通路。

应亲自对血管通路部位和患者四肢进行查体。确定问题在肢体静脉还是动脉，可以帮助判定对瘘管或人工血管进行介入治疗时穿刺针的方向。查体结果可以提高对问题所在位置的判断准确性。

如果血管通路部位可能存在感染,应当取消介入手术。感染是透析介入手术唯一的绝对禁忌证。对此类患者应先使用小剂量抗生素进行治疗。对于表面感染,可以仅使用抗生素(或者一次清创冲洗),

但更深部的感染通常需要手术移除替换人工血管。动静脉人工血管造瘘感染风险大约是动静脉内瘘的 10 倍。因感染而被迫终止介入手术时,介入医师通常会临时放置一条隧道式血液透析管,以便在治疗感染时提供透析替代通道。

需要注意的是,如果对无功能瘘管或人工血管血栓的介入治疗被延误,可能需要透析中心管来进行紧急血液透析,绝对不能耽误下一次透析治疗。如果通过介入手术能够解决问题,应立即进行透析。然而,部分透析患者的介入手术难度较高,可能不能一次性解决存在的问题。在介入手术前应确保排除患者液体过载和高钾血症。

10.4 透析通路并发症的治疗

透析通路介入手术的主要适应证包括瘘管未成熟,根据上述评估或监测标准出现瘘管功能障碍,瘘管完全血栓形成,以及肢体远端缺血。

透析通路介入手术最常在门诊进行。部分患者可能会在经过多普勒超声评估后转诊至介入中心。多数情况下,如果怀疑透析通路功能出现障碍且证据足够充分,则无须进一步确诊就可以进行转诊。可以在介入手术的同时进行诊断成像。

无论之前是否已经进行影像学检查,所有的透析介入手术开始前都要先对内瘘管进行造影(介入操作 10.1)。穿刺瘘管或人工血管通常通过血管鞘以顺行方向(血流方向)进入,并进行血管造影。如果有与瘘管相关的假性动脉瘤,穿刺针应在假性动脉瘤底部穿刺,而不是在顶端,以减少破裂的风险。顺行进入后,可以通过外部压迫流出道血管并迫使造影剂反流到动脉的方式来显示通路内的动脉侧管道(图 10.5)。当问题位于静脉侧时,顺行造影通常可以确诊。

对于透析通路介入治疗,治疗策略因人而异。血流流入不畅、静脉质量差或瘘管内狭窄可能导致内瘘管成熟失败,以上因素都可能

介入操作 10.1 瘘管造影和透析通路介入治疗

穿刺入瘘管后首先进行造影。医师可以逆行方式(导管逆血流流向,向吻合口行进)或顺行方式(导管顺血流流向,远离吻合口行进)穿刺入瘘管/人工血管。选择逆行还是顺行通路取决于术前对于病变位置的评估(基于病史和体格检查)。

顺行通路适用于透析通路部位静脉侧的介入治疗(包括中心静脉介入治疗)。采用顺行通路时仅对静脉进行全面评估。通过用球囊或止血钳阻塞流出血管,然后注入造影剂,可以短暂显示动脉情况,因为远端阻塞会迫使造影剂反流,穿过动静脉吻合(或动脉人工血管吻合口),进入动脉(图 10.6)。能够显示吻合口/肢体动脉通畅性。

当需要在动静脉吻合处或肢体动脉内进行介入治疗时,则采用逆行介入路径。在建立逆行通道并固定短鞘后,可以用导丝/导管穿过吻合口进入动脉。当导丝/导管穿过吻合口并进入动脉时,在透视图像上可以看到一个特征性的环路。由于造影剂会随着血液流动经过相应的部位,在动脉肢体侧注射造影剂会使动脉、动静脉吻合口(或人工血管吻合口)和静脉显影。可见血管通路部位远端的动脉和动脉分支血管。在某些情况下,顺行和逆行造影都是必要的(图 10.7)。通常发生在顺行通路已经建立并且反流血管造影显示吻合口附近或流入道存在病变,需要随后进行逆行造影。

在血管造影评估流入和流出道后,可确定狭窄区域。对于超出正常血管直径 50%的狭窄适合进行介入治疗。治疗狭窄并不是简单的介入手术,因为术中使用的器械具有不可忽略的引发并发症风险,并且血管成形术对患者来说可能非常痛苦。对于透析通路介入治疗,一个重要的经验法则是只治疗可以解决透析问题的狭窄。此外,还需要考虑血流动力学的问题,因为其可能会影响治疗方案的选择。例如,在患有中心静脉狭窄和吻合口旁狭窄的患者中,打开吻合口旁狭窄可能会显著增加流出量，并可能会超过侧支（由于中心静脉狭窄而形成）引流手臂血液的能力。可能导致先前无症状的中心静脉狭窄出现症状。

狭窄主要通过血管成形术治疗（图 10.8）。对于狭窄处的病变，通常需要先将亲水性导丝穿过狭窄处，然后更换非亲水导丝放置血管成形术球囊装置。球囊应比该位置处血管的正常直径大 1~2mm。人工血管的直径是固定的，因此，应提前选择球囊大小（8mm 球囊用于 7mm 移植血管）。对于难以行血管成形术的狭窄，则可以使用高压球囊或切割球囊。如果患者长时间进行球囊扩张，应给予肝素治疗，因为长时间扩张会导致血液淤滞并增加血栓形成的风险。

成功的血管成形术的定义为术后残余狭窄不超过 30%。对于血管成形术成功，但不久后再次出现的狭窄的患者，可能更适合采用支架置入。应谨慎选择支架，置入后应使其始终保持扩张状态，因为其与较高的再狭窄率相关。支架置入也会导致邻近血管形成新的狭窄。可能需要重复进行介入治疗甚至放置更多支架，因此，最好仅在必要时选择支架置入。

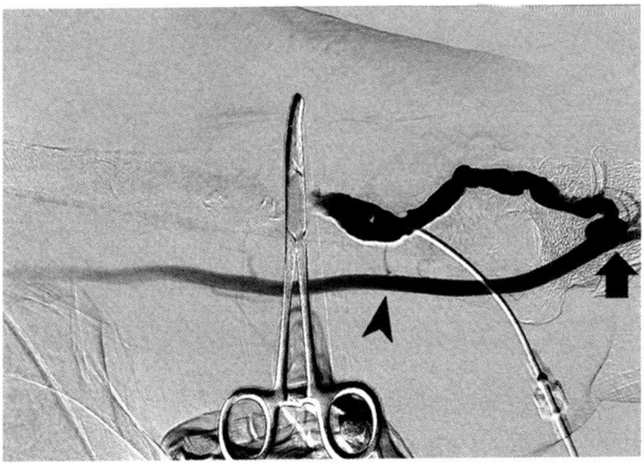

图 10.5　内瘘管顺行造影。止血器用于外部压迫流出血管，由此造成造影剂反流使 AV 吻合口（箭头所示）和肱动脉（三角箭头所示）显影。

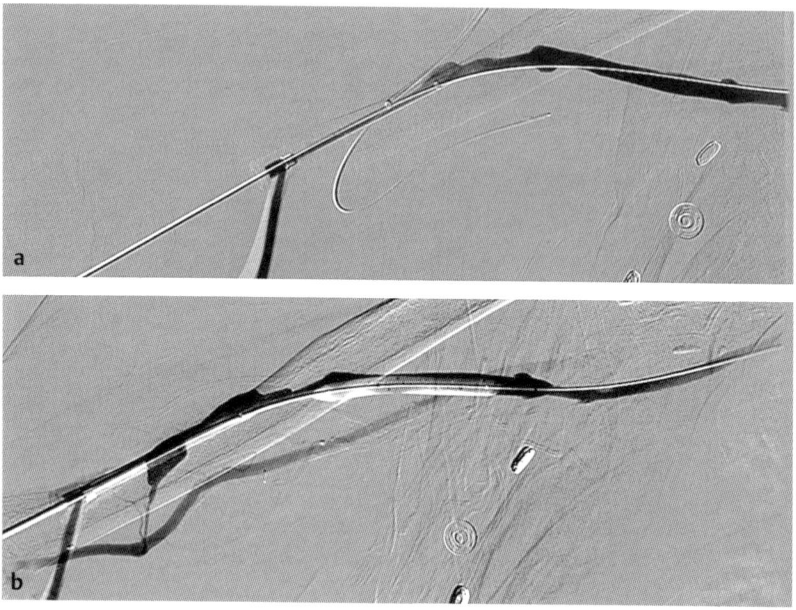

图 10.6 (a)肱动脉-贵要静脉内瘘患者的顺行入路造影,造影剂注射从静脉侧进行,静脉流出显影。(b)血管成形术球囊阻断流出道后顺行入路注射造影剂。造影剂反流吻合口和远端动脉显影。(These images are provided courtesy of Matthew Czar Taon,MD and Cuong Lam,MD,Kaiser Permanente Los Angeles)

导致瘘管血流量不足。早期识别和介入治疗导致瘘管不成熟的病因,可以最大限度挽救瘘管。有时,尽管最大限度地行介入治疗,但最终仍可能需要外科手术干预或无法挽救瘘管。内瘘管吻合口狭窄和位置太深是导致瘘管不成熟的两个常见原因，此时更适合进行外科手术。此外,如果 AVF 建立后未出现管内杂音,提示早期血栓形成,需要评估手术挽救的可能性。

内瘘管/人工血管内血栓形成是一个严重的问题。在人工血管中,最常见的原因是静脉吻合处的潜在狭窄。对于血栓可以通过溶栓治疗,采用经皮介入、药物和机械手段来破坏血栓。内瘘管/人工血管血栓形成需要紧急处理,目标是恢复透析通路通畅性。瘘管/移植血管内

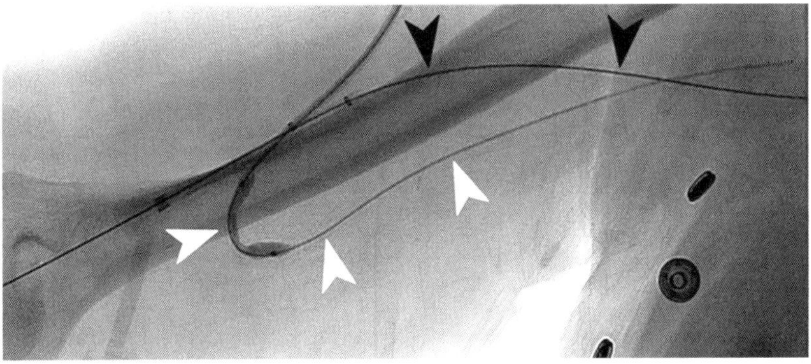

图 10.7　逆行入路（白色箭头所示）和顺行入路（黑色箭头所示）示例。逆行入路时，注意引导导丝在通过吻合口进入肱动脉时形成的特征环路。（These images are provided courtesy of Matthew Czar Taon, MD and Cuong Lam, MD, Kaiser Permanente Los Angeles）

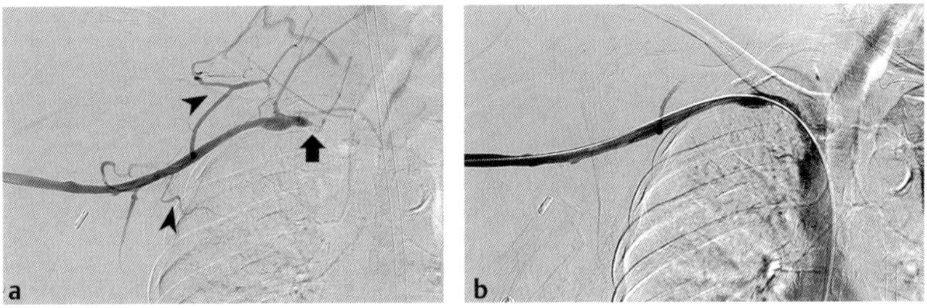

图 10.8　右侧肱动脉-头静脉瘘患者透析后出血时间延长，血流量降低。(a)顺行进入瘘管后，静脉造影显示右锁骨下静脉（箭头所示）和多个静脉侧支（三角箭头所示）闭塞。对该患者成功地进行了血管成形术治疗。(b)血管成形术后，锁骨下静脉血流恢复，侧支循环消失。（These images are provided courtesy of Matthew Czar Taon, MD and Cuong Lam, MD, Kaiser Permanente Los Angeles）

血栓形成并不表明瘘管永久性丧失功能，对于部分干预延迟的病例，从发现血栓后 1 个月开始治疗，动静脉内瘘的血流也可以成功恢复。

当透析患者主诉血管通路部位同侧的手部疼痛时，应怀疑窃血综合征。对于与瘘管相关的手部缺血，严重时可能需要紧急介入治疗。首先,医生应对此类患者流入血管的最上游部分(锁骨下动脉、腋下动脉等)的狭窄进行血管成形术扩张管腔。必要时,还需进行外科手术修复(称为远端血管再通和间隔结扎,或 DRIL)。

桡动脉-头静脉内瘘通常会出现远端桡动脉的血液逆流,原因是掌弓回路血管盗走了血液。尺动脉血流量差导致动脉供血不足,因此,尺动脉内的狭窄是血管成形术的指征。另一个选择是栓塞或手术结扎远端桡动脉或尺动脉,可以防止患者出现窃血现象。

透析通路介入治疗的主要并发症是血管破裂。将血管成形术的球囊保持在爆裂压力以下,可降低这种风险。尽管如此,血管破裂还是时有发生,通常发生在肢体静脉。血管破裂时出现局部突然肿胀伴疼痛,有时疼痛在球囊释放后仍持续存在。当破裂发生时,医生应该在破裂部位或其近端充盈球囊,并保持导丝穿过破裂部位。大多数情况下,只需在破裂处用棉球加压填塞就足以控制出血。如果无效,则可以在破裂处放置支架或覆膜支架。不幸的是,有一些患者破裂的血管仍不能被及时控制,最终继发血栓形成,导致血管通路部位的功能丧失。在进行透析通路介入治疗时,应随时准备好合适的支架,以便在破裂时能够及时进行补救。

10.5 透析通路功能丧失

要密切关注透析通路的功能情况,血管内介入对延长瘘管或动静脉人工血管瘘的功能寿命有很大影响。有些患者通过简单的介入治疗就能平稳渡过难关,而有些患者则需要多次进行介入治疗。当患者需要多个支架来维持通路的通畅,介入治疗就会变得越来越困难。尽管采取了血管内介入或外科治疗措施,血栓形成或其他急性并发症仍可能发生,并导致瘘管永久丧失功能。

动静脉内瘘或人工血管瘘无法正常使用时,则需要及时建立一个临时的血液透析中心导管,以便重新进行透析。对于前臂瘘管失败的患者,可以选择在同一手臂或对侧手臂上建立一个新的瘘管。少数情况下,当手臂上没有合适的部位时,可选择在下肢建立瘘管。

反复介入失败且无其他可供选择的瘘管时，部分患者最终可能需要通过终身留置中心静脉导管进行透析。如前所述,该方式将显著增加感染风险。最常见的是依赖中心静脉导管进行透析的患者因置管相关的感染而出现败血症。感染科医师常要求拔掉已感染的中心导管,用新的中心导管进行替换。这对于大部分患者是可行的,但对于部分透析患者较为困难。由于血管通路并发症和先前中心静脉管部位的血栓形成，许多透析患者在这一阶段具有潜在的静脉狭窄问题,此类患者将面临中心静脉管被移除后无法重新置管的风险。在某些情况下,要考虑到留置中心导管的益处大于失去血管通路风险。因此,介入医生应与会诊医师进行协商,利用导丝进行中心静脉导管置换。

对于留置中心静脉导管的患者，一个相对较新的选择是 HeRO 移植导管(Merit Medical)。HeRO 移植导管(透析血液通路)包含 3 个成分:动脉组件、移植导管和静脉组件。静脉组件经皮穿刺入颈内静脉,穿过静脉狭窄处进入右心房(图 10.9)。然后通过手术将动脉组件缝合到肱动脉。移植导管(在透析过程中的实际插管部分)在皮下连接动脉组件和静脉组件。

临床上也会出现透析通路失用且患者中心静脉完全闭塞的复杂情况,因此,无法放置中心静脉导管。如果没有血管通路,患者将无法进行透析治疗。对于中心静脉完全闭塞的患者,可选择的替代通路包括经肝、经腰动脉或经旁路通路。在使用这些通路之前,应先尝试再通中心静脉,并选择重新放置更常规的中心静脉导管。

再通中心静脉需要经验丰富的医生，因为手术操作极具挑战性且并发症风险相对较高。通常使用导丝-导管交换技术穿过病变,首先使用亲水性导丝穿过闭塞处,穿过闭塞后,亲水性导丝就可以从另

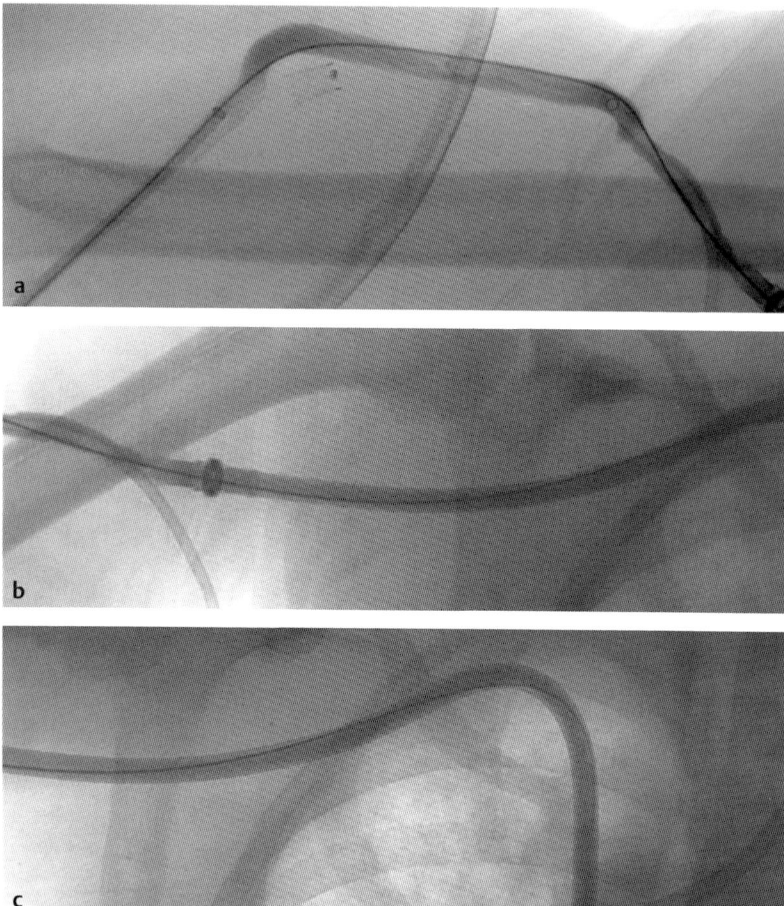

图 10.9 HeRO 移植物的示例。(a)右臂中的动脉组件。(b)皮下通路的移植导管。(c)经右颈内静脉并向下进入右心房的静脉组件。注:没有静脉吻合。

一根静脉中被圈套固定("人体牙线"技术)。将亲水性导丝更换为非亲水性导丝,并可进行血管成形术/支架植入术以扩张狭窄的中心静脉。

锐性再通技术是使用尖锐导管(如 TIPS 套件中的导管)刺穿闭塞处并为导丝创建通道。射频再通利用射频装置烧通闭塞部位。如果可以从病变上方通过，则可以使用抓捕器从股血管路径抓住并拉动导丝/导管，以确保其通过血管通路。

在纵隔内的重要结构附近使用以上技术可能会带来严重后果。在开始之前，应做好应对预期并发症的准备工作。急救设备应包括大号鞘管、大小合适的闭塞球囊、覆膜支架、胸穿导管套件和心包穿刺套件。

推荐阅读

[1] National Kidney Foundation. KDOQI Clinical Practice Guideline for Hemodialysis Adequacy: 2015 Update. Am J Kidney Dis. 2015; 66(5):884–930

[2] Khwaja K. Dialysis access procedures. In: Humar A, Sturdevant ML, eds. Atlas of Organ Transplantation. London: Springer; 2006:35-58

[3] Rodrigues L, Renaud C, Beyssen B. Diagnostic and Interventional Radiology of Arteriovenous Accesses for Hemodialysis. New York, NY: Springer; 2013

[4] Regalado S, Navuluri R, Vikingstad E. Distal revascularization and interval ligation: a primer for the vascular and interventional radiologist. Semin Intervent Radiol. 2009; 26(2):125–129

第 11 章

泌尿生殖系统疾病

John Do, David J. Maldow, Zachary Nuffer, Jason W. Mitchell

11.1 子宫肌瘤

正常月经经期≤8 天，每 24~38 天 1 次，且一次月经量不会明显影响生活质量。超出以上标准的出血都属于异常子宫出血（AUB）。相对于绝经前，绝经后的 AUB 更要慎重对待，因为绝经后患者的 AUB 可能是子宫内膜恶性肿瘤的表现。

子宫平滑肌瘤（即子宫肌瘤）的患者可能会直接来到介入放射科就诊，所以介入放射科医师应了解 AUB 基本检查原则，并可以准确诊断子宫肌瘤。完整的妇产科病史应当包括患者的月经周期，阴道月经出血情况，妊娠史，不孕史。如果患者最近进行过专科查体（1 个月内），双合诊与阴道窥镜检查可以不再重复进行。

绝经前 AUB 患者的鉴别诊断包括子宫内膜息肉和子宫腺肌症（表 11.1）。子宫内膜息肉由局部增生腺体组织和进入宫腔的血管构成，典型表现为红色、易碎的组织。子宫腺肌症是在肌层内部异常增生的子宫内膜组织，其特征是巨大的沼泽样子宫和痛经。

表 11.1　绝经前患者子宫异常出血的原因

病理类型	病理描述	主要表现
子宫肌瘤	良性平滑肌瘤	月经大出血,子宫形态不规则
子宫腺肌症	子宫肌层中的子宫内膜组织	月经大出血,痛经,超声检查时子宫大而呈“栅栏样”回声改变
子宫内膜息肉	子宫内膜突出生长到子宫腔内	经期大出血

子宫肌瘤的检查流程

肌瘤的诊断基于临床病史和影像学检查。患者最常见的症状是月经过多。由良性平滑肌瘤导致的子宫内膜表面和肌层破坏会使月经过多。邻近器官会因占位效应而出现“占位症状”,包括便秘、尿频、侧腹部疼痛或骨盆疼痛。重点检查包括评估盆腔肿块、宫颈病变和宫颈柔软度。

如患者临床病史强烈提示肌瘤，通常需要通过盆腔超声明确诊断。如果子宫很大,超声显示为非典型肌瘤,或者需要进一步检查来帮助医师制订治疗计划,通常选择 MRI 扫描(图 11.1)。此外,MRI 还

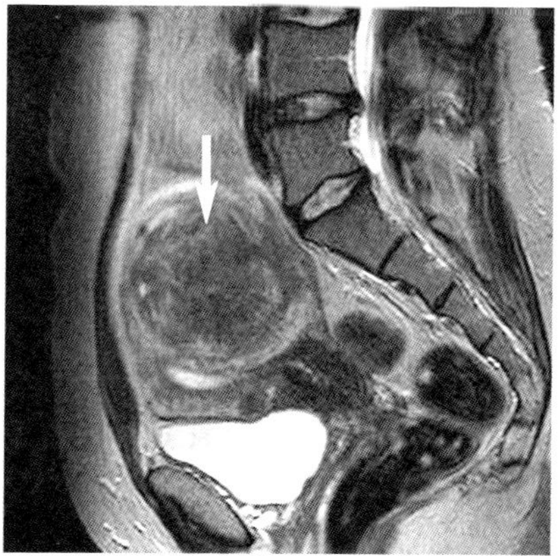

图 11.1　矢状位 T2W MR 图像显示子宫后壁边界清晰的壁间肌瘤。(Source:Varicoceles. In:Bakal C,Silberzweig J,Cynamon J,et al,eds. Vascular and Interventional Radiology. Principles and Practice. 1st Edition. Thieme;2000.)

能区分子宫腺肌症与子宫肌瘤。CT 对偶然发现肌瘤敏感性较强，但一般不作为常规检查方式。

子宫肌瘤的分类依据其在子宫内的位置而定，包括黏膜下、肌壁间、浆膜下和带蒂的浆膜下型（图 11.2）。

大部分肌瘤患者不需要在治疗前接受组织学检查。少数患者结合临床和超声检查结果考虑为恶性肿瘤时，需要在治疗前活检，如子宫出血或子宫伴有粗糙回声的绝经后女性。

子宫肌瘤的治疗

肌瘤是良性病变，所以对无症状的患者无须进行治疗。对于有症状的患者，药物可以作为一线治疗方法。口服避孕药或宫内节育器有助于调节月经和缓解痛经，但实际上并不会使肌瘤缩小，因此，也不会减轻占位症状。抗雌激素药物可以使肌瘤缩小，但同时也可能出现副作用，因此，其通常用于短期的预干预治疗，下文将进一步讨论。更年期时，子宫肌瘤因雌激素的水平降低而减小，所以围绝经期女性可以等待症状自行消失，不需要过早干预治疗。

二线治疗包括手术（子宫切除术或子宫肌瘤切除术）和子宫动脉

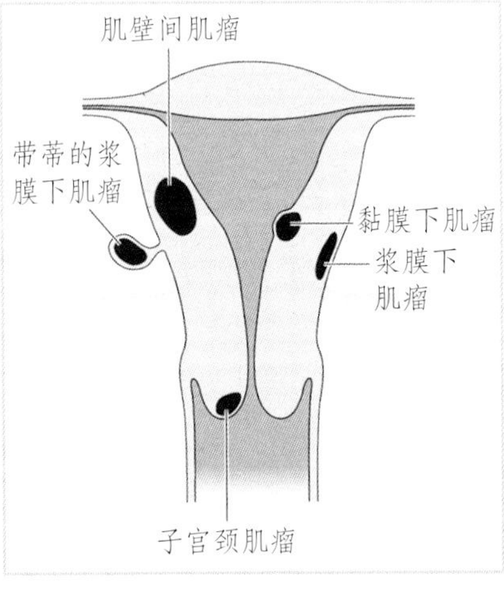

图 11.2 肌瘤位置示意图。（Source：Imaging Signs. In：Hamm B，Asbach P，Beyersdorff D，et al，eds. Direct Diagnosis in Radiology. Urogenital Imaging. 1st Edition. Thieme；2008.）

栓塞。子宫切除术是子宫肌瘤的最终治疗手段。该手术也可使其他子宫疾病(子宫内膜异位症、子宫腺肌症、增生或恶性肿瘤)的患者获益。子宫肌瘤切除术是宫腔镜或腹腔镜下较为保守的术式,即肌瘤的局部切除。子宫肌瘤切除术仅限于子宫腔内或浆膜表面的肌瘤。小肌瘤经子宫肌瘤切除术治疗后,子宫生育能力通常得以保留。术前应使用 3~6 个月促性腺激素释放激素(GnRH)类似物,以降低雌激素水平,使子宫体积缩小并闭经。

子宫肌瘤栓塞术(UFE),又称子宫动脉栓塞术(UAE),是一种由介入医师操作,利用子宫肌瘤丰富血供进行的血管内治疗(介入操作 11.1)技术。在 UFE 之前不需要使用 GnRH 类似物,因为药物会引起子宫动脉管径和血流量减少,使超选进入子宫血管更具难度。

UFE 的术后护理相对简单。术后患者可住院留观 24 小时,主要目的是减轻术后疼痛。术后 12~24 小时可有中到重度盆腔痉挛性疼痛,一般在服用非甾体抗炎药约 1 周后改善。栓塞后综合征可见于 40%的患者中,表现为低热、厌食、恶心和不适。可通过镇痛剂、消炎药、口服或静脉补水治疗。理想情况下,对 UFE 患者应在术后大约 2 周和 3 个月时进行随访,并在 6 个月时进行 MRI 扫描,以评估疗效。

子宫肌瘤栓塞和手术的选择

在子宫切除术和 UFE 之间做出选择是较为困难的,最终应由患者的诉求决定(表 11.2)。例如,患者是否需要根治性手术?患者是否有未来妊娠的要求?患者是否愿意选择微创治疗?

虽然大部分关于 UFE 的研究都不包括黏膜下、浆膜下和带蒂肌瘤的治疗,但它们并不一定是 UFE 治疗的禁忌证。有人认为对于以上类型的肌瘤不应该选择 UFE 治疗,因为存在潜在的并发症(特别是坏死肌瘤脱落到腹部或子宫腔)风险。但是在临床上,没有任何明确的报道支持这一观点。采用 UFE 治疗上述类型的肌瘤的疗效与肌壁间肌瘤相似,大部分介入放射科医师不再认为这是 UFE 手术的禁忌证。

介入操作 11.1 子宫动脉栓塞术

子宫动脉栓塞术是子宫肌瘤的微创治疗方法，也可用于异常胎盘植入或难治性产后出血的治疗。经股骨总动脉或左桡动脉建立动脉通道，并进行盆腔动脉造影以描绘解剖结构。导管选入髂内动脉前段，再进行血管造影确定子宫动脉位置，此类患者子宫动脉通常异常粗大而迂曲，多位于前内侧。

这些特征有助于将子宫动脉与其他附近的血管区分开来，包括更直的阴部动脉和更短且更细的卵巢动脉。准确找到子宫动脉的宫颈阴道分支是十分关键的，其供养宫颈和阴道神经纤维(栓塞可导致宫颈或阴道坏死，性敏感性下降或性高潮缺失)。使用微导管超选进入子宫动脉，并远离宫颈阴道分支，确定导管位置后，在透视下缓慢注射混合造影剂的微球颗粒进行栓塞。常用的卵巢动脉栓塞颗粒直径为500~700μm。这种规格的微球降低了注射时栓塞颗粒向卵巢动脉分流的风险，并已被证明与更小的颗粒相比，栓塞后疼痛更少，而疗效相似。

栓塞一侧血管后在对侧重复进行栓塞，或者由两位操作者同时栓塞两侧血管。卵巢动脉偶尔可对患者的部分或全部肌瘤供血，通常在术前影像学或髂动脉造影显示子宫动脉无异常增粗时考虑。对于部分患者，可能需要超选卵巢动脉并进行远端栓塞，然而该方法会导致卵巢早衰的风险明显增加。部分介入医师会先通过主动脉造影排除卵巢动脉与子宫动脉交通的情况。也有人仅在进行子宫动脉栓塞后发现栓塞不彻底时才进行主动脉造影。

另一方面，对于某些类型的肌瘤，如带蒂宫内肌瘤，更适合用宫腔镜进行子宫肌瘤切除治疗，手术是更好的选择。

同样，肌瘤负荷并不是UFE的绝对禁忌证。然而，UFE并不适合治疗较大的肌瘤，可能出现治疗失败、感染或严重并发症。可以选择

表 11.2　肌瘤的干预手段比较

	保留生育能力	肌瘤位置	预后
子宫切除	无	均可	最终根治性手段 治疗除肌瘤外的其他子宫疾病
肌瘤切除术	很可能	宫腔镜： 黏膜下 经腹手术： 肌壁间 浆膜下	保留生育能力 增加后续妊娠子宫破裂的风险
子宫动脉栓塞术	可能	肌壁间 +/−黏膜下 +/−浆膜下	↑二次干预 缩短住院时间

UFE 治疗的瘤体大小可能与医师的个人能力有关，而不能划定具体的临界值。

从医学史上看，子宫肌瘤切除术常用于想要保留生育能力的症状严重的患者。当有多个或非常大的肌瘤时，通过腹腔镜进行单纯肌瘤切除可能很困难，需要进行开腹手术。但剖腹手术的并发症发生率较高，包括较长的恢复时间和腹腔内粘连的风险，且子宫肌瘤切除术会在一定程度上增加未来妊娠后子宫破裂的风险。

大部分倾向于 UFE 治疗的患者都是为了保留生育能力。虽然有患者在手术后成功妊娠，但关于 UFE 后生育的资料仍然相对较少。尽管一些研究表明，UFE 后的妊娠可能会导致更差的结局，但目前还不清楚妊娠是否更容易导致并发症。因此，在得出有关 UFE 术后结局的确定性结论前，仍需要更多的研究加以证实。

老年患者 UFE 术后卵巢早衰和早期绝经的风险更高，原因是栓塞材料异位栓塞到卵巢血管。需要在与患者沟通时重点说明。

当患者咨询UFE时,很可能已经了解过相关技术,包括UFE手术的微创性。因此,避免传统手术所带来的风险和较长的恢复时间是许多患者寻求UFE治疗的原因之一。这种看法是有数据支持的。根据Gupta等人2014年的一项研究分析，在比较UFE和手术治疗的研究中,患者满意度和生活质量评分相似,接受UFE的患者短期生活质量评分更高,住院时间也更短。然而,该研究也发现UFE的症状复发率明显更高。所以在进行UFE治疗之前,应向患者充分解释症状复发的风险。

从介入放射学的角度来看,最重要的是患者的意愿。在与患者沟通时,医师需要了解患者的治疗目标,并告知患者UFE的优势及相关的不足。最终应当根据患者的选择进行治疗。

11.2 输尿管梗阻

输尿管梗阻可由肾结石、狭窄、肿块或泌尿系统恶性肿瘤的外部压迫引起。完全性梗阻常导致肾积水或输尿管积水,并可导致急性肾损伤。如果不及时治疗,可能会导致永久性肾功能丧失。

急性梗阻通常表现为严重的腹部绞痛,向侧腹部放射痛,最常见的原因是肾结石。实验室检查常发现血尿,但大部分医生基于影像学检查即可做出诊断。当怀疑肾结石时,低剂量、不使用造影剂的CT平扫通常是首选的检查方式。尽管两者间的差异仍存在争议,并且对于患者接受辐射暴露的必要性存在分歧，但CT的诊断准确性优于超声。超声是儿童和妊娠女性检查的首选。也有人主张对非肥胖的成年人使用超声而非CT。

慢性输尿管梗阻更难被察觉,肌酐升高可能是唯一的异常表现,提示肾功能恶化。慢性输尿管梗阻的常见原因包括泌尿系统恶性肿瘤、周围肿块的压迫或输尿管狭窄。肾超声常显示肾积水,随时间推移可导致肾皮质变薄(不是急性梗阻的特征)。

发现肾积水应该警惕尿路梗阻存在，但肾积水也可能是非梗阻性的。Whitaker 试验是一项尿动力学试验，有时用于区分肾集合系统的梗阻性和非梗阻性扩张。该测试测量肾盂和膀胱之间的压力差。在荧光引导下使用穿刺针或导管将液体注入集合系统，同时测量肾集合系统和膀胱的压力（使用 Foley 导管）。如果有梗阻，肾盂内的压力会逐渐高于膀胱内的压力。压力梯度>15cmH_2O 为异常并提示梗阻存在。

输尿管梗阻的治疗

较大的结石可能需要泌尿外科医生的干预，偶尔也需要介入放射科医师的帮助。经皮肾造瘘管（PCN）通常由介入放射科医师放置，导管通过患者的侧腹壁放入，通过肾盏并最终放入集合系统（图 11.3）（介入操作 11.2）。有感染的肾结石是紧急放置 PCN 的指征，以

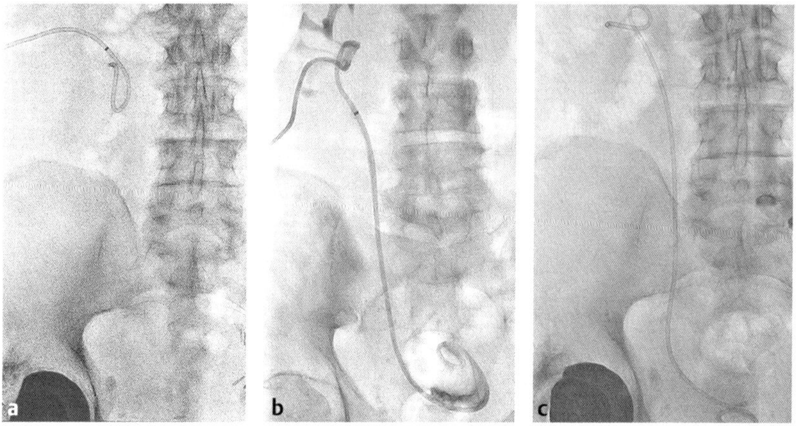

图 11.3　（a）单纯经皮肾造瘘导管的 X 线透视图，导管尖端盘旋在肾盂内。（b）同一患者在行经皮肾输尿管造瘘术后，留置导管近端盘在肾盂内，远端盘在膀胱内。此时经皮导管没有移除。（c）最终留置肾输尿管引流管，其近端猪尾盘在肾盂内，远端猪尾盘在膀胱内。不再保留经皮导管与集合系统交通，移除或替换引流管将由泌尿外科医师通过膀胱镜完成。

介入操作 11.2 经皮肾造瘘和 PCNU 放置

经皮肾造瘘术、肾输尿管导管置入术和双 J 管置入术由介入医师进行操作，目的是治疗尿路梗阻或感染，或者在有远端漏尿或恶性肿瘤的情况下使尿流改道。患者通常采用俯卧位，但因体型、近期腹部手术或呼吸困难而无法采用俯卧位的患者也可采用侧卧位。该手术可以在超声引导或透视下完成，将一根 18~22G 的穿刺针穿入肾中极或下极的后外侧肾盏。通过注射造影剂，可以使集合系统显影，从而确定肾盏内引流管的位置。当怀疑患者存在泌尿系感染时，应注意不要使集合系统张力过大，否则可能导致细菌易位至血液中，从而导致脓毒症。将导丝释放在肾盂内并扩张穿刺道，直到可以放置较大口径引流管。

输尿管梗阻时导丝很容易通过梗阻部位，可放置 PCNU 管而不是 PCN 管。从患者的皮肤置入 PCNU 管，通过输尿管，并最终放置于膀胱内。该类型的导尿管可以使用导管帽进行封闭，以便进行内引流，使尿液从肾盂经过梗阻段达到膀胱。其优势是可以通过交换导线更换导管，通常每 8~12 周进行一次更换，以保持引流通畅。相反，完全内置的双 J 管则需要在膀胱镜下进行更换。

术后可能出现轻度血尿，一般在 48~72 小时内消失。如出现大量或持续性血尿，则表明置管期间可能造成血管损伤，需要进一步的影像学检查和(或)栓塞治疗。

便进行尿道减压并从源头控制病情进展，直到结石被移除。PCN 放置的另一个指征是在难以采取其他非侵入性措施的情况下，需要进行经皮肾镜取石术。

如果梗阻继发于输尿管狭窄，输尿管成形术和(或)导管置入有助于尿液越过梗阻段，从肾脏进入膀胱。可以经尿道逆行放置导管穿过梗阻。在某些情况下，当逆行方法失败或不可行时，介入放射科医师可能会以顺行的方法放置导管，类似于引入 PCN 的方法。导管可以作为内-外引流的通路，称为经皮肾输尿管吻合术（PCNU），也可以完全做内引流（见图 11.3）。PCNU 保留了经皮通道，介入放射科医师可以借此通道经皮更换导管，而内引流导管则需要由泌尿外科医师通过逆行通路进行更换。

11.3 下尿路梗阻

良性前列腺增生（BPH）是导致成年男性出现下尿路梗阻症状的常见原因。通常病史可提示该诊断。患者主诉尿频、排尿困难、尿淅沥、尿潴留和夜尿多。直肠指检时，前列腺光滑、对称且增大。美国泌尿学会症状评分或国际前列腺症状评分（IPSS）可用于追溯患者症状随时间变化情况，并确定最佳治疗方案。

有人主张在确诊 BPH 时即进行前列腺特异性抗原（PSA）的测定来筛查前列腺癌，但目前仍然具有争议。PSA 可以因不同原因而升高，所以结果异常时应多方面综合考虑。

对于 BPH 伴肌酐升高的患者，应进行超声或 CT 尿路造影检查，以评估近端是否有其他累及膀胱、输尿管或肾脏的梗阻。经直肠超声和残余尿量（PRV）检查可用于区分梗阻严重程度和指导治疗。

良性前列腺增生的治疗

建议 BPH 患者改变其原有生活方式，包括以坐姿排尿，睡前避免饮水，减少轻度利尿剂（如酒精、咖啡等）的摄入，以及排尿时尽可能排空膀胱。

依据患者症状评分进行药物治疗。轻至中度症状（IPSS 0~19）使用 α1 拮抗剂（特拉唑嗪、多沙唑嗪）治疗。症状严重（IPSS≥20）或单药治疗失败者需要加用 5α-还原酶抑制剂（非那雄胺），可阻止睾酮向双氢睾酮转化。对于尿路刺激症状（即尿急、尿频和尿失禁），也可给予抗胆碱能药物治疗。

当接受药物最大剂量治疗的患者在1~2年内仍未达到充分缓解、无法耐受药物治疗或治疗中疾病仍进展时，应考虑采用更积极的治疗手段。

可选的术式包括前列腺切除术或经尿道前列腺切除术(TURP)。前列腺切除术相对极端，并发症发生率较高，但其为根治性的治疗手段。TURP是将内镜插入尿道，通过烧灼和剥离去除病理性前列腺组织的治疗手段。TURP术后尿失禁和逆行射精相对更常见。

前列腺动脉栓塞(PAE)是一种新兴的介入放射学手术，可替代外科手术(介入操作11.3)。栓塞前列腺动脉已被证实为一种可缩小前列腺体积并改善BPH症状的治疗方式。在进行PAE之前，应通过PSA检查和经直肠活检(如有必要)排除前列腺癌。

介入操作11.3 前列腺动脉栓塞术

PAE的主要作用是缩小前列腺体积，改善BPH患者的尿潴留。与经尿道前列腺电切术相比，PAE是一种具有微创、并发症少等优点的新术式。手术方式与子宫动脉栓塞相似，首先要进行盆腔和髂内动脉造影。

前列腺动脉的起源、走行和每侧的数量较为多变，因此，大部分术者使用锥形束CT(CBCT)来定位前列腺动脉并确定导管位置。使用CBCT定位可以确保找到仅供应前列腺的目标血管，避免损伤供应其他脏器的血管，如膀胱或直肠。前列腺动脉可直接起源于髂内动脉，也可起源于阴部内动脉、闭孔动脉或骨盆内其他动脉。

使用微导管超选每条前列腺动脉，并进行血管造影，以评估血管粗细、血流特征和远端血管分布情况。使用栓塞颗粒使栓塞远端的血流减少或接近中断，并通过血管造影确认血流完全中断，然后在对侧血管重复进行栓塞。

有关 PAE 的系统综述显示,该手术可显著改善患者的生活质量和症状评分。PAE 可避免 TURP 的常见并发症。虽然有数据提示 PAE 前景较好,但该手术相对较新,尚未在相关治疗指南中得到肯定。目前,PAE 可作为不适合手术或不愿意接受侵入性手术患者的一种治疗选择。

11.4 性腺静脉功能不全

性腺静脉功能不全男性表现为精索静脉曲张,女性表现为盆腔淤血综合征(PCS)。

精索静脉曲张是由瓣膜功能不全或睾丸静脉受压导致的蔓状静脉丛扩张(图 11.4)。有症状的精索静脉曲张可能表现为阴囊疼痛(站立时更严重)、沉坠感、睾丸萎缩和生育能力下降。由于左睾丸静脉的引流通路较长,且与左肾静脉的关系密切,因此,精索静脉曲张多位于左侧。右侧新发精索静脉曲张提示可能存在盆腔或腹部肿块压迫

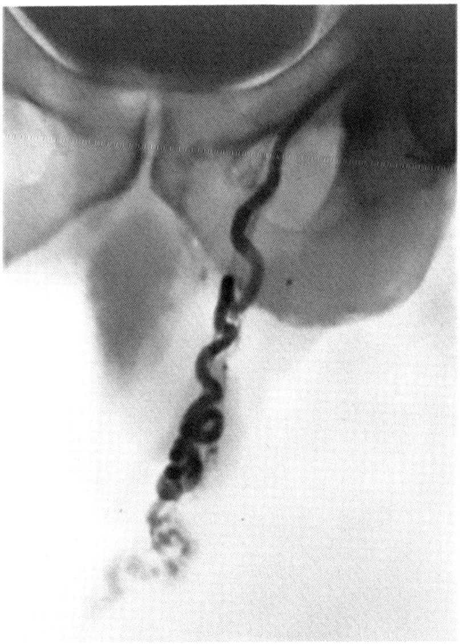

图 11.4 左肾静脉置管后,进行静脉造影。Valsalva 动作导致造影剂反流进入扩张的睾丸静脉,证实了精索静脉曲张的诊断。(Source:Varicoceles. In:Bakal C,Silberzweig J,Cynamon J,et al,eds. Vascular and Interventional Radiology. Principles and Practice. 1st Edition. Thieme;2000.)

静脉,应通过横断面图像进行进一步评估。

卵巢静脉(或髂静脉)功能不全可导致子宫和卵巢周围静脉曲张的形成(图 11.5)。因而出现一系列临床症状,称为 PCS。女性通常会出现慢性骨盆疼痛,站立时加重。此外,扩张的卵巢静脉可能会对输尿管造成压迫。

对于精索静脉曲张和 PCS,可使用多普勒超声评估阴囊或盆腔疼痛的其他原因并明确诊断。精索静脉曲张时,精索静脉丛在做 Valsalva 动作时静脉直径不<2mm。在 PCS 诊断中,静脉曲张程度不如超声发现反流更具意义,因为静脉曲张的程度会因患者体位、呼吸时相和腹压程度的变化而变化。

尽管超声的应用已十分广泛,但影像学诊断方法的选择仍存在争议。一些医生更依赖 MR 或 CT 静脉造影来发现静脉曲张和性腺静脉的扩张。还有一些医生在病史和体格检查较明确时,会直接进行血管造影而不进行影像学检查。

性腺静脉功能不全的治疗

对于精索静脉曲张通常使用阴囊托和非甾体抗炎药对症治疗。需要更进一步干预的原因包括不孕症、年轻患者伴随睾丸萎缩(治疗后萎缩的睾丸可能出现追赶性生长),以及保守治疗无效的疼痛。治疗方案包括手术结扎和睾丸静脉栓塞。手术和血管内介入治疗均非常有效。一般行左侧睾丸静脉单侧治疗,特别是对于不孕症患者。血管内治疗的主要优点是恢复时间短且并发症较少。

对于 PCS 也可采用非甾体抗炎药和(或)抑制卵巢功能的药物进行保守治疗。当保守治疗失败时,血管内介入治疗可能是一个更好的选择。性腺静脉栓塞的成功率较高且并发症少(图 11.5)(介入操作 11.4)。

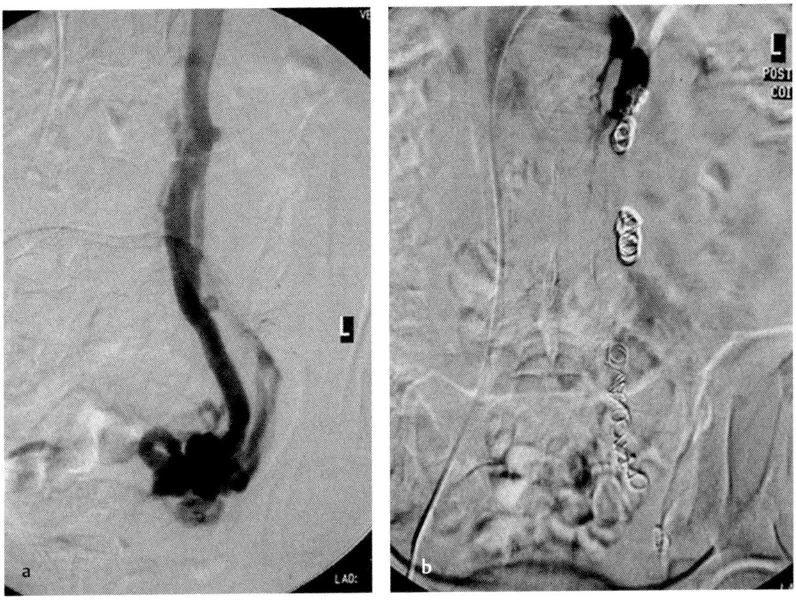

图 11.5　(a)左肾静脉注射造影剂后的 X 线透视图像,患者进行 Valsalva 动作。卵巢静脉内可见造影剂聚集。该患者有长期慢性盆腔疼痛。(b)使用线圈栓塞扩张的性腺静脉后疼痛得到改善。[Sources:(a)Imaging. In:Siskin G,ed. Interventional Radiology in Women's Health. 1st Edition. Thieme;2009.(b)Treatment. In:Siskin G,ed. Interventional Radiology in Women's Health. 1st Edition. Thieme;2009.]

介入操作 11.4　性腺静脉栓塞

为减少性腺的辐射暴露,应尽可能避免使用持续透视成像和 DSA 对睾丸或卵巢进行成像,应使用脉冲式(低剂量)透视并仔细准直。

通常选择右股静脉或右颈内静脉作为入路。可使用的导管种类较多,包括几种肾静脉和性腺静脉专用导管。在患者按压腹部时将造影剂注入肾静脉或腔静脉,以识别瓣膜功能不全和静脉侧支,特别是起源于肾门或肾旁区域的静脉侧支。此类血管可以分流性腺静脉血液并增加术后复发的风险。

通常使用金属线圈和十四烷硫酸钠(STS)作为硬化剂联合栓塞。选择性腺静脉后，在大约腹股沟韧带水平的性腺静脉尾部释放线圈。然后注入STS与造影剂、空气或造影剂、明胶海绵的混合物，并释放另一个线圈将硬化剂固定在静脉内。将导管从腹股沟韧带向后退至左肾静脉或下腔静脉，在多个层面重复进行静脉造影，目的是找出并行于性腺静脉的侧支，这些侧支可能会扩张并导致症状持续或复发。如果造影时发现侧支，需要超选侧支并使用更多的硬化剂和线圈进行栓塞。应持续超选至左肾静脉或下腔静脉水平，直到所有侧支都被栓塞。

反复使用导丝容易诱发性腺静脉痉挛，此时需暂停手术，给予硝酸甘油观察是否缓解，有时需将手术改期。

应注意避免硬化剂及流到阴囊或子宫周围的血管，导致患者不适。

推荐阅读

[1] Bulman JC, Ascher SM, Spies JB. Current concepts in uterine fibroid embolization. Radiographics. 2012; 32(6):1735–1750

[2] Ignacio EA, Dua R, Sarin S, et al. Pelvic congestion syndrome: diagnosis and treatment. Semin Intervent Radiol. 2008; 25(4):361–368

[3] Kandarpa K, Machan L, Durham JD. Handbook of Interventional Radiologic Procedures. Philadelphia, PA: Wolters Kluwer; 2016

[4] Kuang M, Vu A, Athreya S. A systematic review of prostatic artery embolization in the treatment of symptomatic benign prostatic hyperplasia. Cardiovasc Intervent Radiol.

第 12 章

神经介入放射学

Juan Domingo Ly Liu, Mangaladevi Patil, Joseph J. Gemmete

12.1 缺血性脑卒中

1995 年，NINDS 试验证明了静脉注射 tPA 治疗急性脑卒中的显著治疗价值。20 年来，其一直是急性脑卒中的标准疗法。直到 2015 年发表的几项试验结果显示，使用血管内血栓切除术的疗效更为显著。血管内血栓切除术与单纯的药物治疗相比，疗效有明显提高，也因此更新了脑卒中的治疗方案。此时，神经介入放射科医生、介入神经内科医生和神经外科医生均可在治疗中发挥作用。随着脑卒中介入治疗的发展，介入放射学从业者应该掌握神经系统急症患者的诊断和处理流程。

疑似脑卒中患者的检查方法

疑似脑卒中的诊断工作应在患者送达医院前开始。第一接诊者应使用辛辛那提院前脑卒中评估量表或洛杉矶院前脑卒中筛查表及时评估患者的病史。如果这两种量表的评分较高，急救人员将会立即启动接收医院的脑卒中方案。患者入院后，应首先确认患者是否为脑卒中，脑卒中需要与以下几种疾病鉴别，如脑炎、癫痫或代谢性疾病。

通常需要急诊科医生和神经科医生会诊以作出判断。对于高度怀疑脑卒中的患者应立即进行头部 CT 检查以排除颅内出血,某些机构也会在患者接受 CT 检查时进行头颈部 CTA 检查。

缺血性脑卒中的治疗

tPA 是符合纳入标准的缺血性脑卒中患者的一线治疗药物。NINDS 试验(1995)表明,如果在症状出现的 3 小时内给予 tPA,可有效减少神经系统功能障碍。ECASS Ⅲ试验(2008)在此基础上进行扩展,证实了在症状出现后 4.5 小时内给予 tPA 的疗效。目前的指南指出,如果患者符合静脉注射 tPA 的适应证,而症状出现的时间<4.5 小时,则患者应该接受 tPA 治疗,否则不可选择 tPA 治疗。

医师应尽早通过发病时间、症状严重程度和头部 CT 结果确定患者是否应该接受 tPA 治疗(表 12.1)。脑卒中发病的时间很难确定,因为许多患者从睡眠中醒来时即有症状,症状的严重程度可以通过美国国立卫生研究院(NIH)的脑卒中量表来评估,通过 CT 图像评估是否存在出血和早期缺血。在排除颅内出血后,再根据其他指标进行评估,以排除使用 tPA 出现并发症风险过高的患者。

全身溶栓治疗是急性缺血性脑卒中的一线治疗方法,但尚未证实其对所有颅内血管都同等有效。Bhatia 等 2010 年的一项研究表明,大血管闭塞的脑卒中患者在全身溶栓治疗后血管再通率最低,而且在所有研究组中神经系统预后最差。因此,人们不断寻找其他技术来改善大血管闭塞患者的预后。机械取栓技术是一个良好的解决方案。

虽然自 21 世纪初机械血栓切除术就开始应用于急性缺血性脑卒中的治疗,但一些负面的试验结果限制了其应用。MR CLEAN (2015)是第一个显示早期机械血栓切除术在治疗近端前部大血管闭塞方面比单纯 tPA 更有优势的试验研究。它是同时进行的五项试验中规模最大、内容最丰富的一项,以血栓切除术为重点研究方向。在 MR CLEAN 发表后,其他正在进行的试验都因现有证据不足而不得

表 12.1　脑卒中 tPA 溶栓适应和排除标准

适应标准
缺血性脑卒中
症状出现时间<4.5 小时
排除标准
近三个月的脑卒中、脑出血病史或头部外伤史
CT 提示脑出血或大面积不可逆性梗死
近期脑/脊柱手术史
脑动脉瘤、颅内肿瘤、脑动静脉畸形
收缩压≥185mmHg 或舒张压≥110mmHg
活动性内出血
出血倾向(INR>1.7、PTT 延长、血小板计数<100 000 等)

INR,国际标准化比值;PTT,部分凝血活酶时间。

不提前中止（北美的 ESCAPE、澳大利亚的 EXTEND-IA、SWIFT PRIME 和西班牙的 REVASCAT);但是从这些试验中收集的数据仍然具有说服力。这一新证据彻底改变了缺血性脑卒中的治疗方式。在 tPA 疗效较差的情况下,机械血栓切除术是最适合大血管闭塞的患者的方式,也是唯一适用于不适合使用 tPA 的患者的治疗方式。另外,血栓切除术的疗效维持时间更长。

明确是否给予 tPA 治疗后,应确定是否需要行血栓切除术。要考虑到 3 个因素:血栓的位置、症状发生的时间和影像学表现。CTA 通常是发现大血管闭塞位置的首选，同时也为血管内治疗提供路径支持。对于近端前循环中的血栓最适合采用机械血栓切除术,包括颈内动脉(ICA)、M1/M2 大脑中动脉的分支,以及颈前动脉的 A1/A2 分支。

早期指南建议前循环脑卒中的机械血栓切除术应于症状发生后 8 小时内进行。2018 年,Albers 等人进行的试验表明,在某些患者中,该时间窗口可以延长到 16 小时。该试验利用灌注成像技术，该技术主要是为了寻找可挽救的缺血损伤(也称为缺血半暗带)的证据,并将其与不可逆损伤区分开来。半暗带越大,干预的理论效益越大。早期的试验证明了新的血管内技术和设备的有效性,而最近的研究则进一步指导了方案选择,即选择具有最高效益-风险比的患者。随着干预窗口期的延长,机械血栓切除术将在脑卒中治疗中发挥更重要的作用,并有可能对患者的治疗产生重大影响。

美国食品药品监督管理局(FDA)已经批准了3种主要类型的机械血栓切除装置:血栓捕获装置、抽吸装置和取栓支架——后两者更为常见。这三种设备的基本功能是一样的,即清除动脉内的闭塞性血栓(介入操作12.1)。可能引起的并发症包括脑内出血、蛛网膜下隙出血(SAH)、远端栓塞、夹层、穿孔等。

接受机械血栓切除术治疗的患者在术后24小时内应住进ICU,严格监控血压,并进行连续的神经检查以监测病情变化。如果神经系统功能减退,则要进行头部CT检查,以排查脑出血或脑水肿。应在住院期间消除可能使患者脑卒中复发或加重的危险因素。通常在24小时内开始使用阿司匹林。对高脂血症和糖尿病的医疗进行优化管理,对吸烟者应进行戒烟咨询。医师还要为改善患者整体的心血管健康制订运动方案。在开具饮食处方之前,应进行床旁或透视下的吞咽评估。在开始康复治疗前,应咨询物理治疗师和康复治疗师。最后,可以进行心房颤动和颈动脉疾病的筛查,以评估栓塞事件的风险。

对于非心源性脑卒中患者的二级预防,相关指南建议患者服用阿司匹林、氯吡格雷、替卡格雷,或由阿司匹林和缓释剂组成的联合药物,包括阿司匹林和缓释的双嘧达莫。对于继发于房颤的心源性脑卒中,可根据患者的CHADS-VASC评分来制订抗凝策略。

12.2 颈动脉狭窄

由动脉粥样硬化导致的颈动脉狭窄是缺血性脑卒中的一个可预

介入操作 12.1 缺血性脑卒中的机械血栓切除术

机械取栓是治疗缺血性脑卒中的一种技术手段。该过程需要两个特殊的设备：一个球囊引导导管(BGC)和一个取栓支架。目的是阻断病变动脉的血流，充盈 BGC 远端的球囊，使血栓近端处血管封闭，并在手术过程中通过闭塞血流阻止血栓碎片远端移位导致异位栓塞。

通过股动脉入路后，选择 ICA 并进行诊断性血管造影，以确定颅内血管闭塞的部位。BGC 停在血栓的近端，此时不需要充盈球囊，通过 BGC 腔，微导丝到达血栓部位。然后经过微导丝将微导管穿过闭塞处。撤回导丝，将微导管交换为取栓支架，留置在血栓部位。支架放置 5 分钟，使血栓并入金属支架的间隙。

充盈 BGC 上的球囊可阻止血流向前流动，然后将支架及血栓回撤到 BGC 中。在将血栓和 BGC 一并撤回时，轻轻抽吸其尾端的注射器有助于血栓清除(图 12.1)。在取出支架，成功捕获血栓后，大力抽吸 BGC 以清除导管或血管中血栓残留成分，避免引起异位栓塞并造成无法治疗的远端血管闭塞。

然后将 BGC 上的球囊放气，并进行诊断性血管造影。对血管的介入操作可能会导致颅内血管痉挛，可动脉内注射维拉帕米或尼卡地平治疗，并重复血管造影以确保缓解。血流恢复后，严格的血压控制对于降低再灌注出血的风险至关重要。

防的病因。尤其在高风险的患者中，提前预防十分重要。目前有两种方式可以发现颈动脉狭窄：一是对于无症状的患者通过超声筛查诊断，或是当出现神经系统症状(短暂性脑缺血发作、晕厥、大脑缺氧、脑卒中)时，患者会自行前往医院做相关检查。随着治疗经验的不断更新，了解患者血管狭窄的严重程度已成为一项日益复杂的任务。管腔狭窄的百分比对患者的治疗分级很重要。血管造影是测量该百分

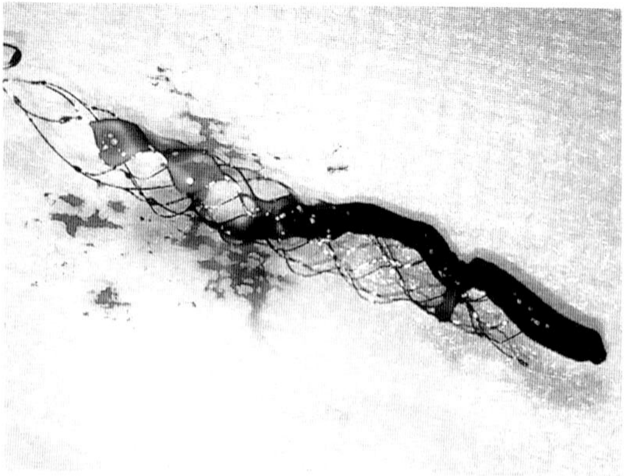

图 12.1 取栓支架照片，显示从患者大脑中动脉取出的血栓。(This image is provided courtesy of Dr Joseph J. Gemmete, MD, University of Michigan Health System.)

比的金标准，但其为一种侵入性检查，不可常规使用。超声、CTA 和 MRA 是无创的检查方法，可相对准确地评估狭窄程度。颈动脉狭窄分为轻度(<50%)、中度(50%~69%)或重度(≥70%)。

颈动脉狭窄的治疗方案的选择受多种因素影响，包括狭窄程度、是否有症状、患者年龄和合并症，以及医院的手术并发症率。对各种因素的评估方法并不像治疗脑卒中那样清晰，所以医师应首先了解最常规的治疗原则。

无论颈动脉狭窄的严重程度如何，首先应采用药物治疗。最大限度的医学治疗包括药物治疗(控制血糖、高血压、胆固醇和抗血小板药物)和生活方式的改变(锻炼、戒烟和饮食调整)。在某些情况下，除了最佳的药物治疗外，还可以考虑血管重建。血管重建的两种方式是颈动脉内膜切除术(CEA)和颈动脉支架置入术(CAS)。CEA 是治疗颈动脉狭窄的最佳侵入性干预措施。CEA 仅适用于可触及的病变(即在颈部较低处)。对于接受过颈部手术的患者或接受过头颈部放射线治疗的患者，一般要避免手术。此外，患者的一般身体状况应足以承受手术。

CAS 是一种微创的血管内介入手术(介入操作 12.2，图 12.2)。在大多数情况下，CAS 被认为是 CEA 的替代方案。适用 CAS 而非 CEA

介入操作 12.2 颈动脉支架置入术

CAS 的目标是增加狭窄段血管下游血管的血流量，减少斑块碎片和血栓形成或栓塞的风险，从而降低脑卒中的风险。在通过股总动脉(CFA)穿刺后，进行主动脉造影，选入受影响的颈总动脉并进行血管造影，以评估血管直径、狭窄的严重程度和下游灌注情况。然后用导丝穿过狭窄处，并将一个适当大小的栓塞保护装置(EPD)放在血管直段狭窄处的远端，防止在支架置入时可能引起的栓子脱落造成远端异位栓塞。

使用球囊对病变进行预扩张，注意监测压力感受器刺激导致的心动过缓(可能需要 Valsalva 动作或阿托品或格隆溴铵等药物干预来逆转)。然后将自膨胀金属支架穿过狭窄处，展开并扩张。随访血管造影以评估栓塞保护装置内残留的狭窄和栓塞碎片多少，可能需要在 EPD 回收前通过吸入性导管抽吸 EPD 内的主要碎片，以防止栓塞移位。然后取出 EPD 并进行颈动脉和脑血管造影以确认血运重建。

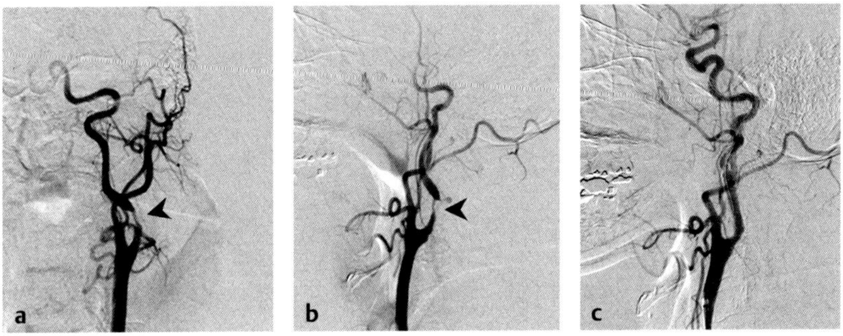

图 12.2 患者表现为短暂性脑缺血发作，并有左颈内动脉(ICA)狭窄。DSA 图像显示在(a)前后视图和(b)侧视图中左侧 ICA 狭窄 80%。(c)左颈动脉支架置入术后，左侧 ICA 血流恢复。

的特殊适应证包括：位置太高而不能进行 CEA 的病变、CEA 后复发的狭窄、治疗以前接受头颈部放射线照射的患者、手术风险过高和有禁忌证的患者。

大型试验研究的结果对于确定 CAS 的时机具有参考意义。血栓脱落的斑块碎片导致脑卒中是支架置入术的固有风险之一。远端栓塞保护装置的研发有助于最大限度地减少这种风险。通过将球囊或滤器放置在待治疗病变的远端，以阻止碎片进入颅内主要血管。

CEA、CAS 或单独药物治疗

在过去的 20 年中，无症状颈动脉狭窄的血管重建治疗一直以 20 世纪 90 年代的几项主要试验研究的结果为指导。这些研究表明，对≥60%的颈动脉狭窄进行 CEA 可显著降低脑卒中风险。然而，这一发现在最近几年受到了质疑。这些试验中的药物治疗部分并没有体现出近 20 年来药物疗效和循证治疗目标的进步。

有人认为，通过药物治疗，颈动脉狭窄引起脑卒中的风险与血管重建术的围术期风险一样低。也有人仍然主张对无症状的患者进行介入治疗，但主要针对狭窄程度在 80%以上的患者(图 12.3)。

仅通过狭窄的严重程度预测未来脑血管事件的发生率并不准确，但与其他检测结果结合则有助于评估患者是否会从血管重建手术中获益。超声或 MRI 有助于判断某些斑块的性质，如富含脂质、溃疡或出血的斑块，手术风险较高，可能更倾向于介入治疗。在有新的数据将血管重建与目前的药物治疗进行比较前，这可能是最好的方法。2014 年开始的 CREST-2 试验将单纯的药物治疗与 CEA 和 CAS 进行比较，可能更具有指导意义。该试验预计将在本书出版后的几年内完成。

有症状的患者通常是在症状出现后通过颈动脉超声被发现的，如脑卒中、昏迷或短暂性脑缺血发作(TIA)。与无症状的颈动脉狭窄一样，90 年代的试验研究表明，在减少有症状的且颈动脉狭窄>70%

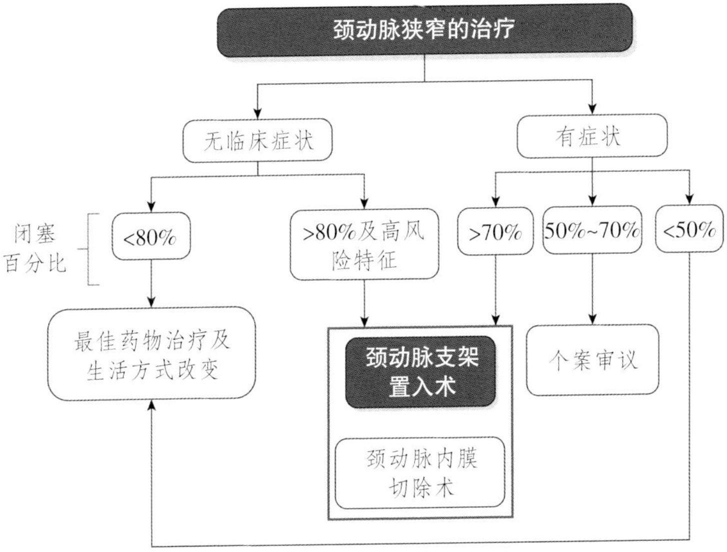

图 12.3　颈动脉狭窄治疗流程图。

的患者脑卒中或死亡事件发生率方面，CEA 效果极为显著（最显著的是 NASCET 试验）。

颈动脉支架置入术是 CEA 的一种创伤较小的替代方法。21 世纪初，SAPPHIRE 试验比较了 CEA 和使用远端栓塞保护装置的 CAS 术式优劣。该研究发现，在治疗后 1 年，有症状的患者的死亡、脑卒中或心肌梗死（MI）的发生率没有明显差异。然而，与 CEA 相比，CAS 在同一时间段内血管再通率较低。该试验只招募了需接受手术的高风险的患者。2010 年发表的原始 CREST 研究比较了 CEA 与 CAS 在非高危手术风险患者中的疗效。该研究发现，CEA 和 CAS 在主要终点（围术期脑卒中、死亡、MI）方面相似，但 CAS 的围术期脑卒中发生率略高，而 CEA 的围术期 MI 发生率更高。研究还显示，在 70 岁以上的患者中，CAS 的脑卒中或死亡风险更高。

目前的数据显示，颈动脉狭窄>70%且有症状的患者将从血管重建中获益。对于颈动脉狭窄 50%~69%的有症状患者，需要根据具体情况进行治疗。预期寿命>5 年、外科手术围术期脑卒中或死亡率<6%的患者，尤其是男性可能会从血管重建中获益。但研究未能显示该组女性患者会获得同样的益处。对于颈动脉狭窄<50%的无症状患者只需进行药物治疗。

在确定治疗对象后，下一步是选择治疗方法。CEA 是首选，但当由于病变位置、患者的手术风险或颈部放疗史而有 CEA 的禁忌证时，则应选择 CAS。根据现有的数据，CEA 更适用于 70 岁以上且预期寿命>5 年的患者。当不能明确患者适合哪一种治疗时，应由多学科共同评估决定。虽然 CEA 的历史较长，但随着操作者经验的增加，以及该领域技术的不断进步，如血栓保护装置和血流逆转技术，CAS 越来越多地应用于有症状的颈动脉狭窄。对于无症状的患者，目前还不清楚是否有必要在药物治疗之外进行干预。目前，对于有严重狭窄和其他高风险因素的无症状患者可以考虑做 CEA 或 CAS。治疗选择原则将随着更多的研究结果的出现而逐步更新。

12.3 脑动脉瘤

脑动脉瘤可能在脑成像或血管造影中偶然被发现，或者在对有动脉瘤家族史的患者进行筛查时确诊。常染色体显性多囊肾病或结缔组织疾病也是筛查的指征。然而，大部分脑动脉瘤在破裂前都未被诊断出来。患者通常表现出 SAH 的症状和体征，还可能因肿块效应或血栓栓塞而出现神经系统功能障碍。脑动脉瘤应被列入所有新发的可疑的或慢性的神经系统症状的患者的鉴别诊断中。发现动脉瘤后，应该用 CTA 进一步评估，这是确定动脉瘤大小、形状和位置的最佳方式，有助于指导治疗。对破裂和未破裂的动脉瘤的治疗方式是不同的。

脑动脉瘤破裂的治疗

动脉瘤破裂的患者将被送入 ICU 进行救治。治疗目标主要包括控制血压(<160/90mmHg)、抗凝逆转、预防癫痫、控制颅内压(ICP)。尽早口服尼莫地平和他汀类药物可以降低出现血管痉挛的风险。

对于可能出现 ICP 升高的患者,可以在床边放置脑室外引流管(EVD)。EVD 也被称为脑室造口术,是一根通过颅骨一侧的钻孔放置的导管,其放置点是侧脑室或室间孔。EVD 可以测量 ICP 并排出脑脊液(CSF)(包括脑室系统中的血液)。如果有脑疝的迹象,则应进行开颅手术,以清除颅内血肿,缓解 ICP。

患者情况稳定后,应考虑是否进行手术治疗。这在很大程度上取决于患者的临床状态。Hunter 和 Hess 分级系统被用来对动脉瘤破裂的 SAH 患者的临床状态进行评分。优势等级(1~3)的患者最有可能从手术治疗中获得明显的收益。4~5 级的患者神经系统受损严重,手术治疗效果有限。为了明确积极治疗是否会让患者最大程度获益,通常需要家属和医生团队进行详细沟通。此时家属通常会选择姑息性治疗方法。

在进行手术治疗时,可选择血管内栓塞术和手术夹闭。血管内栓塞术会诱发血栓形成,并将动脉瘤隔离在血液循环之外(介入操作 12.3)。血管内栓塞术的主要风险包括血栓栓塞事件和再出血。手术时可以直接观察动脉瘤囊,并在动脉瘤颈部将其夹闭,从而将动脉瘤囊隔离在血液循环之外。动脉瘤夹闭可能导致再出血和新的神经功能障碍等并发症。

国际蛛网膜下隙动脉瘤试验(ISAT)是一项多中心的随机试验,研究数据于 2005 年发表,比较了手术夹闭和血管内栓塞在治疗脑动脉瘤破裂方面的效果。该研究显示,与手术夹闭相比,血管内栓塞的患者死亡率更低,生存率更高,脑组织功能保护更好。基于这项研究

介入操作 12.3 脑动脉瘤血管内栓塞术

血管内介入治疗的目的是用栓塞材料封堵或使用支架隔离动脉瘤来阻碍动脉瘤和循环间的交通，从而减轻异常血管段压力，降低动脉瘤破裂的风险（图 12.4）。单纯线圈栓塞是一种治疗窄颈动脉瘤的方法，术中将微导管插入动脉瘤，并将线圈直接置入动脉瘤以填充其管腔。该方式可以减少血流，促进血栓的形成。

如果动脉瘤颈部太宽，无法使用线圈封堵，则可以使用其他技术。可以在动脉瘤内放置微导管，然后在线圈展开之前充盈球囊封堵动脉瘤颈，防止线圈脱落至循环血管中，直到确定线圈稳定且不会发生移位后进行释放。支架辅助线圈栓塞是在动脉瘤颈部释放一个金属支架，然后通过支架的间隙在动脉瘤内释放线圈，有效地将线圈固定在动脉瘤内。

血流导向支架也可以在不使用线圈的情况下进行动脉瘤封堵，这种设备具有更大的接触面积且支架表面空隙更少，从而引导血液通过支架并最大程度远离动脉瘤囊。在某些情况下，可以直接将一个全覆膜支架可以放置在动脉瘤颈部。然而，治疗脑动脉瘤所需的适当大小的覆膜支架并不易获得。对于经治疗后的动脉瘤患者应进行影像学随访监测，以确认动脉瘤已经闭塞，并排除由线圈压缩或治疗不完全导致的动脉瘤再通。

结果，相关指南建议对适合的患者采用血管内介入治疗。但宽颈动脉瘤或巨大动脉瘤可能难以用血管内介入治疗。

未破裂脑动脉瘤的治疗

对于尚未破裂的脑动脉瘤，其治疗策略尚不明确。治疗方案包括保守治疗、血管内介入治疗（线圈±支架）和手术切除。

何时和如何进行治疗取决于动脉瘤的大小和位置、患者年龄，以

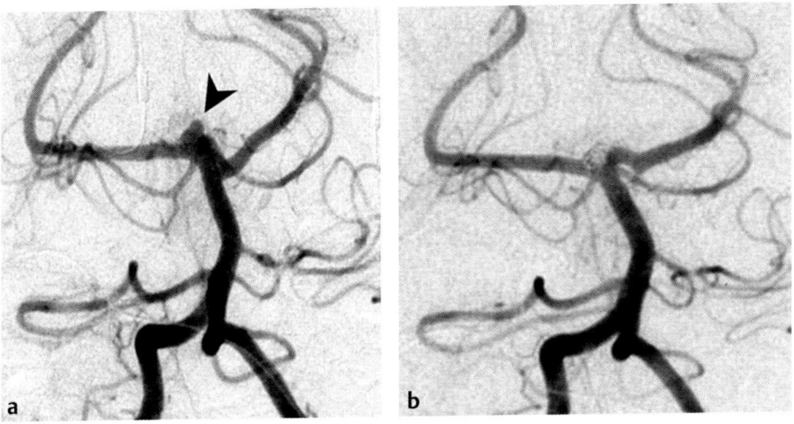

图 12.4　DSA 图像显示右侧椎动脉血管造影。图像显示线圈封堵前(a)和后(b)的基底动脉顶部动脉瘤。(These images are provided courtesy of Dr Joseph J. Gemmete,MD,University of Michigan Health System.)

及破裂的风险因素,如个人和家族动脉瘤破裂史、存在子囊、高血压控制不佳和吸烟史。

相关指南参考了一些重要的试验研究结果，用于指导未破裂脑动脉瘤的治疗。1998 年的第 1 项国际未破裂颅内动脉瘤研究(ISUIA)试验指出,没有 SAH 病史的患者存在未破裂的前循环脑动脉瘤时,如果直径<7mm,则不需要接受治疗。2003 年发表的第 2 项 ISUIA 研究基本证实了第 1 个 ISUIA 试验的结果,表明较大的动脉瘤(>7mm)具有较高的破裂风险。此外,研究者还发现对于动脉瘤位于大脑中动脉(MCA)或大脑前动脉(ACA)的患者,手术夹闭的效果比血管内线圈栓塞效果更好。但是不能因此而下定论,因为血管内介入技术在不断更新和提高。

以下的一般治疗原则可用于未破裂动脉瘤的治疗参考,但实际可能会因临床具体情况而有所不同(图 12.5)。对于直径<7mm 的动脉瘤,保守治疗是首选,包括控制血压、戒烟,以及定期进行 CTA/MRA 检查,

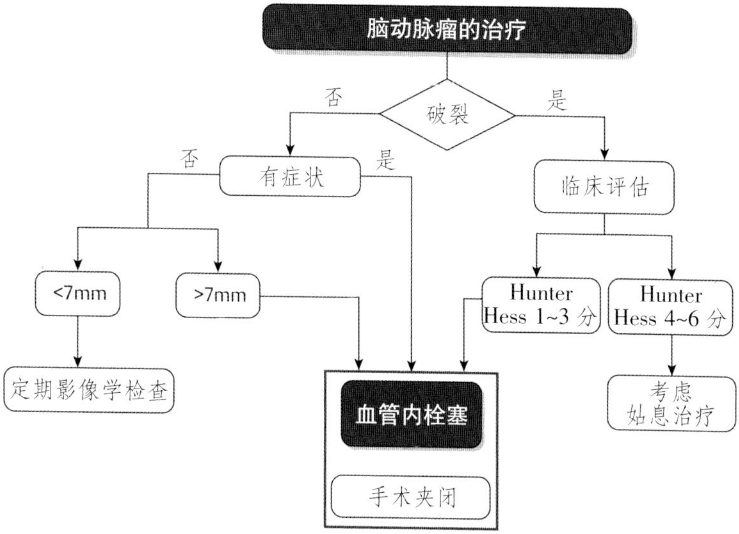

图 12.5 脑动脉瘤治疗流程图。

以跟踪其生长情况。如果存在多种破裂的危险因素,可以根据具体情况考虑进行干预。

对于直径>7mm 的动脉瘤,应考虑进行手术治疗。对于老年患者和有严重并发症的患者,最好采取保守治疗。对于>10mm 的动脉瘤,最好进行手术治疗。

12.4 脑动静脉畸形

AVM 是一种异常的血管交通,动脉和静脉直接连接,没有经过正常的毛细血管床(图 12.6)。这种异常交通通常称为"巢"。当血液从动脉流向静脉时,较高的压力导致血管扩张并变得迂回。异常的血流动力学导致血管壁变薄弱,从而导致动脉瘤的形成和破裂。与脑动脉瘤一样,血管破裂的风险是 AVM 患者需要关注的问题。因此,两者治疗

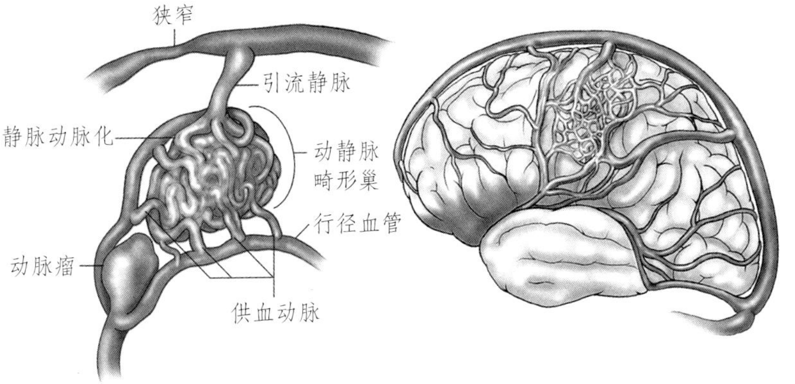

图 12.6　动静脉畸形可见血管“巢”，同时伴有供血动脉和引流静脉，还要注意近端脑动脉瘤的存在。(Source: Patient and Lesion Selection. In: Bendok B, Naidech A, Walker M, et al, eds. Hemorrhagic and Ischemic Stroke. Medical, Imaging, Surgical and Interventional Approaches. 1st Edition. Thieme; 2011.)

方案也较为相似。

脑 AVM 是先天性的，反映胚胎发育过程中毛细血管发育失败，而且通常是散发性的。也可能发生在罕见的遗传性综合征患者中，如遗传性出血性毛细血管扩张症（又称 Osler-Weber-Rendu 综合征）和 Sturge-Weber 综合征。AVM 可能在儿童期或成年后才被诊断出来。

AVM 破裂十分危险，甚至可能危及生命。患者表现为典型的 SAH 症状(出血可能位于脑实质内)。当 AVM 渗血而不是破裂时，其症状不明显。AVM 可以作为致痫灶并导致癫痫发作。出现以上表现时应进行脑 MRI 检查以评估和确诊。然而，脑 AVM 通常并不直接引起任何症状。在某些情况下，无症状的患者可能因为其他原因(外伤、头痛等)而在神经影像学检查中被偶然被发现。

虽然 CTA 和 MRA 可以检测到 AVM 的存在，但诊断的金标准是血管造影。造影可以清楚显示供血动脉、引流静脉和病变本身的特征。血管造影通常是 AVM 诊治过程中必不可少的一个环节。

动静脉畸形患者的治疗

大脑动静脉畸形的治疗策略对于已经伴发出血和未出血偶然确诊的脑 AVM 患者的治疗策略是不同的。破裂的 AVM 有很高的再出血风险,因此,应积极进行治疗。

以前从未出血的 AVM 的出血风险较低,在每年 1%的范围内。因此,应在权衡出血的风险和进行治疗的风险后,决定是否或何时对未出血患者进行治疗。对于老年患者,由于保守治疗的风险低,甚至可以不进行治疗。相反,年轻患者发生出血的可能性更大,且年轻患者伴随出血风险的时间更长,因此,需要尽早接受预防性治疗。

较小的 AVM 已被证明比大的 AVM 出血风险更高。在大脑内的位置越深,预示着出血的风险越高,同时相关手术风险也越高。还应考虑到 AVM 的位置与大脑中心重要神经核团区域的关系,这些区域被称为“功能”区。Spetzler Martin 量表可用于颅内 AVM 分级评估,帮助医师权衡未来出血的风险和治疗的风险。

脑 AVM 的治疗需要权衡利弊。手术切除见效较快,部分治疗减小 AVM 面积并不能减少出血的风险,实际上还可能会增加出血的风险。血管内栓塞不是主要治疗手段,但是作为一种辅助手段,在术前可使 AVM 缩小,从而增加手术的安全性(介入操作 12.4)。

对于因位置问题而无法切除的 AVM, 或者是高风险的 AVM,立体定向放射治疗是最佳备选方案。放射治疗会诱发纤维化,从而降低了血管破裂的风险。但纤维化的过程较为缓慢,有时可能需要几年时间,因此,在这段时期仍有出血的风险。放射治疗对较小的 AVM 更有效。

12.5 头颈部出血

头颈部出血最常见的原因是外伤或恶性肿瘤。ICA 和椎动脉供应

介入操作 12.4 脑动静脉畸形的血管内介入治疗

脑 AVM 通常较为复杂,有多条供血动脉和引流静脉。对供血动脉行线圈栓塞不太可能成功根除 AVM,因为部分因过小而难以显影和治疗的小动脉会逐渐增生变粗,并继续为病灶供血。因此,治疗病灶本身是成功的关键。

在进行脑血管造影后,将微导管超选入供血动脉。然后进行放大的数字减影血管造影,以评估供血和引流血管、血流量和主要静脉分流的区域。在确认下游血管直接导致 AVM 后,用乙烯-乙烯醇共聚物(EVOH)Onyx(ev3,加利福尼亚州,尔湾)或氰基丙烯酸正丁酯(nBCA)胶(Codman Neurovascular,马萨诸塞州,雷纳姆)进行 AVM 栓塞。目的是阻塞 AVM 血管巢的血流。栓塞前要根据栓塞剂的特点和血管的大小及流量选择合适的栓塞材料,保证栓塞剂在进入引流静脉之前就能够完全封堵在血管巢内。

该手术的主要风险包括异位栓塞至附近的动脉(可能供应大脑或其他头颈部结构)或进入静脉循环,最终进入肺动脉。除了阻塞血管和病灶内的血流外,药物还会引发血管内炎症反应,导致血管纤维化和 AVM 的持久闭塞。

大脑,而颈外动脉(ECA)供应面部、颈部、头皮和眼眶的组织。血管内介入技术可用于治疗各种颈动脉相关的出血,其中最重要的是鼻衄和颈动脉破裂。

鼻衄可能是由前方的 Kiesselbach 静脉丛(ICA/ECA 吻合处)或后方的面动脉或上颌动脉的分支(均为 ECA 分支)出血造成的。外伤(如挖鼻孔)是引起鼻衄的最常见原因。感染或干燥天气导致的黏膜糜烂、凝血功能障碍和局部肿瘤都会增加鼻衄的风险。

对于鼻衄通常可以保守治疗。治疗方法是首先夹住鼻翼并填塞小血管。这种方法对靠前的、易触及的出血十分有效。如果人工按压后仍持续出血,可以用硝酸银或电灼法进行烧灼止血。如果仍然不能止血,则可以进行鼻腔填塞。鼻腔填塞失败后,才考虑采取侵入性的治疗措施。治疗来自后鼻腔的出血时应更加谨慎。

一种选择是通过手术结扎 ECA 的出血分支，此为目前的主要治疗方法。IR 可以通过血管内栓塞达到同样的效果,其中蝶腭动脉(上颌动脉的分支)是一个常见的封堵目标,栓塞通常可以成功止血。栓塞时应注意确保仅栓塞 ECA 分支靶血管，且要确保其被完全封堵。ECA 有许多与颈内动脉和椎动脉相连的交通支，其中许多在血管造影中显示并不清楚,脑神经也有受损风险,少量的异位栓塞也可能会导致严重后果。

颈动脉破裂综合征(CBS)是一种潜在的急症,主要出现在头颈部肿瘤或接受手术和放射治疗后的患者中。颈部放射治疗可造成颈总动脉及其分支的内膜纤维化,血管壁弹性减弱。在此基础上,手术后的局部改变可导致血管上方的皮瓣坏死或黏膜瘘管形成。在某些情况下,肿瘤直接侵犯血管也可能是 CBS 的诱发因素。最终的结果是出现颈动脉破裂,可能发生在治疗几年甚至几十年后。Maran 等人的一项研究发现,在接受根治性颈部病变切除术的患者中,CBS 的总发生率约为 4%。根据严重程度可将 CBS 分为 3 种类型。第一类为“先兆性出血型”,指破裂出血之前,查体或影像学上有直接证据表明可能发生破裂。第二类为“迫近性出血型”,指发生了出血,但具有短暂性和自限性,填塞即可止血,表明更严重的出血即将发生。第三类为“急性出血型”,指大量出血且填塞无法止血。

头颈部肿瘤患者口咽部或颈部的伤口大量出血时,应怀疑急性 CBS。当患者口腔出血量很大时，可能很难区分 CBS 和上消化道出血,特别是当患者有消化道出血的病史或风险因素时。此时应首先确保气道畅通和及时进行抢救。

如果根据病史和检查确定急性颈动脉破裂的可能性较大,则应进行口腔填塞,并咨询神经介入医师,因为血管造影是确诊Ⅱ型和Ⅲ型

CBS 的金标准。条件允许时进行治疗。对于先兆性出血型的 CBS 患者或部分病情稳定的Ⅱ型患者,可以首选 CTA 而不是血管造影。CTA 可以发现假性动脉瘤,也可以发现造影剂的主动外渗。

CBS 的手术治疗死亡率和术后神经系统损伤率较高,因此不再常用。此外,治疗后颈部组织变化容易导致手术后愈合不良。对于无法进行血管内治疗或血管内治疗失败的患者可以考虑进行手术。

治疗急性出血型或迫近性出血型 CBS 的最佳方式是血管内介入治疗,采用线圈或可分离球囊进行封堵,或置入支架。如果 Willis 血运环通畅,对侧颈动脉血流不受影响,则单侧颈动脉闭塞不会出现神经系统的后遗症。在非紧急情况下,可以在充盈球囊的同时进行神经系统检查,以确保没有神经功能障碍出现。如果患者在球囊闭塞 30 分钟后没有出现症状,那么永久闭塞该血管是安全的。使用支架置入具有较低的神经损伤风险,但也有一些研究指出,支架长度不足,没有充分覆盖整个高危动脉时,可能导致再次出血。

目前,没有足够的数据对 CBS 的封堵和支架置入效果进行比较。有人主张在非紧急情况下使用封堵术,因为可事先进行球囊闭塞试验。支架置入可能更适用于未能通过球囊闭塞试验的患者,或者在无法进行球囊闭塞试验的紧急情况下进行支架置入。

另外,应在选择治疗方案之前,与家属针对手术风险和术后护理问题进行详细沟通。

头颈部栓塞的另一个适应证是头颈部肿瘤的术前血流阻断,以减少手术时的失血量。研究表明,术前栓塞可减少手术输血次数、手术时间、手术暴露和围术期并发症。

12.6 椎体压缩性骨折

椎体压缩性骨折是老年人急性背痛的常见原因,通常由潜在的骨质疏松症或转移性病变造成。骨质疏松性骨折患者不一定有外伤史,局部背痛是常见的表现,但也有患者被偶然发现并确诊。骨折疼痛程度不一,可以为轻微疼痛,也可以为严重疼痛,导致丧失活动能力,症状可能在骨折后数周、数月甚至数年后出现。检查时,在病变椎体的棘突上通常有中线局灶性触痛。

椎体压缩性骨折的定义是椎体压缩≥15%。相邻的正常椎体可以用作参照比较。最常见的位置是T9~L2椎体。其影像学表现形式可能是楔形骨折、双凹畸形、椎板形态不规则,或完全塌陷。复杂的骨折伴有骨折碎片后移或硬膜外血肿的形成,可能导致神经功能缺失。

脊柱平片通常能够帮助诊断,特别是在下胸椎和腰椎水平。CT和MRI可以对解剖结构和压迫程度进行更全面的评估,也可以评估椎管是否受到损伤。MRI对于区分急性和慢性压缩性骨折最敏感。

在没有神经系统症状的情况下,最初的手段应首先尝试用止痛药、调整活动和使用支具辅助。药物治疗首选非甾体抗炎药或对乙酰氨基酚,仅在必要时升级到阿片类药物。患者确诊后应转诊到相关科室进行治疗,或在保守治疗失败后转诊相关科室进行下一步诊治,后者更为常见。

如果存在椎体结构不稳定或神经/脊髓压迫并伴有神经功能障碍,则需要进行手术治疗。骨质疏松症或肿瘤浸润的患者骨密度通常很低,手术矫正并不是很好的选择。

经皮椎体扩张术是将水泥或线圈注入骨折的椎体中。如果患者接受保守治疗数周后疼痛仍难以控制,则可以进行椎体扩张术。手术的目的是缓解症状,同时也可以帮助稳定脊柱,减少骨折进展的风险。

椎体扩张术中最常见的是椎体成形术和椎体后凸成形术(介入操作12.5)。两者都需要向椎体内注射骨水泥,但椎体后凸成形术还需在椎体内放置一个高压球囊,创造骨性空间,然后逐渐向内注射骨水泥(图12.7)。理论上来讲,球囊扩张可以减少骨折引起的后凸畸形,而在较低的压力下注入骨水泥可以减少骨水泥外渗的风险。

医师需了解以上两种方法的区别,便于在临床中选择更合适的

介入操作 12.5　经皮椎体成形术及后凸成形术

经皮椎体成形术开始时，将患者置于俯卧位（理想体位）或侧卧位。使用双平面透视（同时提供前后及侧面的透视图像）对椎体进行定位。然后选择适当型号的穿刺针，腰椎使用 11 号穿刺针，胸椎使用 13 号或 15 号穿刺针。最常见的方法是经椎体穿刺，即将针通过椎弓根穿刺进入椎体，可以避开椎旁重要结构和椎管。穿刺时一定要避免穿刺针进入椎管，否则可能会造成神经系统的损伤。一个探测器用于确认穿刺针尖是否穿过椎弓根，而另一个探测器则位于前方，以监测针尖在前后方向的位置。将穿刺针穿刺到椎体的前 1/3 处后，在实时透视监测下向椎体内注射骨水泥，当骨水泥到达椎体后 1/3 处时停止。其目的是使骨水泥在椎体内均匀分布，提升椎体稳定性，同时避免骨水泥进入椎旁空间或椎管内。

后凸成形术的操作方式与椎体成形术类似，但还需要通过穿刺针放置一个可扩张球囊（IBT），在椎体内创造骨性空间，通过特殊的后凸成形术球囊充气设备（需要非常高的压力）给球囊充气。球囊充盈后，移除球囊并注入水泥填补骨性空隙。通常通过双侧经椎弓根入路进行后凸成形术。

Kiva 装置通常使用 6 号针，将其穿刺到椎体的前 1/3 处，置入镍钛合金线圈，使其在椎体中盘绕（具有与导丝相同的功能）。将塑料线圈沿着镍钛合金线圈置入，然后通过塑料线圈环注入水泥（图 12.8），使其填充塑料线圈。

方法。除以上两种方法外，还有一种相对较新的方法，通过 Kiva 设备进行椎体成形。研究表明，其在某些方面优于后凸成形术，当使用 Kiva 设备时，所需的骨水泥较少，而且接受治疗后的椎体的生物力学特性更接近天然骨。研究表明，该技术导致新的邻近压缩性骨折的可能性更低。

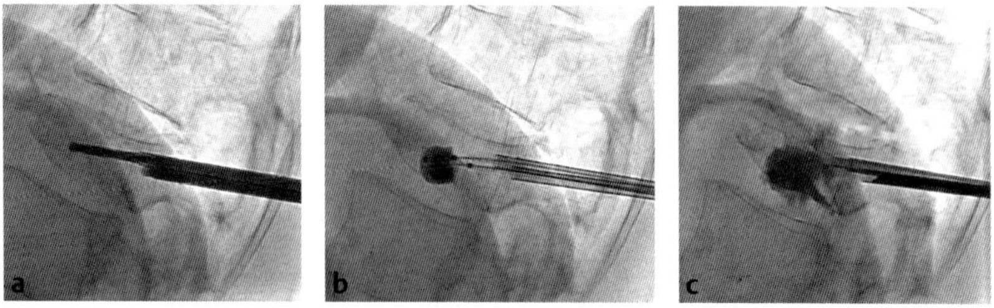

图 12.7 (a)后凸成形术，将穿刺针穿入前 1/3 椎体。(b)充盈球囊，在椎体内创造骨性空间，降低(c)骨水泥注射时的压力。

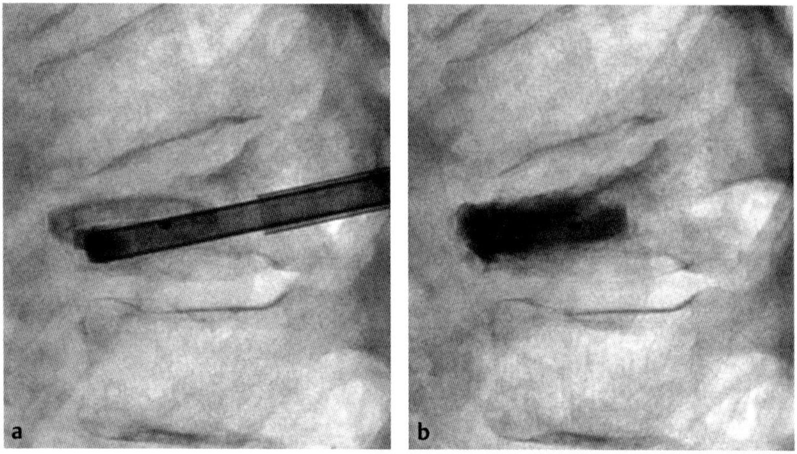

图 12.8 (a)侧位透视图像显示 T7 椎体内的两个 KIVA 装置线圈。(b)水泥注射后，可见其充填在线圈内。KIVA 装置可以更好地控制骨水泥的注射。(These images are provided courtesy of Dr Joseph J. Gemmete, MD, University of Michigan Health System.)

推荐阅读

[1] Barnett HJM, Taylor DW, Haynes RB, et al. North American Symptomatic Carotid Endarterectomy Trial Collaborators. Beneficial effect of carotid endarterectomy in symptomatic patients with high-grade carotid stenosis. N Engl J Med. 1991; 325(7):445–453

[2] Berkhemer OA, Fransen PS, Beumer D, et al. MR CLEAN Investigators. A randomized trial of intraarterial treatment for acute ischemic stroke. N Engl J Med. 2015; 372(1):11–20

[3] Brott TG, Hobson RW II, Howard G, et al. CREST Investigators. Stenting versus endarterectomy for treatment of carotid-artery stenosis. N Engl J Med. 2010; 363(1):11–23
[4] Clark W, Bird P, Gonski P, et al. Safety and efficacy of vertebroplasty for acute painful osteoporotic fractures (VAPOUR): a multicentre, randomised, double-blind, placebo-controlled trial. Lancet. 2016; 388(10052):1408–1416
[5] Connors JM, Jurczak W, Straus DJ, et al. ECHELON-1 Study Group. Brentuximab vedotin with chemotherapy for Stage III or IV Hodgkin's lymphoma. N Engl J Med. 2018; 378(4):331–344
[6] International Study of Unruptured Intracranial Aneurysms Investigators. Unruptured intracranial aneurysms—risk of rupture and risks of surgical intervention. N Engl J Med. 1998; 339(24):1725–1733
[7] Mohr JP, Parides MK, Stapf C, et al. international ARUBA investigators. Medical management with or without interventional therapy for unruptured brain arteriovenous malformations (ARUBA): a multicentre, non-blinded, randomised trial. Lancet. 2014; 383(9917):614–621
[8] Molyneux AJ, Kerr RS, Yu LM, et al. International Subarachnoid Aneurysm Trial (ISAT) Collaborative Group. International subarachnoid aneurysm trial (ISAT) of neurosurgical clipping versus endovascular coiling in 2143 patients with ruptured intracranial aneurysms: a randomised comparison of effects on survival, dependency, seizures, rebleeding, subgroups, and aneurysm occlusion. Lancet. 2005; 366(9488):809–817
[9] National Institute of Neurological Disorders and Stroke rt-PA Stroke Study Group. Tissue plasminogen activator for acute ischemic stroke. N Engl J Med. 1995; 333(24):1581–1587
[10] Nogueira RG, Jadhav AP, Haussen DC, et al. DAWN Trial Investigators. Thrombectomy 6 to 24 hours after stroke with a mismatch between deficit and infarct. N Engl J Med. 2018; 378(1):11–21
[11] Valavanis A. Preoperative embolization of the head and neck: indications, patient selection, goals, and precautions. AJNR Am J Neuroradiol. 1986; 7(5):943–952
[12] Van Meirhaeghe J, Bastian L, Boonen S, Ranstam J, Tillman JB, Wardlaw D. FREE investigators. A randomized trial of balloon kyphoplasty and nonsurgical management for treating acute vertebral compression fractures: vertebral body kyphosis correction and surgical parameters. Spine. 2013; 38(12):971–983

第 13 章

儿科介入放射学

Rajat Chand, Victor Nicholas Becerra, Nicholas Zerona, Ashley Altman, James K. Park

成人介入放射治疗技术通常可以应用在大部分儿科患者中,但是在麻醉团队的参与、对减少辐射暴露的关注度,以及多学科联合治疗的重要性等方面存在差异。

对于成人患者,手术时通常使用低剂量镇静药或局部麻醉,儿科患者则需要深度镇静或全身麻醉。新生儿和婴儿通常可以耐受较小的手术,如腰椎穿刺或 PICC,可以通过口服蔗糖进行轻度镇痛。可以在手术过程中运用分散注意力的技巧(玩具、音乐等)来帮助缓解疼痛。但对于年龄较大的儿童,即使是较小的手术,可能也需要镇静或全身麻醉。在计划手术时还应考虑儿童的生长发育阶段,因此,麻醉师在儿科介入手术中的参与度要远远高于成人介入手术。

13.1 脉管性疾病

脉管性疾病有 2 种类型:血管肿瘤和脉管畸形(表 13.1)。儿科最常见的血管肿瘤类型是婴幼儿良性血管瘤。婴幼儿血管瘤在出生后

表 13.1　儿童脉管性疾病

血管肿瘤	脉管畸形
婴幼儿血管瘤	高流量畸形：
	1.动静脉畸形
	2.动静脉瘘
毛细血管瘤	低流量畸形：
	1.静脉畸形
	2.淋巴管畸形

的第 1 年出现，通常发生在皮肤、肝脏或胃肠道内。大部分婴幼儿血管瘤在出生后几个月内开始增生，然后进入消退期。

婴幼儿血管瘤通常不会引起严重的症状，可通过使用 β 受体阻滞剂进行药物治疗。需要介入手术的血管瘤并不多，通常在血管瘤导致大血管分流时进行介入治疗，因为如果血管瘤很大（通常是肝血管瘤），分流可能导致高输出量心力衰竭。另一个介入治疗的指征是血管瘤位于敏感部位，例如，靠近气道、眼睛等。

脉管畸形在儿科介入中更为常见。脉管畸形的病因是血管形态发生异常，而不是内皮细胞增殖。根据血液通过畸形血管的运动状态将脉管畸形分为低流量畸形和高流量畸形。从介入放射学的角度，熟悉分类模式对手术十分关键，因为不同类型的畸形在治疗方式选择上有显著的差异。

低流量脉管畸形

低流量脉管畸形包括毛细血管、静脉和淋巴管畸形。毛细血管畸形通常由皮肤科医生和整形外科医生进行治疗，而静脉和淋巴管畸形则需要由介入放射科医生进行治疗。

静脉畸形（VM）是最常见的脉管畸形，可以发生在身体的任何部位，最常见于头部、颈部或四肢。VM 的病因是血管壁平滑肌细胞的发育缺陷,导致静脉扩张并形成静脉团块的血窦。静脉畸形在出生时就存在,但通常至病灶长大(通常在青春期)时才被发现。

VM 的表现较多样。当病灶增大时,可能出现皮肤下的病变。浅表型的 VM 表现为柔软的蓝色团块,有时会出血。VM 边界不清楚,当位于肌内、骨内或颅内甚至更深位置时无法直接观察到。随着病变向深处发展,会出现疼痛和肿胀。另外,由于血液可能在 VM 内瘀滞,存在血栓形成的风险。

相比之下,淋巴管畸形(LM)通常在出生时就能够被发现,表现为头部、颈部或四肢的柔软肿块。最常见的 LM 类型是由淋巴管阻塞引起的淋巴液积聚,形成大小不等的囊腔。LM 表现为扩张和收缩。扩张通常由某些刺激(出血或感染)导致,收缩则随着淋巴液流出而自发发生。

低流量脉管畸形的诊断主要依靠临床检查。有经验的医生可以通过体格检查直接对出现上述症状的患者做出诊断。一些关键的征象可以区分 VM 和 LM。当按压 VM 后松开,可见血液重新充盈。病变还会随着身体发育而不断增大。VM 和 LM 也会合并出现,所以有时很难鉴别。

当需要明确诊断或制订治疗计划时可以进行影像学检查。影像特征有助于区分 VM 和 LM。因为 VM 有血栓形成的趋势,会导致病变内形成静脉石,可以在平片或 CT 中显示。VM 最常见的超声表现是不均质回声, 但大部分是低回声的可压缩肿块, 几乎没有多普勒血流。LM 的表现与 VM 相似,但 LM 可以为单腔或有分隔。MRI 可以显示 VM 和 LM 的组织受累程度,可以在超声检查后进行(图 13.1)。静脉畸形在 MRI 上表现为囊样的血管结构, 在 T2W 图像上为高信号。既往有出血史的 LM 会出现液-液平。MRA 或常规血管造影术在大多数低流量畸形病例中无明显阳性特征,对于诊断意义不大。直接穿刺和注射造影剂可以在进行介入治疗的同时明确病变性质。

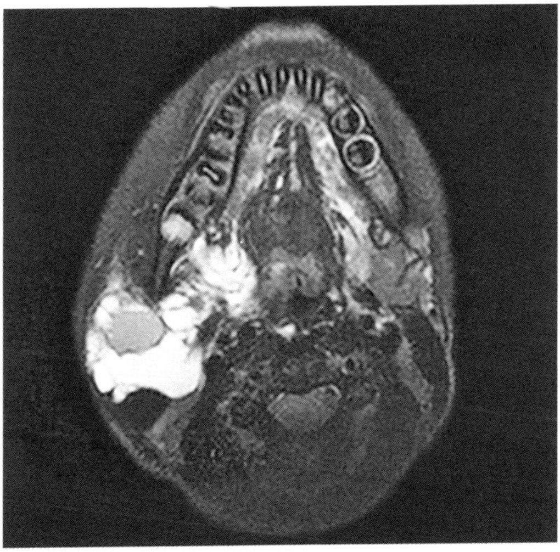

图 13.1　头部 MRI T2W 示右侧下颌区淋巴管畸形（淋巴管聚集处 T2W 呈高信号）。

LM 和 VM 都会引发症状。如果位置比较表浅，或者压迫附近的重要结构，可能会引起患者不适。两者都有特有的并发症。LM 有感染的风险，而 VM 则容易形成血栓并引起疼痛。以上因素可以作为治疗的适应证。

由于脉管畸形相对罕见，对于大部分病例，应由多学科小组讨论确定治疗方案，包括儿科、整形外科、骨科和放射介入科。血管畸形治疗的转诊并不少见，因此，首先要核实外院的检查结果，明确病变的性质，以及是否有治疗的指征。对于此类患者，通常选择保守治疗。

对于需要干预的低流量脉管畸形，可以通过手术、介入硬化治疗或两者联合方式进行治疗。硬化治疗是在畸形部位注射刺激性物质（图 13.2），导致内皮细胞损伤，诱导纤维化和退行性改变，可以在超声、透视或 CT 引导下进行。对于 VM，使用的硬化剂为乙醇或十四烷基硫酸钠（STS）。乙醇更为有效，但副作用也较大，并且患者更难以耐受。同样的治疗方法也适用于 LM，也可使用含多西环素的硬化剂。通常需要多次硬化治疗以缓解症状。

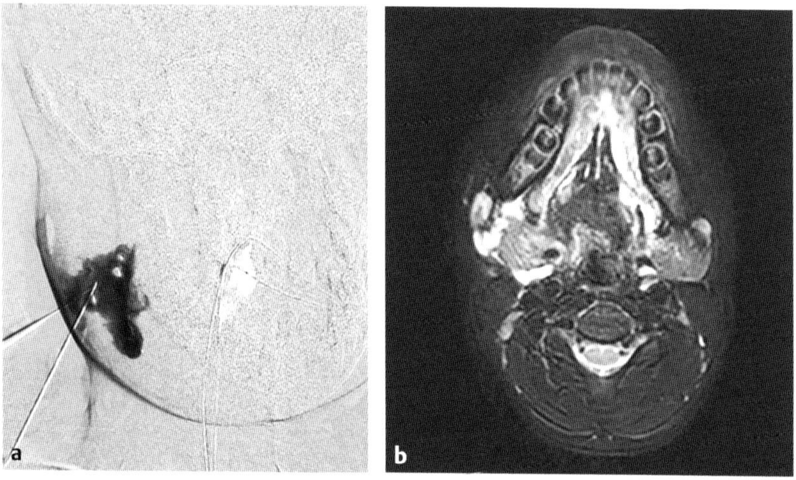

图 13.2　(a)透视图像示对右下颌淋巴管畸形进行穿刺及注射造影剂(与图 13.1 为同一患者),随后注射硬化剂博来霉素,导致病灶纤维化,最终(b)畸形消失。

过去认为手术切除是首选治疗方法，而硬化疗法不是根治性的治疗手段。近年来,由于微创治疗的优势逐渐突出,越来越多的医院倾向于将硬化疗法作为患者的一线治疗方法。对于某些浸润性的畸形,手术切除时会损伤相关区域的功能或造成外观的缺陷,因此,不适合选择手术治疗。

高流量脉管畸形

高流量脉管畸形相对少见,包括 AVM 和 AVF。两者的特征表现是动脉和静脉之间的异常交通,其间缺乏毛细血管床。AVM 的特征是扩张的动脉和静脉相互缠绕,也称为畸形团。AVF 中动脉和静脉之间仅有一条通路。虽然 AVF 可能是先天性的,但大部分由创伤或医源性损伤引起,因此,其在儿科患者中较为罕见。

AVM 是一种先天性的血管畸形,可以发生在身体的任何部位,头部和颈部最为常见。在婴幼儿中,刚开始由于病灶比较小,所以很难被发现。与其他血管畸形一样,AVM会随着患者的生长而增大。某些诱因,如创伤、青春期或妊娠可以诱导病灶快速生长,并且不会自发消退。

AVM患者的最初症状因病灶的大小和位置不同而异，通常不会出现严重的症状,只有当病变进展时症状才会变化。受累血管扩张可以出现自发性出血或破裂,尤其是发生在脑部的AVM(见第12章)。虽然AVM比较罕见,但发生在胃肠道的AVM可能会引起出血,而常规的检查方法可能无法发现。

AVM增大引发的另一个问题是血管分流对血流动力学造成的影响。在没有毛细血管床的情况下,血液优先流过AVM,称为“血管窃血现象”,AVM远端的组织可能会因此发生缺血，严重时会导致心输出量增加而出现心力衰竭。

四肢AVM主要表现为皮肤颜色的改变和触及较软的团块,有些患者会出现疼痛。如果病变增大,出现血管窃血现象,远端肢体可能会因缺血而出现皮肤溃疡或坏死。肺AVM则表现不同,与外周AVM的左向右分流相反,大的肺AVM会导致右向左分流的血液从肺动脉流入肺静脉(图13.3)。患者可能会出现咯血、呼吸困难或缺氧表现,也会有发生栓塞的风险。直径>3mm的肺AVM风险最高。

高流量血管畸形的诊断方法与低流量血管畸形的诊断方法相似。在儿童中,超声是首选检查,超声可通过彩色血流和动脉化静脉波形检测外周AVM。在MRI图像中,病变在T1W和T2W图像上均表现为低信号,其中可见到扩张的供血血管和引流血管,以及反映更高血流速度的蛇形流空信号。AVM与低流量血管畸形和血管肿瘤不同,不表现为肿块,但由于肿块效应可能存在周围水肿。传统的血管造影术通常仅在手术中使用，因为AVM多通道快速分流的特点,血管造影可以很容易地诊断AVM。

由于肺动静脉畸形与遗传性出血性毛细血管扩张症(HHT)之间

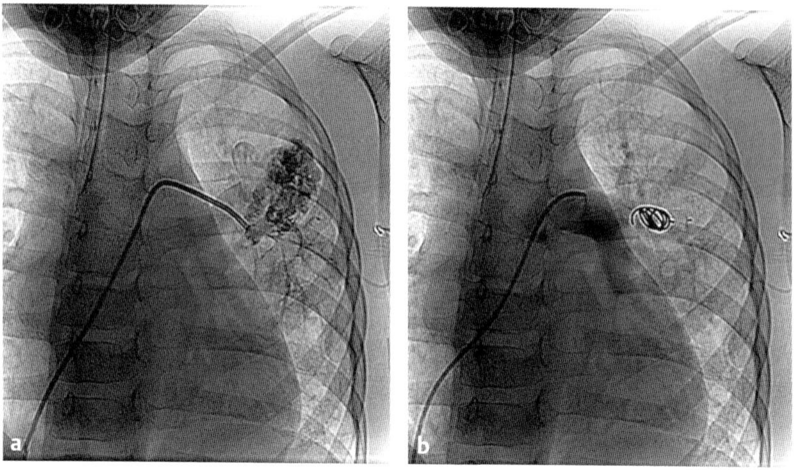

图 13.3 (a)荧光透视图像示通过左肺动脉导管注射造影剂之后肺动静脉畸形显影;(b)线圈栓塞治疗后。

存在很大的相关性,因此,常通过超声和微泡实验的方法检测右向左分流,从而鉴别肺动静脉畸形。

只有在保守治疗无效的情况下,才选择对有症状的患者进行手术治疗。外科手术在切除局限性 AVM 中有一定作用,但大多数患者选择介入栓塞治疗。AVM 治疗的目的是消除畸形血管团。如果供血和引流血管得到了治疗,但畸形团保持完整,侧支循环的形成将会导致 AVM 再通和复发。由于每个病例的 AVM 表现都不一样,这就要求介入医生对每个病例都提出一种个性化的治疗方法(并强调多学科联合的重要性),根据 AVM 的解剖结构制订确切的方案,包括供血动脉和引流静脉的走行。

介入栓塞术是通过球囊闭塞或血压袖带减缓通过 AVM 的血流,进而栓塞畸形团血管。栓塞剂的选择较多,可能需要经皮直接穿刺到畸形血管团。除了某些简单病例,对于其他病例都需要分阶段多次进行治疗,直到充分缓解症状。

对于直径>3mm 的肺 AVM,应该进行预防性栓塞,因为发生栓塞的风险会随时间增加。有症状的肺 AVM 患者也应接受治疗。肺 AVM 的治疗首选方法是线圈栓塞(见图 13.3),在肺动脉插入动脉导管,在尽可能靠近畸形血管团处栓塞供血动脉。注意不能使用海绵颗粒进行栓塞,因为海绵颗粒可能会进入体循环导致异位栓塞。介入栓塞术成功率很高,但是当侧支循环产生时病变可能会复发。因此,在患者术后 6 个月和 12 个月应复查胸部 CT 血管造影。

13.2 骨样骨瘤

骨样骨瘤(OO)是一种良性骨肿瘤,其特征是瘤巢的形成,以及周围骨质反应性增生硬化。通常多见于青少年,男性好发,典型表现为夜间加重的疼痛,使用非甾体抗炎药可缓解。常见好发部位为长骨或脊柱。疼痛是由前列环素和前列腺素的分泌对骨内神经末梢的刺激造成的。

体格检查通常无法帮助诊断骨样骨瘤。在平片上,骨样骨瘤表现为局部钙化的中央透亮区,周围骨质增生硬化。临床上疼痛可能持续数月,但在平片上常无异常表现。根据平片做出诊断可能较为困难,尤其是当病变位于非典型位置时。骨扫描和 CT 检查可以进一步明确病变性质。骨扫描显示瘤巢为高摄取,而周围摄取稍低。CT 可以清晰显示瘤巢和周围骨硬化区的范围,被认为是最准确的术前检查(图 13.4)。MRI 通常表现多样,并不是诊断骨样骨瘤的理想方法。

骨样骨瘤的一线疗法是保守治疗。部分肿瘤会随着时间自行消退,因此,使用非甾体抗炎药控制疼痛并随访观察是一种合理的方法。对于疼痛剧烈且保守治疗无效的患者,可以进行手术切除或消融治疗。

手术时需开放病变部位和刮除病灶。最近,CT 引导下的微创介入治疗技术——射频消融术(RFA)已经成为首选方法。将消融针插入瘤巢,然后利用射频电流加热使肿瘤组织发生凝固性坏死。通常当天就

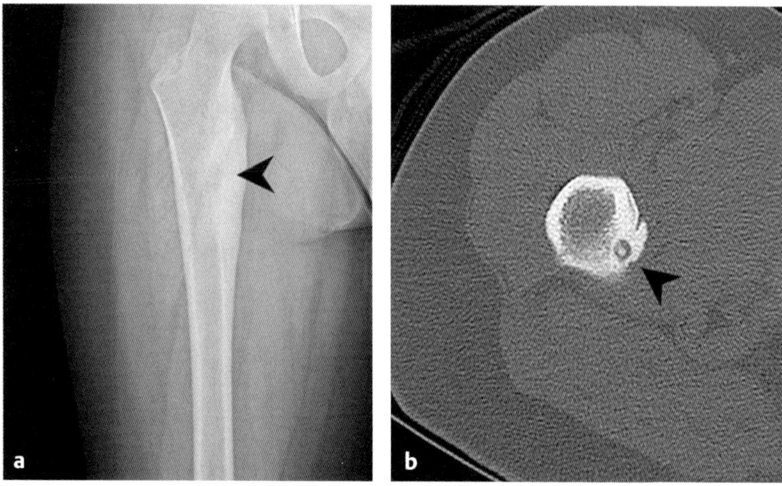

图 13.4 (a)右股骨 X 线正位片和(b)右股骨轴位 CT 图像显示右股骨骨样骨瘤典型的影像学表现。注意中央的瘤巢和周围的骨质硬化区。

可完成治疗,患者耐受性良好,并且可以立即缓解疼痛。术后复发不常见,但是如果需要可以再次行 RFA 治疗。

对于靠近重要结构的病变,可能需要选择手术治疗,热消融可能无法安全进行,例如,邻近椎管的病变。消融区通常应与危险结构保持至少 1cm 的距离。

推荐阅读

[1] Ghanem I. The management of osteoid osteoma: updates and controversies. Curr Opin Pediatr. 2006; 18(1):36-41

[2] ShovlinCL,LetarteM.Hereditaryhaemorrhagictelangiectasiaandpulmonaryarteriovenousmalformations: issues in clinical management and review of pathogenic mechanisms. Thorax. 1999; 54(8):714-729

[3] Van Aalst JA, Bhuller A, Sadove AM. Pediatric vascular lesions. J Craniofac Surg. 2003; 14(4):566-583

索引

D

胆囊炎 113

动静脉瘘 55

F

肺栓塞 205

腹主动脉瘤 174

G

肝细胞癌 147

骨样骨瘤 301

股总动脉 51

国际标准化比值 3

K

咯血 78

M

门静脉高压 127

Q

球囊血管成形术 32

缺血性脑卒中 271

S

上腔静脉 58

上消化道出血 82

深静脉血栓形成 205

肾小球滤过率 7

数字减影血管造影 11

W

外周动脉疾病 170

X

下腔静脉 3

下尿路梗阻 265

下消化道出血 85

胸主动脉瘤 198

Z

中心静脉通路 57

子宫肌瘤 256